名方名医

李春深◎编著

天津出版传媒集团

天津科学技术出版社

本书具有让你"时间耗费少，养生知识掌握好"的方法

免费获取专属于你的
《名方名医》阅读服务方案

循序渐进式阅读？省时高效式阅读？深入研究式阅读？由你选择！
建议配合二维码一起使用本书

◆ **本书可免费获取三大个性化阅读服务方案**

1、**轻松阅读**：为你提供简单易懂的辅助阅读资源，每天读一点，简单了解本书知识；

2、**高效阅读**：为你提供高效阅读技巧，花少量时间掌握方法，专攻本书核心知识，快速掌握本书精华；

3、**深度阅读**：为你提供更全面、更深度的拓展阅读资源，辅助你对本书知识进行深入研究，透彻理解，牢固掌握本书知识。

◆ **个性化阅读服务方案三大亮点**

🕐 时间管理
科学时间计划

📖 阅读资料
精准资料匹配

💬 社群共读
阅读心得交流

★不论你只是想循序渐进、轻松阅读本书，还是想掌握方法，快速阅读本书，或者想获取丰富资料，对本书知识进行深入研究，都可以通过微信扫描【本页】的二维码，根据指引，选择你的阅读方式，免费获取专属于你的个性化读书方案。帮你时间花的少，阅读效果好。

图书在版编目（CIP）数据

名方名医 / 李春深编著 . -- 天津：天津科学技术
出版社，2020.5

ISBN 978-7-5576-5688-1

Ⅰ . ①名⋯ Ⅱ . ①李⋯ Ⅲ . ①方剂-临床应用 Ⅳ .
①R289.5

中国版本图书馆 CIP 数据核字（2018）第 180791 号

名方名医
MINGFANGMINGYI

责任编辑：王朝闻

出　　版	天津出版传媒集团 天津科学技术出版社
地　　址	天津市西康路 35 号
邮　　编	300051
电　　话	(022) 23332390
网　　址	www.tjkjcbs.com.cn
发　　行	新华书店经销
印　　刷	三河市恒升印装有限公司

开本 670×960　1/16　印张 20　字数 500 000
2020 年 5 月第 1 版第 1 次印刷
定价：68.00 元

前　言

在世界医学史上，中医是历经 2000 余年仍具生命力的医学技术。中医药方神奇的疗效便是这一传统医术科学、高明的集中体现。在这些有效、实用的药方里，包含着历朝历代诸多名医名家的智慧和心血，他们为我国人民乃至世界人民做出了不可磨灭的贡献。中国有句古话："识得单方一味，可以气杀名医。"这句话的意思是说，一些名医和大医院治不好的病，用一味单方却能治愈，令名医们羞愧难当。其实，这句话说得有些偏颇，名医之所以称得上名医，自有其独到之处。名医，因医术高明而出名的医生，并以临床疗效作为评定标准，如《灵枢·邪气藏府病形》曰："上工十全九，中工十全七，下工十全六。"可见，治愈率达 90%者方可称为上工，即名医。临床疗效的取得，最终都是落实到方术上，正如《隋书经籍志》中所说的"医方者，所以除疾灾，保性命之术者也"。因此，张仲景、孙思邈等名医其名方的特点就是高效、灵验，具有可重复性。

由于化学药品毒副作用较大，因此要求应用天然药物的呼声不断增高。中医是应用天然药物治病的，曾为中华民族的繁衍和健康做出过巨大贡献，也对世界医学产生过巨大影响。中医药是中国人民在长期与疾病斗争中形成和发展起来的。搜集、挖掘、整理历代名医名方，对于继承和发展中医药学具有重大意义，对于人民群众的医疗保健也具有实际意义。

众所周知，大多古医药方多散见于各种医学典籍之中，难以查找。为了解决这个难题，编者从上百种古医典籍或名医专著中摘取了大量的名方、验方，经科学的分类统筹，编辑成书，以方便读者参考验用。《名医名方》集录了古今众多的名医名方，既具有实用价值又极具收藏价值。

全书所录名方，遵循因病辨证、因证立法、依法选方、安全用药的现代中医诊疗规律，皆经过名老中医多次验证，疗效显著。

因古今剂量差异较大，而且各朝各代的标准有别，故在整理古方时参考了原有的剂量，并结合当今临床的实际，统折合成公制；某些古方的药物名称用的是俗语或方言，个别古方主治病症已存在古今称谓上的差异，为了使读者了解古方的特色，仍保存原貌；对于古方的来源，大多追溯到其原始的出处，尽量做到准确无误。全书所收录的方剂，集实用性、科学性和可操作性为一体，内容翔实，通俗易懂，条理清晰，便于查阅。

目　录

第一章　传染性疾病

第二章　呼吸系统疾病

第五章　泌尿系统疾病

第六章　内分泌系统疾病

第七章　神经系统疾病

第八章　皮肤外科疾病

第九章　肛肠外科疾病

第十章　五官科疾病

第十一章　骨伤科及风湿性疾病

第十二章　妇科疾病

第一章 传染性疾病

第一节 感冒、发烧

神仙汤防治风寒感冒

【配方及用法】7个葱头7片姜，一把糯米熬成汤，食时兑入适量醋，防治感冒保健康。

糯米100克，葱白、生姜各20克，食醋30毫升。先将糯米煮成粥，再把葱姜捣烂下粥内沸后煮5分钟，然后倒入醋，立即起锅。趁热服下，上床覆被以助药力。15分钟后便觉胃中热气升腾，遍体微热而出小汗。每日早、晚各1次，连服4次即愈。

【功效】现代药理研究证实，米醋有杀灭流行性感冒病毒的作用，既能治疗感冒，又能预防流感，安全有效。生姜含姜辣素、芳香醇、姜烯、氨基酸等成分，性味甘辛而温，是一味芳香性健胃药，有暖胃止呕、发汗解表、散寒驱邪、解毒镇痛的功效，主治风寒感冒、胃寒呕吐等症。大葱性味温辛，主要成分是葱蒜辣素，能杀菌健胃、刺激呼吸道和汗腺管壁分泌，起发汗解表作用，主治外感风寒、头疼寒热等症。糯米能健胃和中，益气扶正，有"多食使人贪睡"的作用。因此，此验方是防治伤风感冒的良方，素有"神仙汤"之称。

【备注】风热感冒不宜服用。

【荐方人】王安民

【出处】《陕西老年报》（1996年12月16日）

蒜瓣、葱白等治感冒

【荐方由来】在过去漫长的岁月里，我几乎每年的夏秋两个季节总要患上几次感冒，每次都伴有严重鼻塞，特别是进入花甲之年后更为频繁。饮食起居等方面只要稍有疏忽，病魔就乘虚而入，而且还常常碰到"封冻性"的鼻塞，双鼻孔完全受阻，使得我终日张着嘴巴呼吸，非常难受。

一次，为联系一件小事到老友家串门，只见满头白发的老友把剥好的蒜瓣、葱白、鲜姜放进一个小罐里，用一根小擀面杖把三味组合物捣拌得烂如泥浆。一问方知其奥秘，原来老友正在制作治疗感冒鼻塞的便方。

从此，每逢感冒鼻塞，我就用老友传授的方法自我治疗。几次医治，都收到了药到病除的理想效果。

【配方及用法】蒜瓣25~30克，葱白25~30克，鲜生姜25~30克。分别洗净晾干后放入一个合适的器皿里，捣研成糯糊状（切成片或块亦可，但效果稍差），加水250毫升煎煮，煎好后将成品分成3/5和2/5两份。首次温服3/5，服后需注意保暖，用不了1小时，即会满身大汗湿透，立感两鼻畅通，全身舒爽，时隔五六小时后再服2/5。两份为1剂，一般连服2剂即可痊愈；初患者服1剂即可解决问题。此方一般无副作用，服后如有短暂的不适感，喝些醋或冷开水即可缓解。

【验证】湖北罗春莲，女，51岁，工人。她说："我一年要患好几次感冒，经常到职工医院打针抓药，不但给我带来了病痛，还耽误了我许多宝贵时间。用本方治疗后，已过去两个季节，未再患感冒。"

【荐方人】江苏　张超

核桃、银花等治感冒鼻塞

【荐方由来】1989年冬，我患感冒咳嗽半月有余，就医吃药花钱不少而病情无减。后来，我根据药物性能自配一方试治，服用2剂病就好了。1990年冬，我将自配的方剂介绍给6位患感冒咳嗽的患者试用，皆收到了良好效果。

【配方及用法】核桃10个，银花10克，生姜20克，冰糖30克。将核桃去壳取仁，与银花、生姜、冰糖一起加水煎熬，熬至冰糖全部溶化为止，然后取药汁服用。每日1剂，分2次服，连服1~2剂。

【验证】重庆市邓明材，男，81 岁，退休教师。他说："邓经于（51岁）患重感冒，用本条方只 1 剂就治好了。"

【荐方人】四川　袁太江

【出处】广西科技情报研究所《老病号治病绝招》

冬青汁治感冒

【荐方由来】我曾患重感冒，服感冒药疗效甚微。无意间，我喝了一勺冬青汁，感冒稍轻。于是我连服 3 天，感冒基本痊愈。又加服 1 天，彻底治愈。

【配方及用法】取冬青叶少许榨汁，每次饮用 3 毫升，日服 3 次。

【荐方人】安徽　李令峰

冰糖鸡蛋治感冒

【配方及用法】鸡蛋 1 个，冰糖 30 克。将鸡蛋打入碗中，同捣碎的冰糖混合调匀。临睡前用开水冲服，取微汗。

【功效】养阴润燥，清肺止咳。治感冒，症见流清涕、咳嗽、发冷等。

大白萝卜汁治感冒头痛

【配方及用法】大白萝卜。将大白萝卜洗净，捣烂取汁。滴入鼻内，治各种头痛；饮用治中风。

【功效】治感冒头痛、火热头痛、中暑头痛及中风头痛等。

【验证】据《新中医》介绍，本方曾治愈感冒患者 23 例，收效良好。

鼻内水疗法可预防感冒

【荐方由来】德国《快报》曾刊登了一个预防感冒的"鼻内水疗法"。具体方法：用手心捧起一些水放在鼻孔前，用两个鼻孔同时吸水（不要让水吸入喉咙），然后让水自然流出。如此重复 3~5 次。接着用手指按住一鼻孔，用另一鼻孔使劲呼气 3 次，将余水喷出。再换另一侧鼻孔同样呼气 3 次。最后用擤鼻涕的方法将鼻孔内的余水用力擤出。此时嘴巴应微张，以免水进入耳中。

德国慕尼黑一名叫巴约格的医生已坚持使用此法 30 年,从未患过感冒、咳嗽、流鼻涕。

我从 1988 年底即开始用此方法,每天早晨坚持洗鼻子,养成了习惯。在这期间从未患过感冒、咳嗽、发烧和头痛,积数十年不愈的过敏性鼻炎也明显好转。此法简便易行,也容易养成习惯。

我的体会是:

(1) 可以在早晚洗漱前,先用香皂洗净手,然后低头弯腰双手捧水,使水漫过鼻孔,稍用力将水吸入鼻孔,再使水自然流出或稍用力喷出。

(2) 开始用此法时,鼻内"呛"得有点不舒服,时间长了就不呛了。

(3) 吸水时不要过于用力,同时要弯腰低头,这样吸入鼻孔内的水就不会进到喉咙里去了。有时可能吸到嘴里,不要过于担心。

(4) 在自来水龙头下洗鼻子最为理想。如用脸盆,则应先撩水在盆外洗净手,然后再捧水洗鼻子,而擤鼻孔余水时可擤在盆外边,以免鼻涕污染净水。

"鼻内水疗法"之所以有预防感冒的作用,我认为有以下两种原因:

(1) 日常生活中,空气中的灰尘、细菌、病毒不断吸入鼻腔内滞留在鼻黏膜上,洗鼻时借流出的水,把鼻腔内的灰尘及附在灰尘上的细菌、病菌随水和鼻涕喷出,就减少了病菌和病毒在鼻腔内繁殖的机会,间接预防了细菌和病毒的传染。

(2) 常用冷水刺激鼻黏膜,就会使鼻黏膜产生耐冷的抵抗力,若天气发生变化或受冷空气刺激,也不至于引起反应,从而达到预防感冒的目的。

【荐方人】 山东 王方舟

西瓜番茄汁治夏季感冒

【配方及用法】 西瓜、番茄各适量。西瓜取瓤,去籽,用纱布绞挤汁液。番茄先用沸水烫,剥去皮,也用纱布绞挤汁液。二汁合并,代茶饮用。

【功效】 清热解毒,祛暑化湿。治夏季感冒,症见发热、口渴、烦躁、小便赤热、食欲不佳、消化不良等。

【验证】 据《卫生报》介绍,本方治疗感冒可获良效。

金霉素眼膏防治感冒

【荐方由来】感冒的滋味很不好受，然而，以前我最易感冒，一年总要患好几次。后来我摸索出一种防治感冒的方法，简便易行，效果很好。感冒一般是病菌或病毒通过上呼吸道侵入人体而发病的，倘若能把鼻腔这一关把好，就能有效地进行防治。金霉素是一种广谱抗生素，且带有酸性。我想，将治沙眼的金霉素眼膏涂入鼻腔内，或许对防治感冒有好处。为此，我进行了尝试，结果是：当感冒初起时在鼻腔内涂入金霉素眼膏，立即制止住了打喷嚏，感冒症状也会大大减轻；当感冒症状已很明显时仍将金霉素眼膏涂入鼻腔内，则有抑菌作用，感冒症状也会因此而减轻。以后，我将这种方法介绍给家人和其他人，取得了同样的效果。

【方法】将金霉素眼膏管伸入鼻腔内，朝上方挤入少许，然后用手指捏挤鼻子两侧数次使药膏均匀地分布于鼻腔内，每日3次。

【荐方人】四川 叶德敏

喝茶加洗脚防感冒

【荐方由来】从1991年3月开始，经过3年12次实践，我探索出一种"感冒不用药，喝茶加洗脚"的预防和治疗感冒的良方。

【方法】当天气突变双足冰凉、身体不适时，马上喝一大杯热茶（茶叶10~15克，热开水50毫升左右，浸泡10分钟以上），接着用50℃~60℃的热水泡脚15~20分钟，水量以浸过踝关节，周身感到热乎乎为度。隔2小时后，再如法重复1次。

【验证】福建吴鹏飞，男，70岁。他说："我经常感冒，自从坚持按本方法做，现已有2年多未患感冒了。"

【出处】《健康报》

板蓝根、金银花等治感冒发烧

【配方及用法】板蓝根20~30克，金银花、黄芪各10克，连翘、桔梗、黄芩各12克，蒲公英30克，芦根40克，虎杖、玄参各15克，甘草6克。将上药用温水浸泡20分钟，煎2次共约40分钟，滤得药液200毫升，分 3 次 1 日内服完。

【验证】用本方治疗流行性感冒患者 324 例，其中 24 小时内服药 1 剂，体温降至正常者 45 例，服药 2 剂体温降至正常者 105 例，服药 3 剂体温降至正常者 174 例。1 个疗程为 1~3 天。

每天一杯白开水防感冒

【方法】每天早晨起床后，空腹喝一杯白开水，冬天趁热喝，夏天晾凉喝，1 天喝 1 杯，坚持天天喝，感冒自然好。

【验证】新疆陈培政，男，63 岁。他说："我以前经常患感冒，在医院住院治疗，花了很多钱。后来，我用本条方没花钱把感冒治好了，而且很长时间也不再感冒了。"

【出处】《中国保健杂志》（1997 年第 8 期）

搓手防感冒

【荐方由来】我用搓手方法防治感冒，坚持 1 年之久，疗效明显。双手拇指根部有一个穴位叫大鱼际，伸手时，由于肌肉丰富，明显突起。大鱼际与呼吸器官关系密切，每日搓搓，对改善易感冒的体质大有益处，且对咽喉疼痛、打喷嚏等感冒早期症状有明显效果。

【方法】对搓双手大鱼际穴，直至搓热为止。搓法似双掌搓花生米的皮一样，一只手固定，另一只手搓动，两手上下交替，大约搓 2~3 分钟，至整个手掌发热。此法可促进血液循环，加快新陈代谢，增强体质，故而不易感冒。此法也可叫搓手保健操。不受时间、地点限制，随时可做，简便易行。

【荐方人】河南　苏继承

按摩防感冒

【荐方由来】我不易感冒，我的诀窍是：在平常或受点凉稍感不适时，即将食指和中指并拢，按摩鼻下人中穴和脑后颈正中的风府穴，各按 200 下左右，就可免除感冒之苦。

【验证】云南李世云，男，57 岁，公务员。他说："以前我平均每个月至少得一次感冒，自从我用本条方按摩再也没患过感冒。有时天气突变，我就及时按摩，感冒从未发生。"

【荐方人】安徽 李荣辉

细辛贴神阙穴防感冒

【配方及用法】细辛 10 克。将细辛用沸水冲泡后沥去水分，待不烫手时敷在肚脐上（神阙穴），外用塑料纸覆盖，保持湿润，再用绷带包扎固定 12 小时后揭去。每周 1 次，可连用 2~4 次。

【功效】细辛气味辛温，有发散风寒的作用。

第二节　毒菌痢疾

燮理汤加鸦胆子治热痢

【配方及用法】生山药 25 克，白芍 18 克，银花 15 克，牛蒡子（炒捣）、甘草各 6 克，黄连、肉桂各 1.5 克。热痢下重数天者可煎服此汤，另加鸦胆子（去壳）40~80 克（去壳时仁破者不用），用温开水分两次吞服。通常服 1~2 剂，大便即由赤转白，腹痛、里急后重也可大大减轻或消失。如属热痢下重已久，或迁延失治，造成肠黏膜严重损害，所下之痢色紫腥臭，杂以脂膜，则宜加三七粉 9 克，温开水分两次吞服。多能止住脓血。

【验证】本汤出自《医学衷中参西录》，为治热痢下重的良方。用此方临床治疗 90 例，痊愈 82 例（脓血便停止，腹痛、里急后重消失，大便形状恢复正常），好转 5 例（脓血便减少，腹痛、里急后重减轻），无效 3 例（各症均无改善）。

山楂可治痢

【配方及用法】取市售糖水山楂罐头或生山楂 30~50 克，水煎加食糖适量。每次少则服 150 毫升，多则可服 500 毫升。一般 1 次即可止痛止泻。

孕妇慎用，泻止则停服。

【功效】温脏止痛、止泻，对多种原因所致的腹泻及菌痢均有奇效。

【验证】贵州李元发，男，52岁，工人。他说："我叔叔李龙义患痢疾，日泻8次，吃了很多药也不顶事，随后又到医院打针输液观察，花去医疗费400多元仍无好转。后来用本条方治疗，服药2剂立见奇效，痢疾停止了，一共才花了10余元钱。"

【出处】《四川中医》（1990年第12期）、《单味中药治病大全》

用盐灸法治痢

【方法】取食盐1克左右，放入神阙（肚脐）凹陷处，再滴入2~3滴温开水，使盐湿润后，用火罐灸（拔）之。若无火罐，可用二号茶缸代替，为加大杯的拔力，用水涂杯口一圈拔之，不亚于火罐。拔火罐时，为避免火烧肚皮之苦，可把火具做成灯座形放在肚脐边点燃聚热后拔之。

【验证】广东林顺余，男，62岁。他说："湛江市52岁的许玉清在近10年来，隔两三天就腹泻、腹痛，便有黏液并消瘦，服药也只是暂时缓解。食鱼肉类则病情加重，每日大便数次，经湛江市人民医院、龙头卫生院确诊为慢性溃疡性过敏性结肠炎。10多年花医药费无数。后来我用本条方为其治疗，15天病就好了，又用药15天巩固疗效，未见复发。陈惠珍也患此病，用此条方治疗30天痊愈，未复发。"

【荐方人】河南　刘全掌

用扁眉豆花治红白痢疾

【配方及用法】扁眉豆花、黄砂糖各50克。将扁眉豆花捣成蒜汁形，用白开水一碗冲沏，再将花渣滤出，然后加上黄砂糖，半温可服用。

【备注】若是白痢疾，可用扁眉豆白花；若是红白痢疾，可用扁眉豆的红白花各半。

【荐方人】河南　尚殿华

用当归、藿香等治泻痢

【配方及用法】①腹痛有风时：当归5克，藿香3克，槟榔3克，茯芩6克, 地榆5克, 薄荷3克, 车前子9克, 萝卜子9克, 甘草3克, 陈皮3克, 黄芩5克, 白芍6克, 水煎服。

②腹无痛无风时: 在方①中, 除去黄芩、陈皮2味, 将当归改为3克, 并增加茅根6克。

【备注】一般肠胃不佳、泄泻者均可服。

【验证】新疆邢源恺, 男, 干部。他说: "同事韩旭患腹泻, 浑身无力, 用西药收效甚微。经我用本条方试治, 仅1剂病获痊愈。"

用石榴皮治痢疾

【荐方由来】我过去常患痢疾, 粪便里有黏液, 有时微有红色。在卫生所吃些药也不见效。后来我想起母亲生前说过石榴皮治痢疾, 便用3个石榴皮熬了一碗汤, 一次服下去, 大约是下午4点服的, 第二天上午大便时就随粪便下了3条蛔虫, 都是死的, 痢疾也好了。

【验证】山东唐功晓, 男, 26岁, 画师。他说: "有一次我母亲患了痢疾, 我用本条方为她治疗, 上午服下, 下午就好了, 一分钱也没花。"

【荐方人】河南 郝建文

红枣汤治久痢不止

【配方及用法】红糖60克, 红枣5枚。煎汤服。

【功效】本方健脾温中, 大建中气, 并有活血之功。用此方治久痢不止的虚寒痢甚效。

吡哌酸治阿米巴痢疾

【配方及用法】吡哌酸。成人每天1.5~2克, 均分3~4次服。7天为1个疗程。有混合感染者不必加用其他抗生素。

【验证】泰州市第二人民医院传染科收治60例患者, 结果临床全部治愈, 症状在用药后1~3天全部消失, 效果优于甲硝唑。适于急性阿米巴痢疾。

用白酒加糖治痢

【配方及用法】好白酒 50 毫升，倒入细瓷碗内，加红糖、白糖各 25 克，点着，等火快灭时用半碗凉开水冲沏喝下。此方消炎洗肠、补寒祛疾，1 次痊愈。

【验证】河南康希存用此方治好了老白头的痢疾。这位老人得痢四五天，吃痢特灵、黄连素都不管用，可是用上本条方立刻就好了。后又治愈痢疾患者 2 人。

用上肉桂等可治菌痢

【配方及用法】上肉桂 1 克，用玻璃片或小刀刮去粗皮，研为细末，先取一半，用开水送下，1 小时后再服剩下的一半。稍停片刻，再取生川军 15 克，搓粗末，分作 3 次服，每隔 2~4 小时服 1 次。服后片刻即觉腹鸣，旋即泻下较多恶秽稀粪，或杂少量黏液脓便。泻后腹内即觉轻松。注意忌食生冷，休息一两天即愈。

【功效】见菌痢初起即投以上方，均获速效。

【荐方人】山西　蔺振玉

【出处】广西医学情报研究所《医学文选》

第三节　疟疾、霍乱

鸡蛋辣椒花治疟疾

【荐方由来】我家有个祖传土方治疟疾。方法是：取鸡蛋 1 个，新鲜辣椒花数朵，洗净。在发病那天早晨一同煮熟，空腹时食之，一般 1 次即有效。如病顽固，可连食几日，无毒副作用。患者不妨一试。

【荐方人】安徽　石月娥

大蒜敷脉口治疟疾

【荐方由来】抗战时，逃难到山区，我患上疟疾，可到处都买不到"唐拾义"丸药治病。于是，母亲便取几瓣新鲜、个大的蒜头捣烂，用手帕包上，在疟疾发作前约个把小时，把手帕系在我的脉口上（中医切脉处），男左女右。在疟疾发作期过了之后，我告诉母亲脉口处疼，她连忙解开一看，已经皮破淌黄水了。至今在我左手脉口处还留有疤痕，可几十年来疟疾未犯过。

【荐方人】安徽 王应贵

二甘散贴脐治疟疾

【配方及用法】甘草、甘遂各等份。共研细末，贮瓶备用。每次取本散 0.5~1 克，用药棉裹之如球状，于疟疾发作前 2 小时放置肚脐内，外盖纱布，以胶布固定，贴紧，勿泄气。每次贴 1~2 天。当时即可抑制症状，个别亦显著减轻症状。

【验证】经治 500 例，均获满意效果。

【出处】《新中医》（1982 年第 7 期）、《中药鼻脐疗法》

木瓜、扁豆等可治霍乱

【配方及用法】木瓜、扁豆各 31 克，广皮 9 克。清水煎，分 2 次服，每隔 5 小时 1 次。病重的可 1 次服，甚至 1 日 2 剂，其中木瓜可用至 62 克。

【备注】痢症勿用。

【荐方人】广西 黎克忠

【出处】广西医学情报研究所《医学文选》

真川连、黄芩等可治霍乱

【配方及用法】真川连（酒炒之）、黄芩、老干姜各 120 克，真川贝 30 克（去心），车前草 30 克，荆芥穗、真广皮、炒麦芽、丁香、砂仁（去壳）各 15 克，荜拨 30 克。以上各味必须为地道真正的药材，并称准分量，共研为细末，用荷叶自然汁（必须是新鲜荷叶自然汁，切不可用蜂蜜或者其他物汁之类取代）一并配制为药丸。每剂药料共制作药丸 200 粒。每次服 1 丸，用开水送服。如属病重者，加服 1 丸。服药期间，禁忌荤腥食物入口。

【功效】对霍乱患者中的上吐下泻、泻出物如同米汤者，以及腹不痛、鸣响如雷者，疗效颇佳。

【出处】《神医奇功秘方录》

第四节　淋病、梅毒

用蜈蚣可治淋病

【配方及用法】先将蜈蚣 1 条研细末，用黄酒送下，然后用凤眼草、防风、麻黄各 9 克，水煎服。外用黄酒擦小腹，取汗为度，如汗不出，再服 1 剂。

【荐方人】河北　何文明

白花蛇舌草可治淋病

【配方及用法】白花蛇舌草 25 克，加清水 2500 毫升，水煎 30 分钟后，去渣，分 3 次服，每日 1 剂。

【荐方人】广东　何霖强

【出处】《浙江中医杂志》（1997 年第 1 期）

人参、白术等可治梅毒

【配方及用法】人参 50 克，白术 50 克，当归 50 克，黄芪 50 克，大黄 50 克，金银花 50 克，土茯苓 50 克，石膏 50 克，甘草 15 克，远志 15 克，天花粉 15 克，柴胡 10 克。以上各味药水煎服，服用 2 剂后，上述药方减去大黄、石膏 2 味，再加上茯苓 100 克，连服 4 剂后，可治愈其病。

【验证】山东衣玉德，男，60 岁，农民。他说："本市冯连卿患重症梅毒，在乡医院治疗 10 多天没有效果，反而越来越重。又到市人民医院治疗，用尽各种药还是疼得厉害，药费花了 1700 多元。家人只好把他抬回家另想办法。后来听本村刘东海说我能医治，便来找我。我到他家一看，患者阴部周围溃烂已有碗口大，阴茎皮肉全无，病情特别严重。我当即用本秘方为他施治，服药 4 剂时，即有特别效果。由于药效的作用，把小腹下部攻破了一个口子，从里面往外流脓水，又续服 6 剂后，基本痊愈，整个治疗过程才花药费 600 余元。"

【出处】《神医奇功秘方录》

用鼻吸烟法治梅毒

【配方及用法】朱砂 6 克，梅 0.3 克，云黄连、银朱各 1.5 克，广丹 3 克，以上 5 味共研细末用棉纸卷成条，分作五段，每天熏一段（用火点燃，以鼻孔吸入烟气）。

【备注】每天应注意口腔卫生，保持口腔清洁。

【荐方人】广西 黄荣枝

【出处】广西医学情报研究所《医学文选》

第五节 狂犬病

生大黄、斑蝥等可治狂犬病

【配方及用法】生大黄 10 克，斑蝥 3 克，糯米 200 克。先把糯米铺在锅上，把两种药放在糯米上，微火烘干，等糯米呈金黄色，连同两种药共研成细末。用药末冲温糯米酒，在被疯狗咬伤后第 13 天左右一次服下，千万不要过早或过迟，否则无效。

【备注】服药后在家休息，2 小时左右解小便开始疼痛，便像尿淋症一样经常要解小便，但每次不多，很痛。当解小便不再痛时，证明恶毒泄尽。如还感觉痛，应再服 1 次。

【荐方人】江西 谢纲洪

西党参、云茯苓等可治狂犬病

【配方及用法】西党参9克，云茯苓9克，粉甘草9克，正川芎6克，羌活9克，川独活9克，香柴胡9克，信前胡9克，西枳壳6克，桐桔梗9克，生姜9克，生地榆30克，紫竹根250克。上药水煎服。

【荐方人】余兵

【出处】《安徽老年报》（1996年11月6日）

青风藤、线麻黑炭可治狂犬病

【荐方由来】本祖传治狂犬病秘方，已传世七代人，经我施药或传方的患者达80多人，都安然无恙。患者被咬伤后在七昼夜内，只要不是发疯癫狂者，内服此药后，从无死亡病例。对致伤已超过七昼夜的患者，经治疗虽无死亡病例，但不保治愈效果。病人服药后，亦无不良反应。

【配方及用法】取12克青风藤研末。将60克线麻弄成麻团，放在盆内，由二人合作烧制，一人点燃麻团，另一人立刻弄灭，如此反复进行。二人须连续协调一致，不可间隔时间过长，以防烧成无用白色麻灰。最后取出12克黑炭入药。藤末、麻炭混合后，用温开水调好，一次内服，再喝上几口酒以作引药，随即盖严被子出透汗即可，不必再服药。

【备注】凡被犬科动物致伤者，均需服药。服药后，以百天为限，此期间不发病为治愈的标志。中药店可买到草药青风藤；线麻，即北方农村妇女做布鞋用的普通麻，也叫苎麻、芋麻。

【荐方人】吉林　季杰

万年青可治疯狗咬伤

【配方及用法】取盆栽万年青连根叶捣碎绞汁灌入腹内，其后有血块自大便排出，伤口用茶洗净，以杏仁泥敷之。

【荐方人】湖南　龙津洪

地榆可治复发性狂犬病

【配方及用法】地榆155克，用砂锅1个，盛水一瓢半，熬40分钟，每隔 3 小时服 1 次，每次半汤碗或一汤碗，当茶饮。服药二三日后，用生黄豆六七粒，让病者咀嚼（不吞食），如觉有黄豆腥味，是毒已尽，即停药。如觉生黄豆有甜味，为余毒未尽，加服 1 剂。此方有彻底扫清病毒的效力，即使疯狂已发，牙关紧闭，只要设法将药灌下，也能救治。

【荐方人】广东　罗文虎

【出处】广西医学情报研究所《医学文选》

斑蝥、川黄连等可治狂犬病

【配方及用法】斑蝥 3 个，川黄连、江米各 10 克。将 3 味药放砂锅内，炒黄为末。1 次服，用黄酒送下。

【备注】勿走荞麦地、棉花地。

【验证】江西万凤麟，男，52 岁。他说："有一年 12 月份我帮人送橘子，不料被他家的狗咬了一口，留下牙痕 2 个并且出了血，我按本条方买药服用，一直安然无恙。后来我又把此条方送给另一位熟人试用，没有不良反应。"

【出处】广西医学情报研究所《医学文选》

枳壳、羌活等可治狂犬咬伤

【荐方由来】该方是一位 80 多岁的云游名医所传，对狂犬咬伤患者无一不验，治好轻重患者 700 余人。

【配方及用法】枳壳、羌活、沙参、茯苓、桔梗、丑牛、川芎、滑石、甘草、独活各 20 克，柴胡 5 克，马钱子（必须用烈火烧去毛尾，否则有毒）3 颗。自找引子（黑竹根或海金沙、车前子）适量。先用黄泥加水搅成糊状，待黄泥沉淀后用黄泥水煎药。轻者口服 1 次，重者 3 次即愈。最好咬伤即服，咬伤数日口服同样有效。服后多休息，多喝白糖开水。

【备注】黑竹根，即农村常见的黑斑竹，取其地下根；车前子，农村又称克马叶，取其果。煎药时，一定要用黄泥土加水沉淀后的黄泥水。

【荐方人】四川　彭刚

【出处】广西民族出版社《农村致富技术精选》

第六节 败血症、破伤风

治败血症秘方数则

我国中医治疗败血症的妙方不少，这里简单介绍几种。

【秘方一】银花 50 克，连翘 50 克，大青叶 55 克，蒲公英 55 克，一见喜 55 克，鸭跖草 60 克，鱼腥草 80 克，板蓝根 100 克，半支莲 80 克，紫花地丁 70 克，鲜生地 60 克，野菊花 100 克。以上各味药置砂锅中，加水适量煎服，每日 2 次，每日 1 剂服用。

【秘方二】取鲜漆姑草（又名珍珠草）150 克，水煎之，每日 1 剂，每剂分 3 次服完。

【秘方三】取南星、防风、白芷、天麻、白附子、羌活，各味分量相等，共研为细末，每次取 10 克药末，热酒一盅送服。病症严重者，可取药末 15 克，以儿童小便热而调药服之，其效甚佳。

【出处】《神医奇功秘方录》

老葱白治疗破伤风

【配方及用法】老葱白（连须，去叶不去皮）500 克，黑扁豆 45 克，棉子 90 克，高粱原酒 75 克。①棉子炒焦至酱紫色，碾碎，过筛去壳。②葱白加水四五碗，煎成汤。③酒温热。④黑扁豆放大铁勺内炒，先冒白烟，后冒青烟至 90% 炒焦时离火。然后把温酒倒入铁勺内，过滤，留酱紫色酒液。把棉子粉与酱紫色酒液混合，加适量葱汤搅如稀饭样，灌服，服后盖被发汗。连服 2 天。

【功效】发表，通阳，解毒。用治破伤风。

【备注】服药期间忌食腥冷食物。

【验证】据《食物疗法精萃》转载《全国中草药新医疗法展览会技术资料选编》介绍，用本方共治 62 例，有效 56 例，多数服 1 剂见效。

鱼鳔散治破伤风

【配方及用法】鱼鳔胶 10~15 克，黄酒 120 克。将鱼鳔胶用线捆扎数周，用草燃烧，烧焦后，放土地上晾干，研末。用黄酒煎开冲服，见汗即愈。

【功效】祛风邪，消肿毒。用治破伤风。

蜈蚣等治破伤风

【配方及用法】蜈蚣 1 条，全蝎、南星、天麻、白芷、防风各 3 克，鸡矢白（焙干、研末，冲服）、关羌活各 6 克。先煎诸药去渣，放入鸡矢白末，加黄酒 1 杯，分 3 次口服，上药为 1 日剂量。必要时成人也可加倍服用，对牙关紧闭不能咽下的患者，可做保留灌肠，亦可收到同样的效果。

【验证】用上药治疗破伤风患者 5 例，其中痊愈 4 例，1 例因病情急，来院迟，不能服药，于数小时内死亡。

蝉衣黄酒治破伤风

【荐方由来】晁某，63 岁，农民，山西省新弓县人。1963 年 6 月用火柴棍掏耳朵，不慎将火柴棍折断在耳内，家人用剪子将火柴棍从耳内取出。次日晨，患者感到牙关紧，张口困难，继则出现苦笑面容，项背强直，四肢抽搐，角弓反张，反复发作。进食饮水困难，患者痛不欲生。发病后注射过"破伤风抗毒血清"，针刺合谷、太冲、大椎、风池等穴，并服中药玉真散等，病情依旧。遂予蝉衣 15 克，黄酒 250 毫升，将蝉衣入黄酒内同煎（若酒少淹没不了蝉衣，兑少量水同煎），煎后去蝉衣，饮酒（若患者酒量小，可分 2~3 次饮完）。临睡前服药酒，夜间果出黏汗（汗液出如丝线状）甚多，并感胃中有烧灼感。次日晨，患者首先感到牙关已不紧，可张口饮水，继之项背已不强硬，脖子可转动，抽搐亦止。

【出处】《陕西中医函授》（1984 年第 3 期）、《中医单药奇效真传》

防治破伤风秘方两则

【秘方一】用蝉蜕60克，研为细末装入布袋内，放入砂锅中以适量水煎之，加白酒少许冲服。每日1剂，每剂分3次服用，连服3~5天，即可起预防作用。

【秘方二】取红蓖麻根400克，蝉蜕50克，九里香100克，加水1000毫升，煎至200毫升，分3次服之，每日1剂。体弱者、老人小孩服之，药量减半。疗效颇佳。

【出处】《神医奇功秘方录》

第七节 甲肝、乙肝

公猪胆治甲肝

【荐方由来】我们这里有位50多岁的老汉，身患甲肝病，服用一位老中医传授的秘方，竟然治愈，精神恢复如初，而且一直未复发。

【配方及用法】从刚宰杀的公猪肚内取出新鲜猪胆，划破，将胆汁倒进碗里，一口喝完，然后取适量白糖或甜食放入口中改变苦味。每日1次，连服5天为1疗程。轻者服1个疗程，重者服2个疗程即可痊愈。此方对甲型肝炎有特效。

【备注】要采用新鲜公猪胆。

【荐方人】江苏 曹作

【出处】广西科技情报研究所《老病号治病绝招》

服醋蛋液可治甲肝

【荐方由来】我年近花甲，患有肝炎、肺结核、食道炎、冠心病等多种疾病。1987年以来，我坚持每天早、晚饭后服一汤匙醋蛋液，取得了好的效果。最近医院复查证明，食道炎症状消失，肺结核钙化，胃溃疡缩小，肝功能正常，心脏功能改善。

【配方及用法】杯中置醋（9度以上的食醋，如山西产的老陈醋、江苏产的镇江陈醋等）100毫升，放入洗净的鲜鸡蛋1枚，浸泡3~7天，等蛋壳软化，挑破薄皮，经搅匀后即成。服用时可将原液一汤匙加适量开水及蜂蜜调匀，空腹或饭后服均可。

【荐方人】河南 张德珠

【出处】广西科技情报研究所《老病号治病绝招》

疏利清肝汤治急性甲肝

【配方及用法】藿香（后下）、薄荷（后下）、五味子各6克，车前子（包煎）、龙葵、马鞭草各30克，生大黄（后下）3克，飞滑石（包煎）、生苡仁各15克，茯苓、白芍、枸杞各12克。每日1剂，分2次服。

【备注】黄疸显著者加用静滴，在5%~10%葡萄糖液中加入10~20毫升茵栀黄注射液，每日1次。肝大明显者加用肌注田基黄注射液，每次2~4毫升，每日2次。

【验证】治疗60例，其中痊愈40例，显效14例，有效6例，疗程最短20天，最长90天。

【出处】《上海中医药杂志》（1989年第12期）、《实用专病专方临床大全》

益肾清解汤治慢性乙肝

【配方及用法】巴戟、肉苁蓉、制首乌各20克，仙灵脾、菟丝子、丹参、黄芪、白芍、黄柏各15克，虎杖、旱莲草各30克，晚蚕砂、郁金各10克。水煎服，每天1剂。

【验证】彭某，男，60岁，农民。症见不思食，恶闻油气，口渴，喜浓茶，心烦，腹胀，小便黄，精神不振，面色萎黄，暗滞，形瘦，经多方治疗，未能控制症状。后来采用"益肾清解汤"，服药30剂，上述症状消失，面色转华，形体转胖，精神佳，食量大增，小便清，能参加正常体力劳动，经多方化验为阴性，一切如常人。

【出处】《全国名老中医秘方》

冬虫夏草、石松等治乙肝

【荐方由来】我们在长期肝病研究中，研制出一种治疗乙肝特效方，经多年应用观察，疗效卓著。一般患者服药 5 个疗程即可痊愈。此方对肝硬化也有显著效果。

【配方及用法】冬虫夏草 100 克，石松 80 克，蜂尸 100 克，守宫 60 克，茵陈 80 克，五味子 60 克，陈香 60 克，羚羊角 40 克。将诸药晒干共碾细粉，每次内服 5 克，每日 2 次，30 天为 1 疗程。服药期间忌白酒、辣椒。

【荐方人】安徽　马彬

吃蒲公英治乙肝

【荐方由来】我于 1985 年 12 月离休。离休前，身体状况欠佳，曾 4 次住院治病。离休后，我十分重视健身。为了摸索健身新途径，从 1993 年起，吃起了蒲公英。

蒲公英是多年生草本植物，含白色乳汁，叶片倒披针形，羽状分裂，花冠黄色，花丝分离，白色，外表绿褐色或暗灰绿色，根茎入药，有解毒、消炎、解热的作用。一般春、夏开花前或开花时连根挖出。近两三年来，每年春暖花开的时候，我都要去郊外挖蒲公英。既是春游，又是采药。回家后将蒲公英洗净控干，切碎装罐，少加点盐，多添点醋。一罐菜能吃三五天。吃完了，又接着出去采。如此不断地采，不间断地吃，一直吃到霜降。

我之所以连续 3 年来不断吃蒲公英，仅仅是为了清热泻火。但服用的实际结果表明，它不仅能清热泻火，更重要的是能够解毒。1982 年，我左眼上眼皮上出了个形似玉米粒大的黑瘤，经常疼痛。为此，我多次去大医院求诊，但都收效甚微。无奈，我只好顺其自然，任其发展。1993 年吃蒲公英半年后，眼上的黑瘤竟奇迹般不见了。我让老伴看，老伴左摸右按，笑着说："奇怪，真奇怪，黑瘤就是不见了。"更令人高兴的是，我的乙肝病基本痊愈了。1992 年 11 月 22 日进行五项指标化验时，HBC 呈阳性，说明病毒正在发展。经过一年多吃蒲公英，到 1994 年 3 月 9 日五项指标化验时，HBC 变为阴性。由此可见，蒲公英对乙肝也有治疗作用。

自从尝到吃蒲公英的甜头后，我对蒲公英更重视了，不但吃叶，而且也吃根；不但当菜吃，而且还熬水喝。

【验证】陕西王军虎，男。他说："教师王小刚在体检时发现患有乙肝，3 年来在几家医院治疗，共花医疗费 1 万多元，但是疗效却不令人满意。经我推荐，用本条方治疗 3 个月，病情得到了控制并已明显好转，而且花费仅是以前医疗费的 1/10，现仍在治疗中。"

【荐方人】河南　楚雪

第八节　黑疸肝病、黄疸型肝炎

蒲公英可治黑疸肝病

【荐方由来】某中年妇女，病由黄疸后变成黑疸，面目青褐色，胸满腹胀，大便秘结，邻人悄悄说："黄病变成鼓胀，怕是不治之症了吧!"患者呻吟病床已年余，因长期负担医药费用，家中已变卖一空，寡女孤儿，情殊堪怜。故给予免费诊治，并送了几剂药，稍稍好转。于是，教给其儿子自挖蒲公英（当地农民叫"奶汁草"），每天大量（90～120 克或更多）煮汤喝，服用 1 个月，竟把慢性肝胆病治愈了。

黑疸多因疸证经久不愈所致，表现为目青，面额色黑，心中懊丧，肤燥，搔之不觉，大便黑，膀胱急，足下热，脉浮弱，甚则腹胀，如有水状，面浮，脊痛不能正立。

【出处】《名中医治病绝招》《中医单药奇效真传》

芜菁子治黄疸型肝炎

【配方及用法】芜菁子。将菜子晾干，研末。以开水调服，每次服10～15克。

【功效】清热，祛湿，润肠。用治黄疸、便秘。

【出处】《全国名老中医秘方》

用大黄麦芽汤治急慢性黄疸型肝炎

【配方及用法】酒蒸大黄40克，生麦芽30克。上药水煎服。

【验证】此方治疗急性黄疸型肝炎11例，一般服药当天尿量即增加，黄疸在6~8天内消退，肝功能在3周内恢复正常。

【出处】《浙江中医杂志》（1985年第5期）、《单方偏方精选》

消毒丹治疗急性黄疸型肝炎

【配方及用法】茵陈、苡米、板蓝根各20克，田基黄30克，泽泻、楂肉、猪苓、云苓各15克，木贼、丹参、泽兰、陈皮各10克，甘草5克。将上药入罐用清水盖药面，浸泡10~15分钟，然后煎15~30分钟取汁，每次约25毫升，日服2次。若腹痛甚加厚朴10克，白蔻5克；呕吐剧加法半夏6克，竹茹10克；便结难行加大黄、枳壳各10克；全身酸痛加秦艽、柴胡各10克；目赤舌质红赤加胆草、生地各10克。

【备注】忌食肥肉猪油、酒类、酸辣、腌菜，以及油炸、煎炒、辛燥之物。

【验证】一般服药3~5剂，临床症状明显改善，20剂痊愈。曾治208例，痊愈（临床症状完全消失，肝功能复查正常）204例，显效（临床症状完全消失，肝功能复查有单项指数不正常）3例，好转（黄疸消退，症状改善，肝功能复查不正常）1例。

【荐方人】湖南　谢光辉

【出处】《当代中医师灵验奇方真传》

用茵陈蒿汤加减治黄疸

【配方及用法】茵陈蒿30克，栀子、黄柏各12克，党参、苍术、香附各15克，郁金12克，干姜6克，五味子10克，灵仙15克，甘草6克，大枣6枚（31克）。上药入水（约500毫升）煎服，每日1剂，分2次服下。呕吐者加半夏9克；有热、两胁不舒者加柴胡9克，黄芩12克，白芍12克。

【验证】江苏吕健华，男，55岁，干部。他说："我爱人有一段时间感觉浑身乏力，食欲不振，常有恶心呕吐之感，且小便发黄，手上也有明显的黄色素，并且日趋严重。我发现此症状与急性黄疸型肝炎相似，就选用了本条方，1 剂吃下后就感觉有效，人也舒服多了，吃完 3 剂后到了厂卫生所化验，结果一切正常。后又连服 2 剂，以巩固疗效，半月病人完全康复。"

【荐方人】山东　王荣亮

【出处】《当代中医师灵验奇方真传》

夏枯草治急慢性黄疸型肝炎

【配方及用法】夏枯草 62 克，大枣 31 克。上药加水 1500 毫升，文火煨煎，捣枣成泥，煎至 300 毫升，去渣，分 3 次服。

【出处】《山东医刊》（1964 年第 11 期）、《单味中药治病大全》

糯稻草煎服治黄疸型肝炎

【配方及用法】糯稻草 45 克，用水洗净，切成 3 厘米长，加水 500 毫升，煎取 300 毫升呈淡黄色味微甜的汤液，过滤即成。分 2 次服，1 日服完（成人量）。

【验证】治疗 30 余例，均于用药 7~10 天后，黄疸指数降至正常范围。

【出处】《中医杂志》（1960 年第 4 期）、《单味中药治病大全》

根治急性黄疸型肝炎特效方

【配方及用法】茵陈 30 克，生苡米、茯苓、白芍、赤芍、六一散（包）各 12 克，藿香、杏仁、当归、丹皮、酒炒黄芩各 9 克。

水煎服，每日 1 剂，日服 2 次。

【验证】教师石某，男，51 岁。1991 年 12 月 28 日就诊，市医院诊断为急性黄疸肝炎，服中西药一星期无效，吃喝即吐，面黄、身黄、目黄、尿黄诸症未减。用此外用内服方治疗 1 次，出现明显效果。连续治疗 4 次，一星期后诸症消失，未服其他药物治愈。随访未复发。

【荐方人】湖北　汪升阶

【出处】《当代中医师灵验奇方真传》

用瓜香散治各种黄疸疾病

【配方及用法】甜瓜蒂、菌陈各 15 克，白丁香 10 克，广郁金 9 克。上药共研极细末，贮瓶备用，勿泄气。取本散少许，交替吹入两鼻孔中，每日 3 次，以鼻中流尽黄水为度，或用本散擦牙，使口流涎水，效果亦佳。

【验证】浙江唐日珍，男，62 岁。他说："我的堂弟患胆囊炎，服过很多药不见好转，后来我用本条方为他治疗，2 剂痊愈。"

【出处】《中药鼻脐疗法》

第九节　其他型肝炎

青黛、血竭等可治慢性肝炎

【配方及用法】青黛 170 克，血竭 150 克，沉香 90 克，犀角 90 克（或水牛角 180 克）。上药粉碎过筛，制成丸或片剂 1000 粒，日服 2 次，每次 10 粒。待抗原转阴后再用以下配方治疗：冬虫夏草 90 克，蜂尸 170 克，西洋参 90 克，刺五加 90 克。上药粉碎过筛，制成片剂 1000 粒服用，服法同上。

【备注】服药期间，忌烟、酒、辣椒、葱、蒜；严重胃炎、胃肠溃疡患者及孕妇禁服，月经期停服。

【验证】河南梁秋玉说："我 10 年前患了慢性肝炎，跑了很多家医院，花了 2 万多元，病也没治好，曾几次轻生。后来得此方，服用 3 个月我的肝炎就治好了。"

【荐方人】河南　夏合保

溪黄草、田基黄等可治慢性肝炎

【荐方由来】1985 年我患慢性重症肝炎，经住院治疗转危为安，后转为慢性肝炎，久治不愈。出院后经人介绍用草药治疗，取得良好效果，现已痊愈。以后我又将此法介绍给几位同病患者，都取得了满意的疗效。

【配方及用法】溪黄草 20 克，田基黄 15 克，水煎，每日 1 剂，分 2 次服。

【功效】溪黄草性平无毒，有清利湿热、退黄疸之功效。田基黄性微寒无毒，有清肝火、凉血作用。二药合用治疗慢性肝炎有良效。

【出处】《中国老年报》（1995 年 4 月 20 日）

【荐方人】山西 黎全龙

泥鳅粉治急慢性肝炎

【配方及用法】泥鳅 500 克，烘干，研末。每次 9 克，每日 3 次，饭后服。

【出处】《贵阳中医学院学报》（1991 年第 4 期）、《单味中药治病大全》

米醋猪骨汤治病毒性肝炎

【配方及用法】米醋 1000 克，鲜猪骨 500 克，红糖、白糖各 120 克。置锅内以醋共煮（不加水），沸后 30 分钟取出过滤。每次 30~40 毫升，每日 3 次，饭后服，1 个月为一疗程。

【功效】用治急、慢性病毒性肝炎。对有高热者不适用。

【验证】经临床应用，治疗 15 例显效 12 例，好转 3 例。

【出处】《全国名老中医秘方》

以鸭跖草汤治急性病毒性肝炎

【配方及用法】鸭跖草 30~60 克。每天 1 剂，水煎分 2 次服，15~20 天为 1 疗程，不加用其他药品。食欲差者，可静滴葡萄糖液。

【验证】浙江付兆兴，男，49 岁。他说："本地张吾成患肝炎，我用本条方为其治疗 20 多天后，他感觉好多了，现在已回到工厂上班。"

【出处】《浙江中医杂志》（1995 年第 2 期）、《单方偏方精选》

治慢性肝炎特效方

【配方及用法】丹参12克，茯苓18克，佛手12克，枣仁15克，麦芽30克，谷芽30克，天茄子20克，岗稔根30克，鹰不泊30克，素馨针9克。上药加水三碗半，煎到大半碗服，每日1剂，不可中断，8～10剂见效，12～15剂根除。

【备注】各味药缺一不可，勿用相近药代替，否则无效。服药期间，忌食肥、腻、辛辣食物和酒，注意休息。

【荐方人】山东　王军峰

治急、慢性肝炎有效方

【配方及用法】熊胆7.5克，炒蒲黄、五灵脂各10克。3味研末，白蜂蜜制成7丸。加茵陈30克煎汁，白糖适量，早5：00～6：00空腹服下1丸，连服7日。

【备注】此方适于急、慢性肝炎，肝硬化，一期腹水患者，慢性病者以春季服用最佳。此外，患者禁忌房事6个月，忌猪油、猪肉、猪头、猪内脏。

【荐方人】安徽　何吉堂

黄花小眼草等可治各类型肝炎

【配方及用法】黄花小眼草10克，红糖100克，鸡蛋7个。将黄花小眼草同鸡蛋一齐放入500～750毫升清水中，煮沸20分钟（煎药时用砂锅），把每个鸡蛋用竹器捣10个孔，再煮10多分钟。然后用此药液冲化红糖，吃鸡蛋喝汤，1次服完。每日服1剂，服完后盖被子出汗。病轻者5～7剂痊愈，病重者15剂可愈。

【验证】贵州李元发，男，52岁，工人。他说："我村李某患了肝炎四处求医问药，花钱无数，病情依旧，我用本条方为其治疗，现已基本痊愈。"

【出处】《河南科技报》（1994年9月5日）

第十节　肺结核

羊苦胆可治肺结核

【配方及用法】羊苦胆1枚，洗净后蒸食之。每日1枚，3个月为一疗程。

【功效】清热解毒，有抑制结核病菌的作用。

【备注】为了便于保存和食用，把羊胆焙干，研细，过筛，成为粉末，每日服1克，亦有同等功效。

【出处】《浙江中医杂志》

鳗鲡、大蒜治肺结核

【配方及用法】鳗鲡（白鳝）150克，大蒜2头，葱、姜、油、盐各适量。将鳗鲡开膛洗净，切段，大蒜去皮，洗净。将锅置于旺火上，加油烧热，放入鳗鲡煎炸至呈金黄色，下大蒜及调料，加水1碗煮至鱼熟即成。

【功效】补虚羸，祛风湿，杀菌。有抑制结核病菌的作用。

【备注】鳗鲡烧存性（中药炮制方法之一，即把药烧至外部焦黑，里面焦黄为度，使药物表面部分炭化，里层部分还能尝出原有的气叶，即存性），研细（或做成丸剂），每服5~10克，每日2次，亦有治疗肺结核、淋巴结核之功效。

【出处】《新中医》

南瓜藤汤治肺结核病

【配方及用法】南瓜藤（即瓜蔓）100克，白糖少许。加水共煎成浓汁。每次服60克，每日2次。

【功效】清肺，和胃，通络。用于肺结核之潮热。

【出处】《卫生报》

蛋壳蛋黄治浸润型肺结核

【配方及用法】鸡蛋壳（皮）6 个，鸡蛋黄 6 个。将蛋壳研细，放入蛋黄搅匀，然后置于搪瓷或陶器内，于炭火上炒拌至呈焦黑色，即有褐色之油渗出，将油盛在盖碗内备用。每次饭前 1 小时服 5 滴，每日 3 次。

【功效】滋阴养血，润燥利肺。

玉米须冰糖治肺结核之咯血

【配方及用法】玉米须、冰糖各 60 克，加水共煎。饮数次见效。

【功效】利水，止血。

吸蒜气疗肺结核

【配方及用法】紫皮大蒜 2~3 头。蒜去皮，捣烂。置瓶中插两管接入鼻内，呼气用口，吸气用鼻。每日 2 次，每次 30~60 分钟，连用 3 个月。

【功效】止咳祛痰，宣窍通闭。

【出处】《广东中医》（1963 年第 5 期）

四汁丸可治肺结核

【配方及用法】生藕汁、大梨汁、白萝卜汁、鲜姜汁、蜂蜜、香油、飞箩面各 120 克，川贝 18 克。将川贝研细面，和各药共置瓷盆内，以竹箸搅匀，再置大瓷碗或砂锅内，笼中蒸熟，为丸如红枣大。每服 3 丸，日 3 次夜 3 次，不可间断。

【功效】散癖止血、养阴清热、化痰润肺。主治肺结核之喘咳、吐痰吐血等。

【备注】服药后如厌食油味、恶心，急食咸物可止。忌食葱、蒜。

【出处】《中医验方汇编·内科》

吃梨可治空洞型肺结核

【荐方由来】我邻居楚某经医院检查，确诊为肺结核，病情日趋严重，吃利福平等药也不见效。因家境困难，在家歇着不是个事，就去山里看梨园。有的梨从树上掉下来，扔了怪可惜，他就把好些的生吃了，差些的放锅里煮着吃，每天能吃 0.5~1.5 千克不等，吃了 1 个多月，奇迹出现了：咳嗽减轻了，痰中看不到血了，身上也有劲了，脸色也发红了，饭量也增加了，上下坡走路几乎和健康人一样了。连吃了 3 个多月，感觉和没病一样。于是去南阳地区医院透视检查，医生也感到惊奇，原来肺上的空洞基本痊愈了。

楚某这几个月什么药也没吃，每天只吃梨，这才知道是吃梨治好了肺结核。

【荐方人】河南　陆权

健肺宝可治空洞型肺结核

【配方及用法】白芨、浙贝母、天冬、百部（炙）、百合（蜜炙）各30 克，童鸡（去毛及内脏洗净）1 只。上药共为粗末，装入洗净鸡肚内扎好，放入锅内文火炖煮，加作料、食盐、生姜少许，每周炖食 1 只药鸡，汤可饮，连续服食 3 个月为 1 个疗程。一般服食 2~3 个疗程可基本痊愈，空洞闭合。

【功效】本方药精力专，疗效确切。方中白芨一味为君，有逐淤生新，补肺损疗咯血之功；天冬、百部二味抗结核抑菌；贝母、百合清肺化痰、解郁助肺而司清肃之令；尤妙在用童鸡一味血肉有情之品，鸡药合用培土生金，能增强机体免疫之能。

【验证】临床观察 10 余例，效果可靠。

【荐方人】甘肃　赵炎声

【出处】《当代中医师灵验奇方真传》

蛤蚧、黄连可治空洞型肺结核

【配方及用法】蛤蚧 3 对，黄连 500 克，百部、白芨各 1000 克。先将蛤蚧去头切成长条，用黄酒浸后，焙干，研粉。再将另 3 味以水洗净，晒干，粉碎过 100~120 目筛，与蛤蚧粉混合均匀，用开水泛为水丸（将药物细粉用冷开水、药汁或其他液体为黏合剂制成的小球形丸剂），干燥即得。分装成 300 袋，每袋约 9 克。每次 1 袋，每日 3 次，饭后温开水送服。

【功效】适用于肺结核、慢性纤维空洞型肺结核。

【出处】《中草药通讯》（1978 年第 5 期）、广西中医学院《广西中医药》增刊（1981 年）

白及、蜂蜜可治浸润型肺结核

【配方及用法】白及 500 克，蜂蜜 250 克，先以清河水将白及煎熬，去渣澄清，后入蜂蜜收膏（中药的一种制法，即用蜂蜜煎制形成膏状，如同果冻样），每日 50 克。

【出处】《任继然临床经验录》《中医单药奇效真传》

第十一节　骨结核

用雄牛骨川椒枣治骨结核

【配方及用法】雄牛股下 2/3 段，川椒数粒，家枣数粒。先将牛骨骨髓取出，把川椒放入骨髓腔内，后放入家枣，骨断口处用黄泥封固，用木炭火烧存性研末。每 20~30 剂为 1 疗程，每剂分 3 等份，每晚临睡前用黄酒送服 1 份，一般 1~3 个疗程即可痊愈。

【备注】服药期间忌一切豆类、狗肉、海味。睡觉时忌用被子蒙头睡。

【荐方人】江西　董政

服醋蛋液可治骨结核

【荐方由来】我老伴刘春华，在 20 多年前患有胯、腰椎骨结核。经不断治疗病情好转，但行动困难，腿浮肿，一天总要在炕上躺几次。夜间睡眠时，患处像有蚂蚁爬似的，翻过来倒过去总感觉不舒服。生活难以自理。

醋蛋液可以医病的消息，给我们全家送来了福音。我老伴从去年冬 11 月开始服用醋蛋液，逐渐地，腿浮肿消了，蚂蚁爬的不舒服感也没有了，疲乏感好转，腿脚轻快多了，食欲增加，身体也胖了起来。

【荐方人】黑龙江 陈为村

壁虎可治骨结核

【配方及用法】壁虎，焙干，研为细末，储瓶备用。每次口服 1 克，每日 3 次，长期服用。

【出处】广西中医学院《广西中医药》增刊（1981 年）

内服外敷蜈蚣粉治骨结核

【荐方由来】一位男士，57 岁，农民。患骨结核已 4 年有余，左腿有瘘管两处，脓水淋漓。用蜈蚣内服外敷，10 日后瘘管分泌减少，瘘道逐步变浅，2 个月痊愈。

【配方及用法】将蜈蚣烘干，研极细末，胶囊装盛，每次服 5 粒，每日 2 次。同时，外用凡士林纱布沾上蜈蚣粉末，填入瘘管内，每日 1 次。

【荐方人】朱良春

【出处】《中医单药奇效真传》

鳖甲粉可治溃疡性骨结核

【配方及用法】鳖甲 50 克，研成细粉。先在清洁的铝饭盒底层放适量医用白凡士林，上撒少许鳖甲粉，然后放上纱布条 100 块，再将剩余的鳖甲粉撒在上面，盖好饭盒盖蒸沸灭菌 30 分钟即得。病灶常规消毒，清除坏死组织，然后将鳖甲油纱条用探针轻轻填塞到病灶底部，隔日换药一次。对结核性脓肿未溃而有波动感者，切开后，处置如上法。

【出处】《辽宁中医杂志》（1982 年第 3 期）、《单味中药治病大全》

第十二节　淋巴结核（鼠疮瘰疬）

蟾砒丸可治鼠疮

【配方及用法】蟾酥、巴豆、白胡椒各 15 克，砒霜 22.5 克。上药分别研末和匀，入红枣（去核）11 枚，葱白 24 克，共捣烂如泥，混合制成 400 丸，晾干备用。每次取药丸 1 粒，用两层纱布包好，两端用线扎紧，一端留线头 10 厘米。将扎好的药丸慢慢塞入患侧鼻孔内，留线用胶布固定于鼻翼两旁（用药 5~10 分钟后，患者有打喷嚏、流鼻涕、淌眼泪等正常反应）。每次塞 8~10 小时，每周 2 次。

【备注】验之临床，通常连治 3~4 个疗程可愈。但瘰疬的钙化及吸收消失较慢，往往需 2~6 个月。已溃者，可同时用此方油浸液外擦，方法是取药丸 10 粒，麻油 20 毫升，将药丸入油中浸透捣烂，搅匀备用。在涂药前先将溃烂面洗净，然后搅匀药油液擦患处，外用消毒纱布包扎，每 1~3 天换药一次，直到痊愈为止。形成瘰疬瘘管者，可用纱条浸药油后，塞入管腔。坚持用药，可收良效。

【验证】治疗 33 例，31 例颈部瘰疬全部消失或溃后疮口愈合，2 年内未再复发；2 例瘰疬明显缩小。一般治疗 3~4 个疗程可愈。

【出处】《浙江中医杂志》（1983 年第 8 期）、《中药鼻脐疗法》

橘子皮、红花等可治鼠疮

【配方及用法】橘子皮 3 克，红花 6 克，紫参 9 克，冰片 1.5 克，沙参 3 克，甘节 18 克，虎骨参茸酒 1 瓶。将上述六味药用虎骨参茸酒浸泡 1 小时，待酒渗入药内后，放入锅内加火烘炒（烘炒时，火候要严格掌握，火大易燃烧，火小影响药效），研成细粉备用。将药分成 12 等份，然后将榆树皮放入患者口中嚼成糊状。取其中一份药，把嚼好的榆树皮摊开，撒在上面，再吐几口口水在药粉上，把撒药的一面敷于患处，用纱布固定，每天按时更换一次。如果结核已破，可先用肥皂将患处洗净，切一片约 1 毫米多厚的肥皂，贴在破口处，然后再上药（榆树皮需用新鲜的，可在当地刨一些榆树的根皮）。

【备注】在使用此药时，不要吃老母鸡、老母猪和老牲口肉。

【荐方人】王忠财

用猪胆陈醋敷患处可治鼠疮

【配方及用法】猪苦胆 10 个（用胆汁）、陈醋 500 毫升，放新砂锅慢火熬至稀稠适度如膏药状。先用花椒熬水洗患处，然后将药膏摊黑布上贴患处，每日换 1 次。

【出处】《中医验方汇选》《中医单药奇效真传》

火硝、白矾等可治淋巴结核溃疡瘘管

【配方及用法】火硝 21 克，白矾 24 克，水银 15 克，轻粉 6 克，为 1剂量。制前准备铁勺一个，平口碗一个，棉花一块，木炭 1.5 千克，石膏和黄泥适量。先将铁勺擦净烤干，于勺底中央按顺序铺上药物（一下火硝，二下轻粉，三下白矾，四下水银），置于平口碗中，然后扣上平口碗，用石膏泥封闭碗与勺间空隙，再用黄土泥糊上，但必须露出碗底，并在碗底中央放块小棉花，用铜钱压上，以观察火力。先用文火，后用武火。当棉花发黄时，证明药物已升好，时间 1 小时左右。升好后去火炭，冷却后取掉封的黄泥、石膏和平口碗。勺底药物上层白色是白降丹，下层红色为红升丹，是治疗本病的药物。

用药前将溃疡周围用碘酒好好消毒，再用生理盐水洗净溃疡面脓汁，然后把少许红升丹撒于溃疡表面，盖无菌纱布。3~5 天更换一次，至溃疡瘘管愈合为止。

【备注】禁酒，禁房事，禁食刺激和生冷食物。

【验证】曾治愈百例长达 6 个月至 3 年不等的淋巴结核溃疡瘘管，治愈时间平均为 15~60 天。

【荐方人】黑龙江 冯继武

【出处】广西医学情报研究所《医学文选》

猪胆、生南星等可治淋巴结核

【配方及用法】 猪胆 10 个（去皮取汁），上好陈醋 400 毫升，生南星细面 15 克，生半夏细面 15 克。将胆汁、陈醋共熬至挑起成丝状，立即加入南星、半夏，然后文火收膏。药膏敷于患处。初起未溃者亦可敷。日久核大者先将疮蚀溃，再用本方收功。

【荐方人】 杨立汉

【出处】 广西医学情报研究所《医学文选》

天龙散引流条可治淋巴结核形成的窦道

【配方及用法】 天龙 30 克，冰片 1~2 克，煅珍珠 3 克。配制时先将天龙用清水洗净，焙干研末，过筛（40~60 目），高压消毒，再将冰片、煅珍珠磨碎拌匀即得。用时根据窦道大小选适当引流条与"天龙散"搅拌，置入窦道，每日更换一次。

【备注】 天龙即壁虎，本品栖于墙壁，善捕蝎蝇，故名"天龙"。

【验证】 102 例中，病程最短 3 个月，最长 5 年之久，其中颈淋巴结核形成窦道 84 例，其他结核形成者 18 例全部治愈。其中，颈淋巴结核形成的窦道治愈时间为 20~30 天，其余 18 例治愈时间为 1~3 个月。

【荐方人】 江苏　陈学连

【出处】 《当代中医师灵验奇方真传》

第十三节　其他结核

马齿苋浸黄酒可治肾结核

【配方及用法】 马齿苋 1500 克，黄酒 1250 毫升。将马齿苋捣烂，用酒浸泡三昼夜后过滤。每日饭前饮 9 毫升，如病人有饮酒习惯可饮 12~15毫升。

【荐方人】 黑龙江 张弘

【出处】 广西医学情报研究所《医学文选》

用芥菜能治肾结核

【荐方由来】某女，53 岁。诊断为双肾结核，尿中毒。经用抗结核药、止血剂、支持疗法及中药治疗 2 个月，病情时重时轻。诊见面色萎黄虚浮，舌质淡胖有齿痕，脉沉虚弱。每日用芥菜 250 克煎汤、煎鸡蛋、包饺子等治疗 1 年左右，静脉肾盂造影见双肾结核病灶愈合，放射性同位素肾图检查双肾功能正常，尿路通畅。

【出处】《新中医》（1986 年第 7 期）、《单味中药治病大全》

鸡蛋半夏酒可治咽喉结核

【配方及用法】先将生鸡蛋打一小孔，分别倒出蛋清、蛋黄，把 10 毫升酒稀释至 30 毫升，倒满蛋壳的 1/3，再放半夏 2 克，另以细铁丝制成环状，把鸡蛋壳置于其中，然后加火煮 3~4 分钟，取出半夏，随后加入该鸡蛋清的一半，加火煮二三沸备用。病人用上汁一口一口地漱口，慢慢地湿润咽喉。

【功效】鸡蛋半夏酒对咽喉部结核有特效，对喉头结节及声音嘶哑皆有良效，教师、播音员、演员经常服用可以保护嗓子，还对咽喉癌有治疗作用，亦可帮助喉癌术后的声音恢复。

【出处】《偏方治大病》

单吃大蒜可治肠结核

【方法】紫皮蒜若干。第一疗程 10 天，每天 3 次，每次 25 克，吃饭时一起服用（下同）；第二疗程 20 天，每天 3 次，每次 20 克；第三疗程 30 天，每天 3 次，每次 15 克；第四疗程 12 个月，维持量每天 2 次，每次 10 克。若改用白皮蒜，用量加倍，用法不变。部分合并慢性肝炎的病人，配合应用口服保肝药物。

【验证】共治愈 30 例病人，且多数病例远期疗效巩固。

【出处】《黑龙江中医药》（1989 年第 4 期）、《单味中药治病大全》

连翘、百部等可治结核性胸膜炎

【配方及用法】连翘、百部、鱼腥草各等份。上药共研细粉，过罗，炼蜜为丸（中药制法，即将药物细粉以炼制过的蜂蜜为黏合剂制成可塑性的固体药剂。炼蜜即为熬蜂蜜）。每丸含药粉约4.6克，每次2丸，每天3次，温开水送服。临床治愈（症状消失，X线检查无胸水，血沉正常等）后再巩固治疗2个月。

【荐方人】河北　冯国庆

【出处】《当代中医师灵验奇方真传》

用地蝎虎等可治结核性腹膜炎

【配方及用法】用地蝎虎（又名地出）7个，从肛门把它肚内的东西弄出，放入胡椒一粒，用棉油炸焦，取出晾凉后，研末，开水冲服（寒者以姜为引，其他可选用芦根、串地芦、眉豆蔓、丝瓜络中的一种为引）。每次服7个。

【荐方人】河北　杨何民

【出处】广西医学情报研究所《医学文选》

十枣汤可治结核渗出性胸膜炎

【配方及用法】芫花、甘遂、大戟各等份（总量1~3克），大枣10枚（或30克）。芫花、甘遂、大戟共为末，每次1~3克，每日1次，于清晨空腹时以大枣熬汤调服。下泻后，糜粥自养。一般用药2~3天，检查症状，体征好转，胸水明显吸收，或用药后，下泻稀水便6~7次，失水较重，即可停用。若未达到如期效果则可继续使用，并稍增大剂量，每次最大量不超过3克，总疗程7日，无效者停用。每个病例均进行系统抗结核治疗。

【备注】十枣汤为峻攻逐水之剂，治悬饮、水肿腹胀。方中芫花善攻胸胁水饮，甘遂、大戟善泄脏腑水湿，三药合用，攻下之力更峻，而且均有毒性，故配伍大枣10枚，扶正补脾，益气护胃，缓解诸药之毒，减少反应，以冀攻不伤正。此外，使用十枣汤时应注意要清晨空腹时服，服药后

1 小时左右，一般下泻稀水便 5~7 次，若仅有 1~2 次，则表明剂量太小，次日可稍增加剂量再服 1 次。体弱者少用。而且，此方对干性胸腹炎、脓胸无效。

【验证】治疗患者 20 例，治愈（症状、体征消失，胸水消失）16 例，好转（症状、体征基本消失，胸水明显吸收或仅存少量积液）3 例，无效（症状体征无变化者）1 例。

【荐方人】湖北　涂月生

【出处】《当代中医师灵验奇方真传》

第十四节　蛔虫病、绦虫病、囊虫病

安蛔下虫汤可治蛔虫腹痛

【配方及用法】茵陈（先煎）60 克，槟榔、乌梅各 30 克，木香、枳壳、使君子、苦楝皮、生大黄（后下）各 10 克，花椒 3 克。以水 3 碗，先煎茵陈至 2 碗去渣，纳诸药，煎至 1 碗下大黄，再煎十数沸，放温服用。一般用药 1 剂痛止，再服蛔下。

【功效】本方专治蛔虫所致的腹痛诸症（蛔虫性肠梗阻、胆道蛔虫症等）。

【荐方人】四川　杨忠贵

【出处】《当代中医师灵验奇方真传》

槟榔片、南瓜子等可治绦虫病

【配方及用法】槟榔片 150 克，南瓜子（去皮取仁）125 克，大黄（后下）、枳实各 20 克，贯众 25 克，雷丸（为末冲服）、二丑各 10 克，芜荑 15 克。上药煎煮 30 分钟取汁，煎煮 2 次，共计取汁约 600 毫升。药汁分 2 次服，服完一次过 2 小时后再服第二次。

【功效】方中槟榔、雷丸、贯众、南瓜子、二丑、芜荑杀虫驱虫，麻痹、瓦解虫体，大黄、枳实攻积导滞、泻下驱虫，能使被杀死、麻痹之虫排出体外。如用本方 1 剂不成功者，可过 1 个月以后继续服用本方，身体虚弱者酌情减量。

【验证】用本方治疗绦虫病患者 10 余例，全部 1 剂成功。

【荐方人】黑龙江　潘维信

【出处】《当代中医师灵验奇方真传》

线麻叶蒸鸡蛋可治愈囊虫病

【荐方由来】我的一名至亲，几年前身上一片一片起大包，经医院切片化验，确诊为囊虫病。几年来，四处求医，不见好转。后经一囊虫病重患荐方，采用线麻叶蒸鸡蛋糕食疗法，治愈了他的囊虫病。

【配方及用法】取成熟期的线麻叶子（东北农村种的线麻，也叫麻子、苎麻、苘麻）20~30 个为 1 剂，将麻叶洗净研成细末，每剂打 2 个鸡蛋搅在一起，加入少许水，无盐上锅蒸熟，每早空腹服 1 剂。病史短、轻症患者，百日内可治愈；重患不超过半年。麻叶吃多出现头晕者，可适当减量，此外无其他副作用。

【荐方人】黑龙江　孙学良

姜半夏、雷丸等治囊虫病

【配方及用法】姜半夏、雷丸、陈皮各 9 克，茯苓、白芥子各 12 克，苡米 15 克。上药共研为细末，做成蜜丸，每服 9 克，每天 3 次。疗程 1~5 个月。

【验证】治疗 100 例，痊愈 80 例，好转 19 例，无效 1 例。

【出处】《吉林医药》（1974 年第 2 期）、广西中医学院《广西中医药》增刊（1981 年）

南瓜子仁、槟榔等可治肠内囊虫

【配方及用法】南瓜子仁、槟榔各 100 克，硫酸镁 30 克。上药混合水煎服。服药前的头天晚上宜少吃饭，于次日早晨每隔半小时吃一次药，共吃 2 次，服药 1 小时后，便可将囊虫打出体外。

【出处】《神医奇功秘方录》

用穴位贴敷法治脑囊虫

【配方及方法】砒石（信石、人言、红矾）10 克，巴豆 7 个，斑蝥 3 个，珍珠 1 只（大），轻粉 3 克，银珠 15 克，狼毒 50 克（或蜂蜜适量）。先将斑蝥去头、足、翅；巴豆去皮，焙干研末；砒石、轻粉、银珠研细末；新鲜狼毒捣成泥状。诸药调和捣匀而成糊状即可外敷，分敷于双太阳穴（外眼角斜上方）、印堂穴（双眉中间）、神阙穴（肚脐上）。外敷 3~4 小时，察看皮肤，以出米粒状丘疹为度，然后除去外敷药贴，即可达到治疗效果。

【备注】使用本方药外贴 1 次未愈者可于半个月后再敷贴 1 次。禁忌小米饭、荞面、辛、辣、甜食物、牛羊肉类 1 周以上。皮肤易起水疱、易感染者禁用。敷药用完后深埋土中。

【验证】辽宁高某患有癫痫病多年，反复大发作，每月发作数次。服苯妥英钠等抗癫痫药物无效，后经沈阳医科大学附属医院确诊为脑囊虫病。依据本条方治疗，敷药 1 周后癫痫发作次数明显减少，头痛减轻。故半月后又外敷药贴 1 次，其后癫痫病停发。

【荐方人】山西　孔梦庚

【出处】《亲献中药外治偏方秘方》

西洋参、黄芪等可治囊虫病

【配方及用法】西洋参 30 克，黄芪 60 克，鹿角胶 30 克，三七参 30 克，陈皮 25 克，半夏 20 克，茯苓 30 克，竹茹 20 克，雷丸 70 克，槟榔 90 克，全虫 60 克，三棱 15 克，蓬莪术 15 克，昆布 30 克，海藻 30 克，仙鹤草芽 60 克。上药精工各研细末，过 120 目筛，与黄酒打为丸如绿豆大，晒干装瓶备用。每次 10 克，每日 2 次，饭前开水送下。3 个月为 1 疗程，服 1~2 个疗程后观察其效果。

【备注】寄生虫病，在祖国医学中属"癫痫"的范畴。由于食用附有绦虫卵的未经烧熟的蔬菜、肉类及瓜果，幼虫卵寄生于人体发育为成虫，侵及脑则阻滞脉络，厥气生风，发为抽风，精神失常，继而发生阵发性头痛等；藏于肌肤则发生结节增生；居于眼则致失明。

【验证】本组 100 例中，痊愈（皮下囊虫结节消失，头脑清晰，观察 2

年无复发者）79 例，显效（皮下囊虫结节消失，症状基本消失，偶尔出现短暂的头晕）8 例，有效（皮下囊虫结节减少，或时有头晕、头疼、呕吐，但服药见轻者）11 例，无效（皮下囊虫结节、头疼、呕吐等均无明显好转）2 例。

【荐方人】河南　吴振兴

【出处】《当代中医师灵验奇方真传》

第二章 呼吸系统疾病

第一节 肺气肿、肺痈、硅肺、肺炎

用鸡蛋、鲜姜治肺气肿

【配方及用法】取鸡蛋 1 个打入碗中，鲜姜 1 块（如枣大小）切碎，把鲜姜放在鸡蛋里，再取一小碗凉水一点点倒入，边倒边搅，最后放入锅里蒸成鸡蛋羹食。

【验证】新疆王顺向（修理工）说："我用本条方治好岳父患了好几年的肺气肿病。"

【荐方人】黑龙江 王祉孚

喝醋蛋壳液可治肺气肿

【荐方由来】我 67 岁，患有气管炎、肺气肿病，再就是腿脚麻木，走路不听使唤，医生说我骨质疏松、缺钙，跌倒就有骨折危险。我受《食醋软化的蛋壳是一种难得的钙盐，并可全部被胃肠吸收》一文的启发，用 100 多毫升米醋泡了 10 多个鸡蛋壳（带软膜），每天晚上临睡前都喝上 20 多毫升醋蛋壳液，喝时加温开水适量并饮些茶。结果连服 10 多天我的肺气肿、气管炎哮喘就减轻了，早起咳痰少了，走路时腿也不发颤，头也不发晕，也不张口喘了。

【荐方人】黑龙江 韩玉学

水白梨、薏米等可治肺气肿

【荐方由来】 我的邻居有一位老人，77 岁，患肺气肿，在医院花了 1400 多元钱也没治好。后来用此方治愈，至今已有 2 年未犯病。

【配方及用法】 水白梨 500 克，薏米 50 克，冰糖 30 克，加水一大碗，共煮熟。每天服 1 次，连服 1 个月。

【验证】 安徽余萍，女，公务员。她说："我父亲患有肺气肿哮喘，我用本条方为他治疗 1 个多月，病情就得到了缓解。"

【荐方人】 河南　陆极

用三子猪肺汤治老年肺气肿

【荐方由来】 每年冬春季节，一些老年肺气肿患者的病情就一天天地加重起来，稍一活动就会出现胸闷、憋气、气急、呼吸困难、咳喘等症状。经过打针、吃药治疗后，诸症明显减轻，但稍不注意，又因受凉、劳累而重新发作。这样长期反复发作，不仅影响日常生活，还背上了沉重的思想包袱，认为自己的病没法治了。

近年来，我在临床上采用三子猪肺汤治疗老年性肺气肿，疗效较显著。一般服 1~2 剂后，胸闷、气急、咳喘等症状即可明显减轻，服 3~4 剂后症状基本消失。现介绍如下，患者不妨一试。

【配方及用法】 鲜猪肺 1 个，五味子（捣碎）12 克，葶苈子 12 克，诃子（捣烂）9 克。先将猪肺洗净，切成条状，将以上 3 味中药用干净纱布包好，连同猪肺一起放入砂锅内，加水 600 毫升，用火煎煮。待猪肺熟烂，药液煎至 300 毫升时，取出药包，食猪肺喝汤（吃时不加盐或酱油，可加入适量香油）。1 剂可分 6 次服，每日 3 次，2 日内服完。每次服时都要加温后再服。每周可服 2 剂。如服 2~3 剂后症状未完全消失，可隔几天再服 1~2 剂，一般即可治愈。本方对慢性支气管炎也有较好疗效。

【验证】 广西农宣芝，男，55 岁，工人。他说："我有一次患感冒咳嗽，到药店买伤风胶囊、止咳散等多种药，吃后都无效果，而且咳嗽越来越厉害，右脑部疼痛，连翻身都困难，手也不能上举。当时我很痛苦，到广西某医院拍片检查确诊为支气管炎和肺气肿。因无钱治疗，就回到家按本方自治，几天后症状就全消失了。为了巩固疗效，我又服用 1 个疗程，现在病已完全好了。"

【荐方人】广西　李子云

【出处】《老人报》（1996 年第 10 期）

芦根、僵蚕等可治肺痈

【配方及用法】芦根 20 克，僵蚕 10 克，薄荷 10 克，蝉蜕 5 克，银花 20 克，甘草 10 克。上药煎 15 分钟去渣取汁约 250 毫升，每日 1 剂，分 3 次服。咳嗽吐汁样脓痰者，加桔梗 10 克，黄芩 10 克，冬瓜仁 30 克；病重者每日服 2 剂。

【验证】治疗肺痈 48 例，服药 5 天病情缓解，大部分 10 天治愈。

【荐方人】湖南　宁延尧

【出处】《当代中医师灵验奇方真传》

鱼腥草可治肺痈吐血

【荐方由来】金代名医刘完素，有一次上山采药，冒雨外感，畏寒发热，咳嗽痰多，神疲气促，咽干口渴，渐渐咯出脓血痰。他先用苇茎汤，后又用桔梗汤，均无效验。家人、弟子急得团团转，不知如何是好。

门生中有一易州人，得知张元素来河间采药，便前去求教。张元素弃文习医，在易州一代小有名气。他听说刘完素老先生病重，便前去探望。寒暄之余，张元素从行囊中取出一些草药，交付门生说："此药我已试用多人，颇灵。"说罢便告辞而去。刘完素取过草药嗅了嗅，闻得芳香之气味，误认为三白草对肺痈症药不符，遂弃于一旁，门生劝道："不妨试之。"遂置于瓦罐之中煎煮取汁，端在床前让老师过目。刘完素见药汁状如红茶色，芳香而稍有涩味，极似肉桂之香，暗自思忖："其并非三白草也，不知何药，恐易州当地草药。"就一口气喝了下去。三天后，刘完素气促趋平，咳嗽大减，脓痰已净。他正要派人去请张元素，却见他前来拜访，便问"不知先生用何药，莫非贵地特产？"张元素从药筐中取出一束草药，顿时满屋鱼腥味。他说："此乃蕺菜，气味如鱼腥，故又名鱼腥草，生长于潮湿地，水塘也。采集后阴干，便无鱼腥味。煮后如茶味清香，不知老先生服后是否有此感觉？""嗯。"刘完素连连点头。张元素治好名医刘完素的消息传开，他的名气就大了。

【配方及用法】鱼腥草 50 克，天花粉 30 克，侧柏叶 15 克。将上药加水 600 毫升煎煮 15~20 分钟，撇药汁，温服，再煎再服，日服 2 次。

【功效】鱼腥草味辛性寒，有清热解毒、利尿消肿的功用。《常用药物手册》说："治上呼吸道感染，肺脓疡，尿路炎症及其他部位化脓性炎症。"现代药理研究认为：鱼腥草有抗菌、利尿作用，还有镇痛止血，抑制浆液分泌，促进组织再生等作用。

【出处】《小偏方妙用》

石榴花、夏枯草治肺痈

【配方及用法】白石榴花、夏枯草各 50 克，黄酒少许。白石榴花与夏枯草同煎汤。服时加少许黄酒饮用。

【功效】清肝火，散淤结，消炎。用治肺痈、肺结核。

猪肺萝卜汤清热补肺

【配方及用法】猪肺 1 具（去气管），青萝卜 2 个。洗净，切块，加水共煮熟，分次服食。

【功效】清补肺经，消肿散窟。用治肺脓肿。

【出处】《健康报》

云母、焰硝等可治肺痈

【配方及用法】云母、焰硝、甘草各 128 克，槐枝、桑白皮、柳枝、侧柏叶、橘皮各 64 克，川椒、白芷、没药、赤芍、肉桂、当归、黄芪、血竭、菖蒲、白及、川芎、白薇、木香、防风、厚朴、桔梗、柴胡、党参、苍术、黄芩、龙胆草、合欢皮、乳香、茯苓各 15 克。麻油熬，黄丹收，加松香 32 克搅匀。用时每取适量，贴敷患处，外以纱布盖上，胶布固定。每日换药 1 次。

【功效】清肺、化痰、清痕、排脓、兼以补虚。

【出处】《理瀹骈文》

石上柏、桔梗治硅肺

【配方及用法】石上柏（全草）20克，桔梗15克，鱼腥草12克，生甘草10克。临床应用本方时，可根据病情灵活加减。若气血两虚者，加党参、黄芪各20克；若咳嗽剧烈者，加川贝母、前胡、蝉衣、橘络各10克；若大便秘结者，加生川军（后下）10克。将上药水煎，每日1剂，分3~4次口服。两个月为1个疗程。可连服2~3个疗程，直至症状消失时为止。

【验证】用本方治疗硅肺患者135例，经用药1~2个疗程后，效果显著。个别患者出现一时性头晕加重，但在继续用药中自然消失，不必停药和惊慌。

萝卜三汁治硅肺

【配方及用法】大白萝卜、鲜茅根、荸荠各适量，鸡内金、麻黄、贝母、牛蒡子、桔梗、枳壳、石斛、枇杷叶（随症加减，请教医生）。将鲜萝卜、茅根、荸荠洗净，捣烂取汁，再将鸡内金等八味中药煎汤，然后与三汁混合一起饮用。

【备注】如每日不拘量吃鲜萝卜及鲜荸荠，日久黑痰减少，咳嗽减轻。

【出处】《岭南草药志》

蒲公英等治硅肺

【配方及用法】蒲公英、半枝莲各30克，浙贝母、前胡、麦门冬、制川军、三棱、莪术、路路通各10克，瓜蒌、苏子、青皮、白果、枳壳各12克，鸡内金、杜仲、川续断、山萸肉、枸杞子各15克，生甘草8克。将上药水煎，分早、中、晚3次温服。每日1剂，两个月为1个疗程。

【验证】用本方治疗硅肺患者276例，总有效率为78.62%，其中显效率为52.54%。服药20天左右症状开始好转，尤以胸痛、咳嗽、气喘、咳痰效果比较显著。

栀子、雄黄、黄柏等外敷治肺炎

【配方及用法】①栀子30克，雄黄9克，细辛、没药各15克。②大黄、黄柏、泽兰、侧柏叶、薄荷各等份。上2方均为细末，贮瓶备用。随证选用，每取适量，方①用醋调，方②用茶水调，贴敷于膻中、肺腧（双）穴上，并经常滴醋，保持药层一定湿度，每日换药一次。

【功效】①解毒泻火，活络散寒。②清热泻火，疏风活血。

【出处】《外治汇要》

第二节 咳嗽

用好米醋泡蒜可治伤风

【配方及用法】用9度以上白米醋100毫升，浸泡一头砸碎的蒜瓣（独头蒜更好，可用2~3头），浸泡2小时后，即可饮用泡过蒜的醋液。每次服一满匙，日服3次。每次服后，再服1片扑尔敏。一般1~2次痊愈，较重者服5~6次即见效。

【备注】此方对已引起肺炎或形成慢性支气管炎者，效果不显著。此方可在饭后服用，以减少对胃部的刺激。

【荐方人】辽宁　莫川

用嫩桑叶、陈皮等可治咳嗽

【配方及用法】嫩桑叶、陈皮、杏仁、五味子、当归、云苓、半夏、甘草各6克。上药水煎，分2次服。

【备注】此方妙在一味嫩桑叶。树之有叶，犹人之有肺；人以肺为呼吸，植物则以叶为呼吸；以其叶活肺，实有同声相应、同气相求之妙。

【验证】福建吴鹏飞，男，70岁。他说："我岳母咳嗽已有2个多月了，84岁的老人难忍咳嗽之苦，虽经医院治疗，始终不见好转。后来我用本条方为她治疗，连服5剂见效，现在完全好了，老人家非常高兴。"

【荐方人】江西　刘先启

吃杏仁冰糖能治好剧烈咳嗽

【配方及用法】杏仁 100 克，化猪油 50 克，冰糖 100 克。将杏仁浸泡去皮捣细，在铁锅内加猪油炒成黄色，再加入冰糖，冰糖化完拌匀即起锅。日服 3 次，每次服指头大一块，一般服完 1 剂便愈。

【荐方人】四川　刘方义

【出处】广西科技情报研究所《老病号治病绝招》

用冰糖食醋可治久咳气喘

【荐方由来】我是一名中年职业女性，因体质弱，免疫功能差，1989年秋由感冒引起呼吸道感染，大咳不止，危及生命。后经住院治疗，有些好转，但从此便落下慢性支气管炎的病根，稍遇风寒，便会旧病复发，食不甘味，夜不能寐，痛苦不堪。

去年冬，朋友介绍给我一小偏方，我将信将疑服用 1 个月，病情大有好转，不仅咳嗽减轻了许多，其他病的症状也有较好改善。

【配方及用法】冰糖 500 克，食醋 500 毫升（最好是陈醋或香醋），置砂罐或陶钵内，用文火煎熬至冰糖完全溶化，冷却后装瓶备用。每日早晚各 1 次，1 次 10 毫升，空腹服下。此偏方制作简便，口感良好，效果显著。凡有气喘、咳嗽、痰多等症的朋友均不妨一试。

【荐方人】陈原

用香油煎鸡蛋治咳嗽

【荐方由来】我老伴曾患感冒引起咳嗽，夜不能眠，吃药不见效。后来用香油煎鸡蛋 2 个，煎时加姜末、白糖少许，服用当天即见效，服 2 剂痊愈。

【验证】江苏季选洪，男，71 岁，离休干部。他说："我老伴患重感冒，咳嗽不止，胸闷气短，曾用感冒灵、止咳喘片、急支糖浆治疗，又输液 6 天，仍未见好转，反而咳嗽加重。在没有办法的情况下，我用本条方为她治疗，仅服药 4 剂咳喘就止住了。"

【荐方人】辽宁　刘名成

大柿子也能治咳嗽

【荐方由来】有一年我得了感冒，别的症状全治好了，只剩下咳嗽，药也吃了不少，就是不见好转。一直咳嗽了两年多，每到冬天病情更加厉害。后来，我的一位亲戚来北京出差，知道我的病情后，便告诉我，冬至以后每天早上空腹吃一个大柿子，直到好了为止。于是，我买了5千克大柿子，放到后窗台上，每天晚上拿到室内一个，等到第二天早上吃。说也真灵，5千克大柿子还没有吃完，我的病就痊愈了。几年来一直没有犯过。

【荐方人】刘炳基

【出处】《老年报》（1997年10月2日）

山楂根煎服治急性风寒咳嗽

【配方及用法】山楂根适量。将山楂根洗净，刮去表皮，切成薄片，置锅中用红糖炙炒，每次50克，加水100毫升、生姜3片煎煮15分钟即可服用。

【功效】急、慢性咳嗽均可应用，尤以治急性风寒性咳嗽疗效最佳。

【验证】共治86例，临床治愈74例，好转12例。多数患者服药一次咳嗽即止，无一例失败。

【出处】《湖北中医杂志》（1987年第4期）、《单味中药治病大全》

用生梨川贝冰糖可治愈肺热咳嗽

【荐方由来】据传，清代有一位上京赶考的书生，路过苏州，向名医叶天士求诊。书生诉说："我只是每天口渴，时日已久。"叶天士诊其脉，问其症，劝他不要继续上京赶考了。书生听后，心里惧怕，但应试心切，没有听从叶天士的劝告，继续北上。赶到镇江时，听说金山寺有个老僧医道高明，便去求治。老僧告诉书生，每天以梨为食，口渴吃梨，饿了也吃梨，连续一百天，病症自会消除。书生按老僧的嘱咐去做，果真治好宿疾。书生高中回家途中又去见叶天士，讲了金山寺老僧替他治病的全过程。叶天士觉得老僧的医术比自己高明，就改名换姓，到金山寺拜僧为师。

【配方及用法】生梨1个，川贝母3克，冰糖10克。将梨洗净后连皮切碎，加冰糖炖水服；或用大生梨1个切去皮，挖去，加入川贝母3克盖好，放在碗内隔水蒸1~2小时，吃梨喝汤，每日1个。

【验证】广西关彩文，男，63岁。他说："有一次我感冒咳嗽，到卫生所打针加服止咳糖浆就是不好。后来我用本条方很快就治好了，才花8元钱。"

【出处】《小偏方妙用》

姜汁蜂蜜可治咳嗽

【配方及用法】生姜30~50克，捣烂取汁为1份，再取蜂蜜4份，即为成人一日量。按此比例混匀于碗中，再置锅内隔水蒸热约10分钟，早、晚2次分服。

【荐方人】广东　谢卫

【出处】《新中医》（1987年第2期）

用白矾陈醋大葱敷脚心可治咳嗽

【配方及用法】白矾50克，陈醋30毫升，大葱白（用最下端带须根的，1寸长）3根。将白矾碾成细末；大葱白洗净埋在热灰里烧熟，然后取出捣碎成泥，与白矾粉、陈醋一起拌匀。晚上睡觉前洗脚，擦净后将药按男左女右包在脚心上。用此方轻者1次病除，重者重复3次即愈。

【验证】陕西田万春说："我厂附近老李的女儿患感冒后落下咳嗽症，到市区医院吃药打针20多天毫无效果，痰多，阵发性咳嗽，咳急时连气都喘不出来，脸憋得通红。用本条方连贴3次，咳嗽即止。"

款冬花加糖可治复发性咳嗽

【荐方由来】一妇人有咯血史（支气管扩张症），1972年冬受寒复发性咳嗽，服药日久不效。恐其久咳出血，即购款冬花30克，分成3份，用一份加冰糖2块（10克左右），冲泡开水一大碗（约500毫升），嘱其在1天内服完，第二天即咳止病愈。

【验证】江苏季贤妙，男，50岁。他说："我用本条方治好数十名气管炎咳嗽、顽固性咳嗽患者，均在 3~5 日内见效。"

【出处】《新中医》（1981 年第 3 期）、《中医单药奇效真传》

第三节　气管炎、支气管炎

用白凤仙花猪心治慢性气管炎

【配方及用法】取白凤仙花一大把，用水洗净；用新鲜猪心一个，不要血；把白凤仙花从各条心脏血管中塞进猪心，用筷子捣实，直至装满到血管口，放清水和少量黄酒，盛在砂锅内煮熟。空腹服汤吃猪心，连吃4~5 个即愈。

【荐方人】江苏　蔡峰

【出处】广西科技情报研究所《老病号治病绝招》

腌橘皮生姜当小菜吃治支气管炎

【荐方由来】过去，我同不少老年人一样，一到冬季，由于冷空气刺激鼻腔和咽喉黏膜，常有浓痰咳出，有时支气管炎发作，还伴有咳嗽，无论白天黑夜，都离不开痰盂，形成一个"老毛病"。后来，我除了加强体育锻炼外，每到秋末，便腌制橘皮、生姜当佐餐小菜。这样做以后，有效地起到了止咳和消除咳痰的医疗保健作用，现在痰盂基本上不用了。随着年龄的增大，"老毛病"反而得到了消除，我并没有医治或服什么特效药，主要是橘皮、生姜的"功劳"。

【配方及用法】取新鲜橘皮（干陈的亦可，但用保鲜防腐剂处理过的不宜）洗净，用清水浸泡 1 天左右，或用沸水泡半小时，用手捻几遍，挤干黄色的苦水，再以冷开水洗涤，把水挤干，切成细丝，在阳光下晾晒。同时取鲜生姜（与橘皮等量或 2：1）洗净晾干切成丝，与橘皮丝相混合，然后加食盐和甜豆豉拌匀，装入陶瓷罐或玻璃瓶内筑紧加盖密封，腌制两三天即可食用。在室温 20℃以上，可持续保存 1 个月左右，吃起来气味芳香，辛辣可口，具有开胃、生津、止咳、化痰的作用，既是佐餐佳品，又能发挥医疗保健功能，中老年朋友不妨一试。

【荐方人】杨文俊

用冰糖橘子蒸水喝治支气管炎

【荐方由来】我从小就患有支气管炎，一旦感冒便不停地咳嗽。到了中年这毛病虽然有所好转，但进入老年期，旧病又复发了。有一年秋冬季交替期间，我因感冒引发了支气管炎，咳嗽十分厉害，又打针，又吃药，折腾了20多天，花去医疗费100多元也没治好。

正在这时，我的侄女来看我，她说这个病容易治，她的公公曾得过此病，是喝冰糖和橘子蒸的水治好的。我服用了此水后，果然很有效。

【配方及用法】将橘子放在一个瓦罐里（每次剥2个橘子），放上水和适量的冰糖，用文火隔水蒸。水烧开后，再蒸5分钟左右，连水带橘子肉喝光吃光。每天上午、下午各1次，坚持喝五六天就收效。病情严重的，可以多喝几次。

【荐方人】江西 郭学柱

用黑豆猪腰能治好气管炎干咳

【配方及用法】猪腰子一对，黑豆150克，红枣15克，橘子皮一块，加水2千克，慢火煮3个小时。吃猪腰子、黑豆和枣，分4天吃完，每天吃3次。把猪腰子、黑豆和枣分成12等份，每次吃一份就温热一份，其余的放在阴凉地方，防止变质变味。黑豆须嚼成糊状咽下。

【荐方人】黑龙江 许福连

用砀山酥梨加冰糖可治"老慢支"

【配方及用法】砀山酥梨2千克，去皮后，把梨肉削成小片，加冰糖500克，放在铝盆里，入笼蒸100分钟，即可服用。每日早、晚各1次，8天服完，为1个疗程。疗程之间相隔3天。

【荐方人】安徽 许知谦

用肉桂炖猪肉可治支气管炎

【荐方由来】我长期在农村工作，随着年龄增长，自 1985 年以来，患上了支气管炎，尤其是冬天复发，咳喘不止，曾服用多种西药仍无效果。1990 年听一位 80 岁高龄的老中医介绍，用肉桂炖猪肉食用，治中老年人支气管炎效果好、无痛苦、无副作用，我便照法试用，果然收到了满意的效果。

【配方及用法】肉桂（中药铺有售）20 克，鲜瘦猪肉（忌用种公猪和母猪肉）250 克。先将肉桂煮沸 20 分钟后，再将洗净切成肉片或小方块的猪肉倒入，炖 30 分钟（不加盐和佐料），去掉肉桂皮，分 4 次吃肉喝汤，每天早、晚饭前服用，连服 4 天。

【荐方人】贵州　胡定绥

吃牛羊肉可治气管炎

【荐方由来】从我家的病史看，气管炎似乎有遗传性，我外祖父、母亲、舅父、哥哥、弟弟和我都患有轻重不等的气管炎。我三十几岁开始咳嗽，越来越重，始为感冒，继而咳嗽，嗓子喑哑，非青霉素莫能遏制。往往治好后不多久，第二次又来了，到五十多岁身体日见衰弱。

有两年春节过后倍觉精神清爽，咳嗽极轻。细想只是过年买了不少牛肉，莫非牛肉可以医病？此后便有意吃牛肉，天天吃，顿顿吃，果然病情逐渐减轻。后来又吃羊肉，效果更为明显。

【荐方人】陈永轼

【出处】《老人春秋》（1997 年第 3 期）

冰糖炖草莓可治气管炎干咳

【配方及用法】取草莓 60 克，冰糖 30 克，将草莓洗净，置碗内，加冰糖，放锅内隔水蒸熟。每日吃 3 次，一般 3 天可愈。

【荐方人】安徽　黄布真

贝蒌止咳梨膏糖可治支气管炎

【配方及用法】瓜蒌霜 200 克，百合、杏仁、远志、苏子、芥子、川贝、桑白皮、葶苈子各 50 克，菜子、麦冬、黑虎、蛤蚧各 40 克，冬虫草 30 克，大红枣 20 克。上药共研极细末，先将药用黑砂糖 300 克，饴糖 200 克加入优质蜂蜜 200 克和鲜梨汁 400 克，用文火炖至糖溶化，加入全部药末，调匀，制成每块 9 克重的药膏。每次取 5 块，将其嚼碎用温开水送服，每日早、晚饭后各 1 次。连服 20~40 天可愈。

【功效】本品对急性支气管炎、支气管炎哮喘、支气管扩张并肺气肿等症具有显著疗效。

【备注】服药期间，严禁喝酒、吸烟和吃辛、辣刺激性食物。

【荐方人】江西　华伟东

气管灵丸可治慢性气管炎

【配方及用法】川贝、蒌仁（去油）、黄芪各 25 克，枇杷叶、陈皮、乌梅各 12 克，杏仁（炒）、半夏、桔梗、百部、诃子肉、桑白皮、五味子、麦冬、天门冬、地龙各 9 克，细辛、干姜、莱菔子、枳壳、葶苈子、黄芩、甘草各 6 克。以上药物混合，过 120 目筛粉碎，用干热及射线方法消毒灭菌，制成重 6 克的蜜丸。每日 2 次，每次 2 丸，饭后半小时温开水送服。

【验证】广东林顺余，男，62 岁，乡医。他说："黄坡镇林泽海，63 岁，每年冬天都咳嗽，感冒时加重。在个体诊所前后治疗 1 个月，花去 500 元，用了一些抗生素、激素类药品，病情反而加重。后来我用本条方为他治疗，5 天咳嗽即止，又服药 2 个疗程加以巩固，未再咳嗽，总共花了 60 元钱。"

【荐方人】辽宁　刘志林

【出处】《当代中医师灵验奇方真传》

用鲤鱼炖野兔治支气管炎

【荐方由来】选择大而鲜的鲤鱼 1 条，野兔子 1 只，把鲤鱼的鳞和五脏去掉，扒去野兔的皮并去掉五脏，而后各切成小块，混合放入锅中炖，适当放入调料，熟后可食，吃完为止。经调查，治愈率达 90%。此法不仅可食到味美的鱼肉，还可去掉病根。

(1) 鲤鱼的大小可依野兔来定，基本比例为 1∶1。

(2) 在炖时是否放盐，这要根据个人的口味来定，放盐不可太多。

(3) 对急、慢性气管炎均有治疗效果。

(4) 治疗时，少量喝酒是可以的，切忌过量，不要吸烟。

(5) 一般 1 次为 1 疗程，1 疗程就可以收到较好疗效。

【验证】河北卢培艺，男，57 岁，职工。他说："我于 2000 年患感冒，经医院检查确诊为支气管炎。气候一变冷喉咙就有痒的感觉，用过不少药物也不见好转。后来我用本条方治疗，已彻底治愈。"

【荐方人】河北　新磊

第四节　哮喘、打鼾

用木鳖子、桃仁敷足心治哮喘病

【荐方由来】我父亲患哮喘病 10 余年，中西药吃了不少，但一直无法断根，用此方很快治愈。

【配方及用法】木鳖子、桃仁（炒）、杏仁各 10 克，白胡椒 7 粒，均研成粉末，用鸡蛋清调匀，敷在双脚心 15 小时。人静卧，将两脚平放。一般用药 1 剂即愈。

【验证】山东衣玉德，男，60 岁，农民。他说："我表弟之妻患支气管哮喘多年，不能干活，活动多一点就喘得厉害，在寒冷的冬天更严重，常年靠吃百喘朋来缓解。后来我用本条方为她治好了，现在她身体强壮，并能干些体力活了。"

【荐方人】广西　谭春文

【出处】广西科技情报研究所《老病号治病绝招》

喝蜂蜜治哮喘病

【荐方由来】我哮喘病一犯，咳嗽不止，大口吐痰，吃饭不香，觉睡不好，尤其是一到冬天，我就更不好过了。

听别人说蜂蜜能治好哮喘病，我就抱着试试看的心理，从1994年冬开始，每天早、晚各喝一匙（冲饮）。坚持喝了两年多时间，到去年冬季已基本治好，不再咳嗽，不再大口吐痰，吃饭香了，睡觉也安稳了。

【荐方人】辽宁　梁凤梧

灵芝酒可治慢性支气管炎哮喘

【配方及用法】灵芝10支，好酒500毫升。泡制后放阴处1周即可服用。每次一小盅，最多三料酒即可愈。另外，灵芝还是恢复记忆的良药。

【荐方人】安徽　张守田

用萝卜煮鸡蛋治愈气管炎哮喘病

【荐方由来】我老伴76岁，患气管炎哮喘病20多年，常年服用消炎、镇咳、平喘之类的药物，但效果甚微。1995年8月得一萝卜煮鸡蛋治疗咳喘的方剂，经冬、夏两个季节使用，彻底康复，没有反复。

【配方及用法】冬至时取红萝卜2500克，去头尾洗净，用无油污的刀将萝卜切成半厘米厚的均匀片，再以线穿成串，晾干后存放，夏季用。每次取萝卜干3片，红皮鸡蛋1个，绿豆一小撮，均放入砂锅内，加水煮30分钟至绿豆熟烂。服用时将鸡蛋去皮，连同萝卜、绿豆及汤一起吃下。从初伏第一天开始服用，每日1剂，连续服用至末伏。冬季，也是从冬至时起，用鲜萝卜3片，红皮鸡蛋1个，绿豆一小撮，按上述方法服用，至立春时停服。

【荐方人】辽宁　马玉声

【出处】《晚晴报》（1997年10月4日）

常食橘皮可治哮喘

【荐方由来】我患有支气管炎、肺气肿（轻度）病。一次偶然机会，听朋友介绍常食橘皮可治支气管炎、哮喘等病，用后确有疗效。

【配方及用法】取新鲜橘皮（干陈的亦可）洗净，用清水浸泡 1 天左右，或用沸水浸泡半小时，随后用手挤干黄色的苦水，再以冷开水洗涤挤干，直到没有苦涩味，然后切成细丝，加入少许食盐拌匀（如适当加入鲜姜丝更好），装入罐或瓶中捺实盖紧，腌制 2 天后即可食用。

【荐方人】杨效勤

喝蜂蜡治哮喘病

【配方及用法】蜂蜡、红皮鸡蛋、香油。将蜂蜡 50 克放在锅内，打入鸡蛋（根据自己的饭量能吃几个打几个），蛋熟马上放一勺香油（以防大便干燥），出锅即吃。每早空腹服用。

【备注】服此药方不吃早饭。多喝开水，以免大便干燥。7 天 1 疗程，休息 3 天，再服。

【验证】内蒙古徐荣生，男，75 岁，退休。他说："邻居赵玉兰患哮喘几十年，经多次治疗，并吃了十几剂中药均不见好转。后来我让她用本条方治疗，现在她的哮喘已明显好转了。"

【出处】《老年保健报》

丝瓜藤根炖白母鸡可治支气管哮喘

【配方及用法】成熟的丝瓜藤根 300 克，白母鸡（约 750 克）1 只，白砂糖 300 克。上药加水 700 毫升，放入砂锅里密封，文火炖 2 小时，稍冷后即可食用。每日 1 剂，汤和鸡肉分 2 次食，一般 5 剂后即痊愈。

【验证】治疗支气管哮喘 25 例，其中男 15 例，女 10 例；病程最短者 2 年，最长者 7 年。结果痊愈 18 例，好转 5 例，无效 2 例。

【荐方人】黑龙江　王清贵

【出处】《当代中医师灵验奇方真传》

用蝙蝠酒治支气管哮喘

【配方及用法】用夜蝙蝠 1 个，放火边烤干，轧成细末。用黄酒 2 份、白酒 1 份混合好，再与蝙蝠细末混合服用。一般用药 1 剂即愈。

【备注】夏季服无效，须在冬季服用。酒的用量可根据年龄大小酌情增减，一次服完。

【验证】江苏蒯本贵说："盐场工人杨井宝患支气管哮喘多年，经附近县医院及盐城、连云港和淮阴等多家医院治疗均未见效果。后来我用本条方为他治疗，用药 1 剂症状基本消失。"

【荐方人】河北　李淑君

【出处】广西医学情报研究所《医学文选》

穴位敷药治哮喘

【配方及用法】麻绒、细辛、五味子、桂枝各 3 克。上药为细粉，以姜汁调膏备用。在夏季三伏天，选取定喘、肺俞、膈俞、肾俞穴（双侧穴位，定喘为单侧）同时用药，每伏 1 次。将药膏涂于适当大小的薄膜纸上贴于各穴位，然后用胶布固定。贴药时间以病人自觉局部灼热疼痛为宜。否则局部会起疱而影响下次治疗。如本次疗效不显著，次年可继续治疗。

【验证】本组 20 例，病程 20~30 年。治疗结果：痊愈（咳嗽症状完全消失，或短暂偶发，症状较轻，完全恢复正常生活）5 例，显效（咳嗽症状基本消失，能坚持正常生活）10 例，好转（咳嗽减轻，时有发作尚需一般治疗）5 例。

【荐方人】四川　周清云

【出处】《当代中医师灵验奇方真传》

第三章 消化系统疾病

第一节 消化不良、呃逆（打嗝）

苹果猪肉可治消化不良

【配方及用法】苹果，瘦猪肉。苹果 2 个切块，用两碗水先煮，水沸后加入猪肉 200 克（切片），直煮至猪肉熟透，调味服食，久食有益。

【功效】生津止渴，润肠健胃。治疗肠胃不适及消化不良。

【备注】《滇南本草》云："苹果熬膏名'玉容丹'，通五脏六腑，走十二经络，调营卫而通神明，解温疫而止寒热。"《食疗本草》云："苹果补中焦诸不足气，和脾；卒患食后气不通。"

【验证】钱某，男，76 岁，常食用上方，肠胃通便。

胡萝卜炖羊肉治消化不良

【配方及用法】胡萝卜 6 个，羊肉 250 克，盐少许。炖熟食，后加盐。

【功效】健脾，养胃，温肾。用于畏寒喜暖、消化不良、腹部隐痛、阳痿、口淡无味、小便频数之脾胃虚寒、脾肾阳虚患者，有较好的疗效。

【出处】《健康报》

茶膏糖治消化不良

【配方及用法】红茶 50 克，白砂糖 500 克。红茶加水煎煮。每 20 分钟取煎液 1 次，加水再煎，共取煎液 4 次。合并煎液，再以小火煎煮浓缩，至煎液较浓时，加白砂糖调匀。再煎熬至用铲挑起呈丝状，到粘手时停火，趁热倒在表面涂过食油的大搪瓷盆中，待稍冷，将糖分割成块即可。每饭后含食 1~2 块。

【功效】 清神，化食。用治消化不良、膨闷胀饱、胃痛不适等。

【验证】 用上方治疗 58 例，痊愈 50 例，8 例好转。

橘枣饮治消化不良

【配方及用法】 橘皮 10 克（干品 3 克），大枣 10 枚。先将红枣用锅炒焦，然后同橘皮放于杯中，以沸水冲沏约 10 分钟后可饮。

【功效】 调中，醒胃。饭前饮可治食欲不振，饭后饮可治消化不良。

【出处】《老年报》

山楂丸开胃助消化

【配方及用法】 山楂（山里红）、怀山药各 250 克，白糖 100 克。山药、山楂晒干研末，与白糖混合，炼蜜为丸，每丸 15 克，每日 3 次，温开水送服。

【功效】 补中，化积。用治脾胃虚弱所致的消化不良。

喝醋蛋液可治消化不良病

【荐方由来】 有一天，我和老伴心血来潮，把醋蛋液当保健食品各用了 3 个，万万没有料到，我们老两口的消化功能都大大好起来了。老伴喝醋蛋液前，早上起床即去厕所，但几乎每次都大便失禁。我从小就消化不良，大便也不成形，喝醋蛋液后，我的病也好了。

【荐方人】 贵州 邵立学

威灵仙、丁香等治呃逆

【配方及用法】 威灵仙 15 克，丁香 6 克，柿蒂 20 个，制半夏 15 克，制川朴 15 克，生姜 15 克。病久气虚者加党参 15 克。煎 2 遍和匀，1 日 3 次分服。

【功效】威灵仙去腹内冷滞、心隔痰水，现代药理研究证实对平滑肌有松弛作用，有报道用以治疗各种原因所致的呃逆，疗效显著，故与柿蒂同用降逆止呃。半夏、厚朴化痰除满。丁香、生姜温中下气。

【备注】胃热者忌服。

【验证】袁某，男，75岁。就诊日期：1983年10月12日。因发热入院，热解之后胸满不舒，呃逆频频，纳差乏力。舌苔薄白，脉弱。此中焦虚寒胃气上逆也。予本方3剂胸满呃逆均解，复诊又予3剂，诸证均除。

米醋止呃方

【配方及用法】米醋。呃逆发作时服米醋10~20毫升，一般可立即生效，止后复发再服仍效。

【功效】米醋味酸苦性温，酸主收敛功能散瘀解毒，下气消食。故中焦虚寒胃气上逆之呃逆用之甚佳。

【备注】如肝火犯胃，嘈杂泛酸者，忌之。

【验证】陈某，男，69岁。就诊日期：1975年8月15日。患者胃癌手术后5天，胃纳不振，吃流质饮食，食后胸闷气逆，频频呃逆。舌苔薄白，脉弱。病症乃术后胃气上逆所致。予米醋15毫升频服之，服后呃逆立止。半天后又有呃逆，仍予米醋15毫升，服之又止。

双香、吴茱萸等治呃逆

【配方及用法】丁香、沉香、吴茱萸各15克，生姜汁、葱汁各5毫升。先将前3味药共研细末，加入姜汁、葱汁调匀如软膏状，装瓶备用。用时取药膏适量，敷于脐孔上，外以纱布覆盖，胶布固定。每日换药1次。温胃散寒，降逆止呃。屡用屡验，效佳。

【功效】温胃散寒，降逆止呃。

【出处】《中医外治法奇方妙药》

生赭石、沉香治呃逆

【配方及用法】生赭石30克，沉香、法半夏各15克。上药共研细末，装瓶备用。用时取药末20克，以生姜汁调匀成膏，贴敷中脘、肚脐上，外以纱布盖上，胶布固定。每日换药 1 次。

【功效】降逆止呃。

用口嚼咽红糖法治呃逆

【荐方由来】我去年得一打嗝病（呃逆），到医院治疗几天不见好转。后来友人告诉我一方：在要打嗝时将 50 克红糖分 2 次送入口中嚼碎咽下，停个把小时再吃一次，即可见效。我应用此方后，一天就痊愈了。

【验证】陕西崔惟光，男，76 岁，离休干部。他说："干休所老干部曹某患呃逆 1 周，很严重，我用本条方一次为他治愈。"

【荐方人】河南　水合一

按摩膻中穴治呃逆

【方法】让患者平卧床上，两腿屈曲，腹部放松，以中指点按其膻中穴（两乳头连线中点）。患者当即就会感到舒服，施术不到 2 分钟，便可恢复正常。

【备注】膻中为任脉气会穴，又称上气海，具有宽胸理气、宁心安神之功。近年来，我在农村医疗实践中，按摩膻中穴治疗呃逆症 50 余例，均获速效、显效。

【荐方人】江西　钟久春

第二节　上消化道出血

胃出血用红糖核桃能治好

【荐方由来】我于 1992 年患了胃病，1993 年大便变成黑色，经检查，结论是胃出血。《晚晴报》登载"红糖炒核桃治胃病"，我半信半疑，但又想到此方是营养物质，不治病也能进补，便按此方制作食用。吃到 10 天，大便变成灰色，接着又吃 7 天，大便变成正常的黄色，胃出血停止，胃胀痛也减轻了。5 年多来不断吃过多种药，病也没好，真没想到，吃 17 天红糖炒核桃病就见好了，我非常高兴。

【荐方人】张进镒

【出处】《晚晴报》（1996 年 8 月 7 日）

用当归可止吐血

【荐方由来】凡吐血多者，觅三四两（150～200 克）重大当归一只，全用，切细，取好陈酒一斤（500 毫升），慢火煎至一满碗，以温为妙。候将要吐尚未吐，口中有血含住，取药一口连血咽下，即此一剂而愈，后不再发。每有医家阻云："吐血尚要戒酒，岂可酒煮当归而服？服则血喷不止，如之何？"殊不知当归二字之解：当者，当其时；归者，引血归经也。全用定血。

【荐方人】湖南 莫朝迈

黄土汤可治上消化道出血

【配方及用法】灶心土 30 克，熟附块 6～10 克，炒白术、阿胶（烊化）各 10 克，生地 12 克，黄芩 10 克，海螵蛸 15 克，白及 15 克。呕血加半夏、旋覆花（包）各 10 克，代赭石（先下）15～30 克；气虚甚加党参 10 克，黄芪 15 克；出血多加地榆 15 克，参三七粉（吞服）3 克；有热象去熟附块。每天 1 剂，煎浓汁，分 2～3 次服下。

【验证】治疗 113 例，全部取得止血效果。

【出处】《四川中医》（1987 年第 2 期）、《实用专病专方临床大全》

止血煎可治上消化道出血

【配方及用法】马勃 100 克，大黄 50 克。用水浸泡马勃 2 小时，然后加水 1000 毫升，煎煮至 300 毫升时放入大黄，再煎煮至 200 毫升时倒出药液，用 4 层纱布滤过，加入甘油 15 毫升以延缓鞣酸分解，置冰箱内贮存。分口服和内窥镜下给药两种：口服一次 50 毫升，24 小时后做内窥镜检查，观察止血情况；在内窥镜下，于活检钳孔插入塑料管，将止血煎注于出血病灶处，一次用量 20～40 毫升。

【备注】在内窥镜下喷洒时，最后需用生理盐水 20 毫升冲洗塑料管，可防止药液滴入活检管道，损伤内窥镜。

【出处】《中医杂志》（1989 年第 4 期）、《实用专病专方临床大全》

二乌大黄散治急性肠胃出血

【配方及用法】乌贼骨、乌梅炭、大黄各等份。上药共研细末，日服 3 次，每次 10~20 克；或大黄剂量增加 1~2 倍，开水浸泡后，吞服二乌粉。

【验证】治疗 44 例，其中胃出血 18 例，胃肠出血 10 例，均治愈。追访半年，未见复发。

【出处】《黑龙江中医药》（1993 年第 1 期）、《实用专病专方临床大全》

用酸枣根治胃出血

【荐方由来】四川 81 岁的刘学坤是一名老胃病患者。1995 年 3 月，他的胃又出血，而且大便颜色像墨水似的，吃了近半个月的中西药，仍不见好转。后听人介绍酸枣根（又名酸汤根）能治胃出血，照法服用 3 天便好了。

【配方及用法】将挖来的酸枣根洗净，剖去表面的黑色粗皮，去掉木质部分，烘干切碎，取 30 克，用 400 毫升水煎至约 200 毫升，去渣取汁，降温后喝下。

【荐方人】四川　尹有江

单味大黄治脑溢血合并上消化道出血

【配方及用法】大黄粉（或片）每次 3 克，每日 2~4 次，温开水吞服。

【验证】平均止血时间为 2.1 天，平均用大黄 19.1 克，其疗效可靠，适应证广泛。凡可用内科保守止血者，均可用单味大黄止血（肝硬化食道静脉曲张所致的出血患者除外），对脑血栓形成或脑溢血合并上消化道出血的患者最为适宜。

【出处】《陕西中医》（1983 年第 6 期）、《单味中药治病大全》

四黄汤偏方可治胃轻型出血

【配方及用法】 黄芪15份，黄连9份，生地黄30份，大黄15份。上述四味药研末，过200目筛后混合，分为30克一包，备用。用时取四黄粉30克，加水200毫升，煮沸25分钟，过滤去渣凉服，每天2包，分4次服。

【功效】 四黄汤具有清热凉血、补气活血、化瘀止血的作用。大黄清热下瘀血，黄连、生地凉血止血，黄芪补气摄血。

【备注】 此方对胃出血有疗效，而对食道静脉破裂和胃癌引起的出血无效；对吐400毫升以下出血有效，而对大量的出血无效。

【出处】《偏方治大病》

第三节 胃炎、食管炎

生食大蒜治萎缩性胃炎

【荐方由来】 我患胃病已30余年，胃镜检查诊断为萎缩性胃窦炎（上皮细胞增生），多年来求治于中、西医仍缠绵不愈。最近试食生大蒜两月余，胃病竟获康复。胃胀、胃痛消失，食欲大增，胃镜生化检查均正常，困扰我几十年的胃疾就这样痊愈了。

【方法】 每天晚餐取两瓣生大蒜，去皮洗净捣烂后和着稀饭食下（能生嚼则更好），餐毕漱口及口嚼茶叶，以解除口中异味。

【验证】 云南李家修，男，67岁。他说："我于1984年在昆明陆军43医院经胃镜检查发现患有浅表性萎缩性胃炎，用猴菇菌片、胃复安及中药治疗仍口出腐臭味，胃酸少，胃胀闷，食量少，消化药长年不断。1997年到昆明延安医院检查，萎缩性胃炎依然如故，住院77天花去治疗费18398元，除输爱维治、葡萄糖液外，又用胃复春、藏药仁青芝党、诺迪康复、保安康、天赐康、维霉素等药治疗，但胃里的病状依然不减，每天仅吃二三两饭，稍吃多一口都不行。自1998年8月9日开始用本条方治疗60多天，就使胃病症状大减。之后又加服云南白药胶囊半个月，每日3次，每次3粒。如今食量倍增，一切不适应症状全消，康复如常人。"

【荐方人】金玉华

【出处】《老年报》（1997年7月10日）

服苡仁粉可治慢性萎缩性胃炎

【配方及用法】将薏苡仁洗净晒干，碾成细粉，每次取苡仁粉50克，同粳米100克煮粥，熟后加入饴糖30克，每天2次。

【备注】薏苡仁健脾、补肺、利尿、清热、排脓，饴糖益气补中、缓急止痛，两药合用，药性缓和，味甘而无毒性，又是一种清补健胃的食品。慢性萎缩性胃炎，属虚、寒、热者，均可服用。

【验证】广西韦保凡，男，68岁。他说："村民韦建章患胃痛有10余年，经医院检查为萎缩性胃炎，长期服用胃药，疗效不明显，花药费很多。后来我用本条方为他治疗，收到了明显的效果，并且花钱不多。"

【出处】《中医药奇效180招》

愈胃汤可治萎缩性胃炎

【配方及用法】丹参30克，白芍50克，龙葵50克，拔葜30克，炙甘草5克，细辛3克，砂仁（后下）3克，制乳香3克，失笑散（包）18克。水煎服，每日1剂。胃脘痛甚者加服三七片，每天3次，每次5片；腹胀甚者加陈皮、厚朴、大腹皮等；纳食呆滞者加楂曲、蔻仁等；嗳气频作者加沉香粉、制半夏、枸杞等；嘈杂口干者加煅瓦楞、乌梅等。

【验证】共治疗41例，临床痊愈11例，21例显效，9例改善。

【出处】《云南中医杂志》（1986年7月第1期）、《实用专病专方临床大全》

服三七治浅表性胃炎

【荐方由来】我1949年便得了浅表性胃炎，经常处于烧心、反酸、胃痛状态，稍不注意，如多吃或受冻即大痛。我也服过不少中、西药，有的药刚开始还能管用，时间一长就无效了。

1988 年退休后听人介绍，胃病可服用三七（中药）治疗。于是，我买来了 150 克三七碾成粉末，每次服半汤匙，每天 3 次，用温开水送服，1 周后出现奇效：胃口渐开、胃痛消失，继续服完药，至今病未复发。患有此病的人不妨一试。

【备注】 正在胃出血的人不宜服用。

【荐方人】 戴一鸣

用肉苁蓉治慢性浅表性胃炎

【荐方由来】 张某，52 岁。纳少不知饥多年，时感脘部灼热痛，不吐酸，不嗳气。数月前经胃镜检查是慢性浅表性胃炎。用中西药治疗，初期症状有好转，后效果不显。形瘦色悴，脘部按之稍痛，脉弦数，苔薄白，舌质红微干，辨证为水亏火旺，肝气犯胃，治宜崇本抑末。遂取肉苁蓉若干，洗净、晒干为末，每次服 5 克，1 日 3 次。服用 500 克后，食欲大振，脘部灼痛已除，并告意外收获，10 余年阳痿已愈。遂投原方 500 克，如前法，再服 1 个月，巩固疗效。

【验证】 河北郝占魁，说："村民陈某患浅表性胃炎，到处医治，疼痛难忍，一年多的时间不能正常吃饭，体重下降，花许多钱也不见效。后来用本条方经过 20 天的治疗，病症已基本根除。"

【出处】 《中医杂志》（1989 年第 6 期）、《中医单药奇效真传》

服蜂巢治慢性胃炎

【荐方由来】 我是离休教师，70 岁，患慢性胃炎达 20 年之久，中西药长期服用无效。可是仅服用蜂巢 2 个疗程（20 天）就治好了，未再复发。将此方介绍给邻居，也收到满意的效果。在此献出来，供胃炎患者试用。

【配方及用法】 每次取蜂巢 5 克，放在嘴里慢慢细嚼，然后咽下，每天 2~3 次，空腹服最好；或者将蜂巢放在热锅中与一个鸡蛋一块炒熟吃。

【备注】 凡养蜂者都有蜂巢，各地都可买到。

【验证】 新疆陈雨秋，男，61 岁，教师。他说："我患慢性胃炎，上腹部不适，进食后加重；嗳气、恶心、食欲不振，在连队卫生室及团医院多次治疗不见好转。带过 2 个 505 神功元气袋，服用 4 盒旺胃宝，花去 200 多元还是好了又犯，后来，我用本条方治疗，仅花 15 元钱，服经 40 天，一切症状消失，至今未犯。"

【荐方人】河南 胡彦居

用苍术、人参等治愈胃病

【荐方由来】我患慢性胃炎多年，食欲不振，身体消瘦，后经人介绍用下方治疗：苍术4克，人参4克，半夏4克，茯苓4克，大枣2克，陈皮2克，甘草1克，生姜0.5克，将以上生药混合研碎，用开水冲服，每次服5克，每天2次。服药2周后，胃病就好了。

【荐方人】福建 刘兆福

【出处】广西科技情报研究所《老病号治病绝招》

用蒲公英治疗慢性胃炎

【配方及用法】蒲公英（全草）25克，白及10克。水煎2次混合，分早、中、晚3次饭后服。

【验证】湖北余国富，男，干部。他说："我患浅表性胃炎，胃部很不舒服，疼痛，而且饭量减少。用西药洛赛克治疗2个疗程，疼痛缓解，但是没有过多长时间，胃部疼痛又恢复到治疗前的状态。后来我用本条方治疗，现在胃痛基本消失了，而且饭量也正常了。"

【荐方人】黑龙江 牟井有

【出处】《当代中医师灵验奇方真传》

用痢特灵甘油治食管炎

【配方及用法】痢特灵、甘油。将痢特灵片剂0.1~0.15克磨成粉状，加在100毫升甘油中调匀，于饭前将5毫升药油含于口中，徐徐咽下，饭后再将余下的5毫升按同样方法咽下。每日4次，分别于早、中、晚和睡前服用，直至临床症状消失。一般15天为1疗程。若为反流性食管炎应同时加用胃复安10毫克，每日4次，口服。

【验证】经江苏常州市第二医院内科临床观察，用药最短3天，最长15天见效。经第一疗程治疗全部有效。

【出处】《实用西医验方》

第四节 胃脘痛、胃寒痛

用胃寒散治胃脘痛

【配方及用法】 附子 6 克，肉桂 4 克，干姜 10 克，苍术 10 克，厚朴 6 克，白芍 15 克，红花 10 克，元胡 12 克，枳壳 10 克，米壳 4 克，吴茱萸 10 克，黄芪 12 克。上述生药研细，过 100 目罗成粉，装包，每包 4 克，每次服 1 包，每天服 2 次。

【验证】 乔某，女，干部，1980 年 6 月初诊。该患者胃脘疼痛 10 余年，反复发作，时轻时重，痛时放射背部，遇冷加重，有时感到冷气撞心，嗳气吞酸，纳呆少食。经过地区医院钡餐造影发现有 1.5 厘米×2.1 厘米的龛影。胃镜检查，胃底可见 1.4 厘米×2.3 厘米的溃疡，底白薄，边缘潮红，诊断为胃溃疡（活动期）。口服胃寒散 23 包疼痛减轻，未有大发作，食欲增加。连服一个半月，造影复查，钡餐造影龛影消失。

用黄芩莱菔汤治胃脘痛

【配方及用法】 黄芩、炒莱菔子（杵）、姜半夏、陈皮、土炒白术、炙甘草、柴胡各 10 克，党参、茯苓各 15 克，水煎服。酸水过多加煅瓦楞子 10 克，白芍 15 克；苦水过多加生军 6 克；清水、甜水多者加鲜生姜 10 克，大枣 7 枚；兼有轻度溃疡者加白及 20 克，乌贼骨 10 克（杵）。临床症状缓解改服胃酶素善后。

【验证】 治疗 100 例，其中痊愈 84 例，好转 16 例。

【出处】 《江苏中医》（1991 年第 7 期）、《实用专病专方临床大全》

用三棱、莪术等治胃脘痛

【配方及用法】 三棱 6 克，莪术 6 克，血竭 9 克，姜黄 6 克，灵脂 9 克，蒲黄 6 克，安息香 4.5 克，檀香 4.5 克，沉香 4.5 克，广木香 6 克，鸡内金 9 克，丁香 4.5 克，吴萸 9 克，乳香 6 克，没药 6 克，川朴 9 克，元胡 9 克，砂仁 4.5 克，草果仁 4.5 克，香附 9 克，青皮 6 克，肉蔻 1.5 克，海螵蛸 12 克，神曲 9 克，小茴 6 克，甘松 6 克，共为末。每日 3 次，每次 4.5 克，每隔 4 小时服 1 次，温开水送服。

【荐方人】广西壮族自治区 李兆祥

【出处】广西医学情报研究所《医学文选》

单药郁金治胃脘痛

【配方及用法】郁金 30 克。将郁金研极细粉末，贮入瓶中，密封备用。用时取药末 6 克，以水调成糊状，涂于患者脐窝内，外以纱布覆盖，胶布固定。每天换药 1 次。

【功效】本方适于肝气犯胃型胃痛。胃脘胀闷，脘痛连胁，嗳气频繁，大便不畅症状者正好对症，用之收效甚佳。

【出处】《敷脐妙法治百病》

用牵牛子、硫黄等治胃脘痛

【配方及用法】牵牛子（黑丑、白丑）120 克，硫黄 60 克。牵牛子半生半炒。用大红萝卜 1 个，挖空放入硫黄，然后用挖掉的萝卜片封闭，用麻线缠好，放入砂锅内加水煮 2 小时取出，将硫黄倾出弃去，萝卜晒干，与牵牛子共研细末，和水为丸，或用糯米糊为丸。每日早、晚各服 1 次，每次 6~10 克，淡盐汤送下。

【验证】辽宁王安才，男，53 岁，农民。他说："我用此方治愈了张祺的胃脘痛症。"

巧食鱼法治胃寒痛

【配方及用法】取鲜鲫鱼一条（约 250 克）去鳞、鳃及内脏，洗净，生姜 30 克洗净切片，橘皮 10 克，胡椒 3 克，共包扎在纱布内填入鲫鱼肚里，加水适量，文火煨熟，加食盐少许，空腹时吃鱼喝汤。

【验证】上海钱一飞，男，68 岁，退休。他说："四川张忠成患有十几年的胃病寒痛，我用本条方为他治愈，未再复发。"

【荐方人】江西 钟久春

茶叶生姜治胃寒痛

【配方及用法】茶叶50克，生姜20克，水煎服。每日2次，2天为1疗程。

【功效】此方有温中散寒、理气止痛之功效，适用于胃脘隐隐作痛、喜按，得暖则舒，胃部有冷感，四肢不温，大便溏薄，脉细、苔白、舌淡等症状的胃寒痛患者。

【荐方人】樊常宝

野兔耳烤焦治胃寒痛

【配方及用法】两个野兔耳朵，瓦片上烤焦，200毫升黄酒送服，一次治愈。此方专治因生气、着凉等引起的胃病。

【荐方人】河北 赵淑格

第五节 胃及十二指肠溃疡

鸡蛋壳乌贼粉可治胃及十二指肠溃疡

【配方及用法】鸡蛋壳2份，乌贼骨1份，微火烘干研细，过细粉筛，装瓶备用。每次服1匙，每天服2次，以温开水送服。

【验证】广西沈宣耀，男，医生。他说："患者吕禾民，69岁，患胃溃疡，疼痛泛酸纳食少，用本条方治疗10天后，胃痛减轻，酸水消失，能进食一碗饭。又继续服药10天，胃痛基本消失。"

【荐方人】浙江 郭振东

【出处】《农家科技》（1997年第7期）

黄老母鸡、大茴香等可治严重胃溃疡

【荐方由来】我于1954年患了胃病，经医院检查为胃溃疡。到1966年发展更为严重，经多方治疗效果不佳。后来得一个偏方，我食用4次（1只鸡为1次）就痊愈了，30年来未犯过。另外，患有此症的10多人用了此方效果都很好。

【配方及用法】黄老母鸡1只，大茴香、小茴香、黄蜡各100克，青盐适量。鸡收拾好后，整鸡和其他配料一起放入砂锅煮。注意：黄蜡待鸡熟了再放入，以防煮老了失效。汤里的鸡油和黄蜡凝固在一起时，把锅中物分成5份，下细面条吃。最好晚饭吃，5天吃完。冬季服用为佳（鸡肉不能扔，食之有益）。

【荐方人】河南　刘长庚

【出处】《老人春秋》（1997年第7期）

用母鸡加辣椒煮着吃治胃病

【配方及用法】肥母鸡1只（2年以上），辣椒数个（患者年龄大多加几个，年龄小少加几个）。杀鸡剖去五脏，装入辣椒一起放在锅内煮，添水以淹没鸡身为度，煮烂即可。一天内分3次吃完（汤也喝），勿受凉，服后少时卧床休息。

【验证】新疆刘国兰，1971年患胃病，1973年诊断为十二指肠溃疡，每逢凉饿就痛，夏轻冬重，多年来一直未治好。后来用本条方治疗，1剂即愈。

【荐方人】河南　陈双喜

鲶鱼治十二指肠溃疡

【配方及用法】0.5千克左右鲶鱼1条，白糖0.5千克。将鲶鱼切段盛入红瓦盆内，加入白糖搅拌均匀，然后连盆放入笼中蒸熟即可。此方多在天气凉时使用，一次吃不完的，可食用多次，也可在夏季存放于冰箱中多次食用。

【验证】此方治愈过50多人，最多者吃3条鲶鱼。

【荐方人】 河南 崇立

三七、乌贼骨等可治胃及十二指肠溃疡

【配方及用法】三七、乌贼骨、墨鱼、佛手、川楝子、玄胡、黄连、白及、甘草、川贝各 30 克，郁金、砂仁、广木香各 15 克，丁香 10 克，生白芍 50 克，鸡蛋壳 40 克，共研末过筛，装瓶备用。每日早、中、晚各服药 3 克，开水冲服。15 天为 1 疗程，一般经 2~4 个疗程可愈。服药期间忌饮烈酒和食用辛辣刺激物。

【荐方人】 四川 唐术耘

猪板油、老姜等可治胃及十二指肠溃疡

【配方及用法】猪板油、老姜、红枣、白糖各 500 克。将猪板油煎化（不用捞渣），老姜（去皮捣碎）、红枣（去核）、白糖三样一起下入煎化了的猪油内拌匀（呈糊状），存入在瓦罐内。每餐一汤匙，放入热饭内溶化后吃下，天天坚持，吃完为止。如 1 剂用完后，病者身体开始胖了，说明有效，可再吃 1 剂，病可根除。

【荐方人】 广东 张霸

煎甘草加蜂蜜治胃及十二指肠溃疡

【荐方由来】我老伴患多年的胃溃疡和十二指肠溃疡病，前几年犯病痛得较轻，近来犯病较重，疼痛难忍，胃药没少用，可都无济于事，后来用此方治愈。

【配方及用法】甘草 250 克，纯蜂蜜 500 克。将甘草放入药壶或不带油的铝锅熬 3 次后，放入碗内。服前先将熬好的甘草药水 3 汤匙放在杯里，然后再放入 20 汤匙蜂蜜，搅拌均匀，每天分 2 次空腹服完。服药后，大便次数增加，并逐渐变稀，如便有脓血似的物质，一般服 1 周可愈，病久又重的胃病需要 2 周痊愈。

【备注】1 个月内每餐必须吃软食物。

【荐方人】 辽宁 关至元

用黄芪、白及等治疗胃溃疡

【配方及用法】黄芪、白及、三七各 60 克，没药、硼砂、重楼各 30 克，象皮、血竭各 15 克。将药物烘干，研成细末，过筛，每包 12 克。加水适量煮成稀糊状，饭前空腹服，每日早晚各服 1 包，20 天为 1 疗程。

【备注】服药后，胃溃疡患者采取左侧卧位休息 20~30 分钟，十二指肠溃疡患者采取右侧卧位休息 20~30 分钟，以利药物充分敷于溃疡面，起到局部保护作用，余药又被消化吸收，发挥内治作用。此外，服药期间，严禁食荤油及生冷、刺激性食物。

【荐方人】江西　华勇继

【出处】《农村百事通》（1997 年第 9 期）

第六节　胃下垂、胃结石

蓖麻子、五倍子等可治胃下垂

【配方及用法】蓖麻子仁 10 克，五倍子 5 克，共捣烂如泥成膏，备用。取本膏适量敷于脐中，外加关节镇痛膏 6~8 贴固定，每日早、中、晚各热敷 1 次。一般 4 天取下，以连敷 6 次为度。

【备注】采用此法时，以气温不超过 20℃疗效较好。吐血者忌用。

【验证】新疆朱义臣，男，72 岁，离休。他说："我患有胃下垂，经常胃痛胃胀，吃饭后胃部有下垂感，有时消化不良，大便次数增多。用本条方治疗 10 个疗程；1 个月后去医院复查胃部已上升，以上症状也都消失了。"

【出处】《中医杂志》（1986 年）、《中药鼻脐疗法》

枳实、葛根等可治胃下垂

【配方及用法】炒枳实 15 克，煨葛根 12 克，炙黄芪 120 克，防风 3

克，炒白术 9 克，山萸萸 15 克。水煎服，每日 1 剂。病重加柴胡 6 克，升麻 6 克；脾胃泄泻加煨肉蔻 6 克，罂粟壳 6 克；便秘加肉苁蓉 15 克；兼脾胃不和者加木香 6 克，砂仁 9 克，鸡内金 9 克；兼脾胃虚寒者加炮姜 9 克，川附子 12 克；肝脾不和者枳实 3 倍于白术，柴胡改为 9 克，加麦芽 15 克。

【验证】治疗 30 例，痊愈 23 例，基本痊愈 4 例，显效 3 例。

【出处】《山东中医杂志》（1985 年第 3 期）、《实用专病专方临床大全》

黄芪、焦术可治胃下垂

【配方及用法】黄芪 31 克，焦术 9 克，川朴 6 克，枳壳 1.5 克，草果仁 6 克，大腹 9 克，广木香 1.5 克，党参 9 克，肉蔻 9 克，砂仁 1.5 克，干姜 1.5 克，升麻 3 克。有炎者加半夏、陈皮，恶心呕吐者加藿香，小腹寒者加艾叶、小茴香，消化不良者加鸡内金。水煎温服，轻者 3 剂，重者 5 剂收效。

【荐方人】广东 韩剑

猪肚、白术可治胃下垂

【配方及用法】选新鲜猪肚 1 个，洗净。另取白术片 250 克，用水浸透。将白术塞入猪肚，两端用线扎紧，放入大瓦罐内，加水令满。置火上煮 1 天，煮时注意经常搅动，以避免猪肚粘在罐底。煮好后将猪肚内白术取出晒干，焙枯，研成极细末。每次服 3 克，每日 3 次，空腹时用米汤或开水送下。5 剂为 1 疗程，重症者连用 3 个疗程。

【荐方人】湖北 李萍

苍术、川朴等可治胃结石

【配方及用法】苍术 12 克，川朴 15 克，神曲 30 克，香附 25 克，川芎 10 克，栀子 10 克，莪术 20 克，大黄（后下）15 克，枳实 15 克，鸡内金 10 克，莱菔子 20 克。上药煎 20 分钟取汁约 250 毫升，加水再煎，取汁约 200 毫升，两次汁混分 3 次服，日服 3 次。疼痛者加玄胡 15 克，川楝子 12 克；泛吐酸水者加浙贝 10 克，海螵蛸 30 克；痞闷者加槟榔 15 克；体虚者加党参 15 克。

【验证】治疗 8 例，临床症状均除，钡餐复查结石影均消失，服药最多者 15 剂，最少者 4 剂，平均服药 7 剂。

【荐方人】山东　秦修成

【出处】《当代中医师灵验奇方真传》

棱莪化积汤治胃柿石

【配方及用法】三棱、莪术、枳实、青皮、陈皮、山楂、神曲、麦芽、砂仁、木香、槟榔、鸡内金、瓦楞子各 9 克。每天 1 剂，水煎，分 2~3 次服。

【验证】此方治疗胃柿石 10 例，均获痊愈。

【出处】《陕西中医》（1986 年第 7 期）、《单方偏方精选》

用党参、当归等治疗胃柿石

【配方及用法】党参 15 克，当归 9 克，干姜 6 克，制附子 6 克，炙甘草 6 克，大黄 9 克，川朴 12 克，枳实 9 克，桃仁 9 克，鸡内金 9 克，建曲 9 克，丁香 2 克，煅牡蛎（先煎）30 克，芒硝（冲）10 克。用开水煎服，每日早、晚各 1 次。同时用鸡内金 15 克，焦山楂 30 克，桃仁 12 克，冲红糖不拘时服。

【荐方人】甘肃　王建德

【出处】《当代中医师灵验奇方真传》

鸡内金、白术等可治胃石症

【配方及用法】鸡内金（研细末冲服）30 克，白术 15 克，三棱 10 克，莪术 10 克，焦山楂 20 克，炒莱菔子 20 克，焦槟榔 10 克，青陈皮各 10 克，枳壳 10 克。水煎服，每日 1 剂，早晨空腹一次服下。

【荐方人】河北　傅贵余

【出处】《当代中医师灵验奇方真传》

用广木香、砂仁等治愈巨大胃结石

【配方及用法】广木香 10 克，砂仁（后下）5 克，制军（后下）10 克，枳实 10 克，川朴 10 克，芒硝（冲）10 克，炒白芍 30 克，鸡内金 10 克，炙甘草 10 克。每日 1 剂，水煎服。服完 3 剂后大便溏泄；第四天夜间突发剧烈腹痛，大便不通，历时数分钟后便意陡增，临厕一挣，泻下一物，顿觉满腹轻松，余证亦愈，第 7 天胃镜检查发现胃石消失。

【荐方人】田耀洲

【出处】《江苏中医》（1995 年第 4 期）

第七节 胃肠炎、胃肠紊乱

龙眼核治急性胃肠炎

【配方及用法】龙眼核（即桂圆核）适量。将龙眼核焙干研成细粉。每次 25 克，每日 2 次，白开水送服。

【功效】补脾和胃。治急性胃肠炎。

番泻叶可治胃肠功能紊乱

【配方及用法】取番泻叶 10~20 克，放入茶缸或茶壶内，沸水浸泡 15 分钟左右后代茶饮。一般用药 2~3 小时后，腹胀消失，大便通畅。

【功效】番泻叶具有泻热消积、导滞通便、行气健胃、促进消化等作用。用之浸泡代茶饮，服用方便，无副作用。

【荐方人】山东 梁兆松

陈皮、赤芍等可治肠炎

【荐方由来】我于 1981 年患肠炎，久治不愈，转为慢性肠炎，后来友人给我介绍一方，服用 3 剂痊愈。

【配方及用法】陈皮、赤芍、红花、米壳（罂粟壳）各 15 克，水煎服。服药时忌吃肉类。

【验证】河南张某，65 岁，患慢性肠炎 3 年多，多方治疗无效，用此方 5 剂治愈。

【荐方人】河南　王樵月

枣树皮红糖汤治肠胃炎

【配方及用法】枣树皮 20 克，红糖 15 克。水煎去渣，加红糖调服，每日 1 次。

【功效】消炎，止泻，固肠。用治肠胃炎、下痢腹痛、胃痛。

【验证】赵某，男，50 岁，经医院检查患肠胃炎，用上方 5 日好转，10 日即愈。

梅连平胃汤治胃肠炎

【配方及用法】乌梅 15 克、黄连 10 克、秦皮 30 克、苍术 10 克、厚朴 10 克、陈皮 10 克、炙甘草 5 克、生姜 10 克、大枣 5 枚。泄泻次数多，日久不减者加罂粟壳 10 克同煎。每天 1 剂煎 2 遍和匀，日 3 次分服。

【功效】乌梅收敛涩肠；黄连、秦皮清热燥湿；苍术健脾胃、厚朴导滞、消除胀满；陈皮理气和中；炙甘草、姜、枣调和脾胃，本方苦寒清热燥湿，芳香理气健脾同用，故肠炎久延，脾虚而湿热留恋者宜之。

【备注】脾胃虚寒者不宜用此。

第八节　腹泻、呕吐

野鸡肉馅馄饨治泄泻

【配方及用法】野鸡肉、葱、姜、花椒粉、盐、面粉各适量，怀山药 50 克。野鸡肉剁成肉泥，放入葱姜末、花椒粉及盐，搅拌匀，成馄饨馅。

面粉加水和面拼成馄饨皮，包馅备用。锅内水中加怀山药煮沸 5~10 分钟，下馄饨煮熟。食用。

【功效】补益脾胃。治疗脾胃气虚而致的泄泻。

【备注】不宜与核桃、木耳同食。

秫米枣丸治腹痛腹泻

【配方及用法】红高粱米 120 克，黑豆 60 克，大枣 30 克，神曲 40 克。大枣煮熟去核，其他三味研成细粉，加适量枣与汤调和，捏成饼，蒸熟，焙干，轧成细粉，置砂锅内炒成黄黑色，用蜂蜜少许调捏成丸，每丸 8 克。晚饭后服 4 丸，白水送下。

【功效】红高粱味甘涩，温中，燥湿，收敛；黑豆除热下瘀，解毒止痛；大枣健脾和胃，止泻安神；神曲则有健脾进食之功。配伍对治疗腹痛腹泻或胃气不和刺痛吐酸有较好疗效。

用榛子仁治大便稀溏

【荐方由来】我老伴大便稀溏，从不成形，每天最多便 6 次，历时将近 20 年，天天如此。检验大便常规正常，其他脏腑也无病变。常服归脾丸、健脾丸、补脾益肠丸、肠炎灵、易蒙停等药，仍不能根治。最近我从书中得一偏方，采用榛子仁治好了此病。

【配方及用法】将榛子仁（大个质优）炒焦黄，研面，每次一汤匙，每日早、晚各 1 次，空腹以红枣汤送下。我老伴服到第四天，奇迹出现了，一天大便一次，而且成形，肠胃也不胀不响了。又连服 10 天，大便完全恢复正常，精神也不疲乏了。

【荐方人】李莫川

【出处】《晚晴报》（1996 年 12 月 14 日）

用大米、茶叶治腹泻

【配方及用法】取大米 30 克，茶叶 10 克，先将大米入锅炒黄，再加入茶叶共炒至黄黑色，加水 250 毫升沸煮 5 分钟，温后滤渣，一次服饮煎液。

【荐方人】 四川 唐德文
【出处】 广西科技情报研究所《老病号治病绝招》

炮姜粥治腹泻

【配方及用法】炮姜 6 克,白术 15 克,花椒和大料少许,糯米 30 克。前四味共装在纱布包里,先煮 20 分钟,然后下糯米煮作粥。每日分 3 次服食,连服 1~2 周。

【功效】用于因受寒湿而引致的腹泻,症见大便清稀如水、脘腹胀满、四肢无力。

【验证】《老年报》介绍,效果颇佳。

焦黄米糕治腹泻

【配方及用法】黄米。将黄米碾成面,按常法蒸成黄米糕,晾凉,切成一指厚的薄片,放在将尽的灰火中煨焦黄,取出研面。每日 2 次,每次 15 克,开水送下,连服 2~3 日有效。

【功效】对肠胃功能薄弱、饮食稍有不当即致腹痛作泻的患者有较好的疗效。

【备注】消化不良者应少食黄米糕或以不食为佳。因为糕性黏腻,难于消化,多吃可致腹泻。

焦米粥益脾胃止腹泻

【配方及用法】白粳米 100 克。将米炒焦,加水煮作粥。可任意食用。

【功效】用治脾虚腹泻,水泻或稀便日达数次且不思饮食。

【备注】白粳米饭锅粑(焦饭)再炒成炭,研细,每服 5 克,温水送服,亦有上述功效。

【出处】《家庭医学》

山药糯米粥治慢性腹泻

【配方及用法】山药 30 克,糯米 30 克,大枣 10 枚,薏苡仁 2 克,干姜 3 片,红糖 15 克。按常法共同作粥。每日分 3 次服下,连续服用半月至愈。

【功效】补益脾胃。用治脾胃虚弱引起的慢性腹泻，症见久泻不愈、时发时止、大便溏稀、四肢乏力。

莱菔子山楂粥治急性腹泻

【配方及用法】莱菔子15克，山楂20克，生姜3片，红糖15克，大米250克。先将莱菔子、山楂、姜片加水适量煎煮40分钟，去渣取其汁液，放入淘洗净的大米煮作粥，临熟时下红糖调味。1天内分3次服下，可连服5天。

【功效】用治因饮食不节所致的急性腹泻。

烤馒头治胃酸腹泻

【配方及用法】馒头1个。将馒头置于烤架上，放在炉上慢烤，烤至焦黄色，只吃馒头的焦外皮。早晚各吃1次。

【功效】用治胃酸多、消化不良的腹泻。其道理和某些胃肠道疾病患者服用活性炭相同。

【验证】《家庭保健》杂志介绍疗效理想。

豆腐皮也能治腹泻

【配方及用法】豆腐皮摊平，撒上红糖，然后把豆腐皮卷成一个卷，放在锅中帘上蒸干（吃者极其费力），连吃2天泻止康复。随后再续吃6天加以巩固，永不复发。

【荐方人】黑龙江　高洪川

破故纸、吴萸等可治五更泻

【配方及用法】破故纸（又名补骨脂）6克，吴萸9克，肉豆蔻6克，五味子9克，党参18克，白术24克，干姜5克，附子5克，茯苓18克，枸杞12克，茯神15克，赤石脂30克。生姜5片，大枣7枚为引，水煎服，每日1剂。

【荐方人】河南　陈居常

【出处】《老人春秋》（1999 年第 2 期）

用薏苡仁米煮锅巴可治五更泻

【配方及用法】薏苡仁米、饭锅巴（以焦黄黑色为佳）各 60 克。上药加清水适量，放入锅内同煮，待苡仁米煮烂成稀粥服用，每日 3 次，连服 1~2 次。

【备注】用量可按患者食量大小酌情增减；煮时不放油盐；用药者忌荤腥、油腻、黏食 1 个月。

【验证】河南李树彬，男，74 岁，离休。他说："本人患腹泻，用本条方治疗，连服 3 天，大便成形痊愈，仅花 2 元钱。"

【荐方人】江苏　薛其祚

【出处】《当代中医师灵验奇方真传》

一针止吐绝招

【方法】有些病人经常恶性呕吐，汤药无法进口，这是令人很伤脑筋的问题。此时给病人耳朵上的耳中穴做常规消毒后扎上一针，能使呕吐立止，汤药可进。在没有针的场合，用大拇指与食指相对夹耳中穴，同样有止吐效果。耳中穴在耳轮向内转的终端脚上。

【验证】福建纪儒，男，27 岁。他说："我母亲身体一直不好，前几天偶遇风寒，呕吐不止，吃不好睡不香，属植物性神经紊乱，经我用本条方治疗 2 次就不吐了，又能干家务活了。"

第九节　水臌腹胀（腹水症）

巴豆、小枣等可治腹水症

【配方及用法】巴豆 2 个，小枣 2 个，黑胡椒 7 个，绿豆 7 个。巴豆去皮去油，胡椒、绿豆用砂锅炒成黄色为末，小枣去核，将上药分在 2 个枣内，打烂为丸（为1剂）。一般用药1剂见轻，2剂即愈。

【备注】 身体虚弱者2~3天吃1次。

【荐方人】 河北　李振台

【出处】 广西医学情报研究所《医学文选》

人参、大枣等可治鼓胀

【配方及用法】 人参10克，大枣30枚，柴胡15克，白芍10克，枳实10克，厚朴10克，土鳖10克，水蛭10克，巴豆6克，芫花10克，甘遂10克，玄明粉10克，大黄15克，滑石15克。上药共研细末为散，每次5~8克，温开水送服。服后恶心呕吐，腹痛腹泻，腹水渐消，急症缓解后，止服。如无上述效应可再服。

【备注】 体弱者慎服，且一定要病好即止，及时调理。

【荐方人】 湖北　卢明

【出处】 《当代中医师灵验奇方真传》

茯苓青皮治腹胀

【配方及用法】 茯苓31克，青皮、陈皮、枳壳、木香、川朴、槟榔片、大腹皮各9克，大戟、甘遂（面裹煨好）各适量，水煎服。方内大戟、甘遂分四等剂量，按情况可分用1.5克、3克、4.5克、6克，最好先用小剂量。

【验证】 治愈百例，有特效。

【荐方人】 湖北　陈栋

【出处】 广西医学情报研究所《医学文选》

用阿魏、硼砂等敷脐可治腹胀

【配方及用法】 阿魏30克，硼砂30克，好白干酒360毫升，猪膀胱1个。将2味药共研末，纳入猪膀胱内，再加入白酒，将膀胱扎紧。将装好药之猪膀胱缚于患者脐部，令其仰卧，猪膀胱之药酒即完全被吸收，腹胀自消。

【荐方人】 河北　曾广岁

【出处】广西医学情报研究所《医学文选》

防己、牛膝等可治各种腹水症

【配方及用法】防己 60 克，牛膝 30 克，苍术 30 克，白术 30 克，女贞子 30 克，旱莲草 30 克，加水 600 毫升，文火煎成 300 毫升，每次温服 150 毫升，每日晨起空腹和临睡前各服一次，30 天为 1 疗程。

【验证】治疗 49 例，全部缓解（临床主要症状及体征消失，腹水消退，B 超检查腹水消失）22 例，部分缓解（临床主要症状部分消失，腹水明显减少，服药后腹围减少 10 厘米以上，B 超复查腹水大部分吸收）19 例，无效（症状及体征无改善，B 超检查腹水未见减少或增加）8 例。

【出处】《河北中医》（1990 年第 2 期）、《实用专病专方临床大全》

老虎草、大蒜可治肝腹水顽症

【配方及用法】取 9 棵鲜老虎草，5 瓣大蒜捣烂敷于左手寸脉上，腹水渐渐消退。

【荐方人】新疆 朱召法
【出处】《老年报》（1997 年 6 月 17 日）

第十节 结肠炎

用痢特灵灌肠可治结肠炎

【荐方由来】我因患结肠炎，经常下腹部疼痛，出现脓性便或脓血性便已 5 年多，经过几次住院和多种偏方治疗效果不佳，随着岁月的推移病情越来越重。后来我用呋喃唑酮（痢特灵）保留灌肠治结肠炎，连续治疗 5 次痊愈，至今已 4 年未复发。

【方法】备 100 毫升注射器 1 个，27 厘米长的大头红橡胶肛管 1 根，将 6 片呋喃唑酮研成细末，稀释于 50 毫升温水（37℃）中。灌肠前排净大便，然后将肛管涂抹甘油，采取左侧卧位插入肛门，使其到达乙状结肠，肛门外留 5 厘米。用注射器将药剂抽搅均匀后，注入乙状结肠内，迅速拔出肛管，抬高臀部片刻，在床上打几个滚，使药液均匀地与肠壁接触，随后躺 1 个小时。每天用药 1 次，3 次可愈。脓血便者 5 次可愈。此法安全，无副作用。

【验证】山东朱传辉说："本人患乙状结肠炎，在医院诊断并治疗，曾花药费 1700 多元，未见疗效。在没有办法的情况下，我试用本条方，每天用药 1 次，3 次就治愈了。"

【荐方人】黑龙江　丁富荣

三种妙法可治愈慢性结肠炎

【方法】①缩肛法：每日晨起及夜间入睡前，取蹲下姿势，身体略前倾，以每分钟 40~50 次左右的速度，使肛门进行有规律性收缩。每次时间约 3~4 分钟，每日坚持，经持续治疗 20 天后，腹痛逐渐减轻，便秘开始好转。

②冷敷法：冷水一盆，用毛巾浸湿后，在腹部反复冷敷，每次 15 分钟，每日 2~3 次。坚持治疗 30 天后，大便开始成形。

③腹部按摩法：每日早、晚以肚脐为中心，按顺时针方向，用右手掌按摩腹间 100~120 次。这样，可以促进肠蠕动。此法方便易行，安全可靠，且疗效显著。经持续治疗 50 天，开始排气通畅，腹胀减轻，内痔、脱肛基本治愈。

【荐方人】邓声华

以按摩法治疗慢性结肠炎

【荐方由来】1973 年，我患了慢性结肠炎，大便溏泻。20 多年来用了不少中西药，时好时犯。1994 年 1 月在吉林化学工业公司电视台播放的《脚诊与按摩》的启示下，我开始进行自我按摩，每日 2 次，早起床前、晚睡觉前各按摩 1 次，每穴按摩 100 下，穴位按摩力度达到有酸、麻、胀、"得气"的感觉，半月以后大便成形，1 个月后大便正常，至今没犯病。

现将按摩穴位及方法介绍如下：取关元、气海、天枢、下脘、中脘、足三里、三阴交、内庭等穴，用拇指按。

用清肠滑垢法治慢性结肠炎

【配方及用法】熟大黄 6 克，冬瓜仁 15 克，丹皮 10 克，焦山楂 30 克，川黄连 6 克，杭白芍 10 克，广木香 8 克。上药水煎服，每日 1 剂，连服 15 剂。

【备注】服上药后会泻下黏冻样的粪便，约 1 周左右症状即可消失而大便正常，此时不可停药，须再服 10 剂，以善其后。

【验证】四川李俊如，男，75 岁，退休干部。他说："2001 年我患结肠炎，几天解不出大便，去医院就诊 3 次，治疗无效，花费 82 元。后来按本条方服药 2 剂痊愈，只花 7 元钱。"

【出处】《家用验方一佰二》

银榆归薏汤治溃疡性结肠炎

【配方及用法】金银花 90 克，地榆炭 30 克，玄参 30 克，生甘草 9 克，当归 60 克，麦冬 30 克，薏苡仁 45 克，黄芩 6 克。上药煎 15~20 分钟取汁约 300 毫升。日服 2 次，早、晚分服。小腹痛甚者加没药 9 克，防风 18 克。

【验证】治疗溃疡性结肠炎 30 例，全部治愈。

【荐方人】山东　何本武

【出处】《当代中医师灵验奇方真传》

用固肠胶囊治疗慢性结肠炎

【配方及用法】补骨脂 30 克，鸡内金 15 克，川连 10 克，干姜 15 克，广木香 10 克。将上药烘干后，研成极细末，装入空心胶囊，日服 3 次，每次 2~3 粒，温开水送下。

【验证】江苏朱其文说："本村许洪荣患慢性结肠炎，长期畏寒，每天拉稀五六次并带黏液，遇冷或食凉物加重，曾到大小医院治疗过，花费近千元，仍未治愈。后经我用本条方治疗，仅服药 4 剂就痊愈了。往年不能吃瓜果冷饮类食品，现在什么都敢吃，大便成形，每天 1 次，生活恢复了正常。"

【荐方人】江苏　杨陵麟

【出处】《当代中医师灵验奇方真传》

乌梅治慢性结肠炎

【配方及用法】乌梅 15 克，加水 1500 毫升，煎至 1000 毫升，加适量糖，每日 1 剂当茶饮，25 天为 1 疗程。

【验证】治疗 18 例中，15 例治愈，3 例好转。治愈病例中，用药最长者 3 个疗程（75 天），最短者 1 个疗程（25 天），平均 2 个疗程（50 天）。

【出处】《黑龙江中医药》（1991 年第 4 期）、《单味中药治病大全》

筋骨草治小肠瘘

【配方及用法】鲜筋骨草 30 克，每日 1 剂，煎后分 2 次服。同时取鲜筋骨草若干，洗净晾干水分后捣成糊状，先将瘘口用酒精棉球常规消毒，然后敷上适量筋骨草糊，再用薄料覆盖，绷带包扎，每日换药 1 次。用药14 天，瘘口闭合而愈。至今已 22 年，经多次随访未复发。用上方又曾治回盲部结核术后肠瘘、化脓性阑尾炎术后肠瘘各 1 例，亦均治愈。

【备注】筋骨草味苦性寒，有较好的清热凉血、解毒消肿作用。用其治疗肠瘘，鲜草入药疗效尤佳，内服与外敷结合使用，疗程可缩短。

【出处】《新中医》（1987 年第 5 期）、《中医单药奇效真传》

第十一节　肠梗阻

生姜汁皂角末可治愈急性肠梗阻

【配方及用法】生姜汁沉淀 5 克，皂角末 15 克，蜂蜜 20 克。先将蜂蜜煎滴成珠，后下姜汁沉淀和皂角末捣匀制成坚硬环状如小手指大，长约3~4 厘米的导便条。将导便条插进肛门。

【备注】急性肠梗阻类似于祖国医学的"关格"和"肠结症"。肛门给药，不受上消化道的影响，使用方便，药物吸收快，是治疗急性肠梗阻的上策。

【荐方人】广东　陈培桂

【出处】《当代中医师灵验奇方真传》

附子、炒山楂治淤结型肠梗阻

【配方及用法】附子、炒山楂各 9 克，细辛 6 克，大黄 15 克，代赭石、莱菔子（炒）各 30 克，枳壳、川朴各 12 克，水煎，待肠胃减压后服，每日 2~3 剂。

【验证】观察 154 例，全部治愈，一般 3~4 小时症状开始缓解，8~12 小时症状明显改善，12~24 小时症状及体征全部消失。平均住院时间 5 天左右。

【出处】《陕西中医》（1988 年 9 月 4 日）、《实用专病专方临床大全》

獾油治肠梗阻

【荐方由来】张某，男，61 岁，农民。1984 年 6 月劳动时突然腹痛，阵发性加重，恶心呕吐，在当地卫生所注射阿托品、庆大霉素后，腹痛减轻，次日腹痛加重，腹胀，呕吐频繁，且排气不排便。证见腹部膨隆，叩诊鼓音，无移动性浊音，压痛、反跳痛，未触及明显包块，肠鸣音亢进，呈高调气过水声。在严密观察的同时，给獾油（炼）40 毫升，2 小时后，腹痛不减，又给药 60 毫升后，自觉肛门少量排气，并解少许黏液便，阵发性腹痛间隔时间延长，继续治疗至第 2 天，解出稀黏便约 5000 毫升，又观察 4 天，病人进食正常，X 线腹部透视，梗阻消除而痊愈。

【出处】《陕西中医》（1989 年第 4 期）、《中医单药奇效真传》

用三油治肠梗阻

【配方及用法】香油、豆油、猪油（最好是腊月时的板油）各 15 克，合在一起加热熔化，以不烫口为准，趁热喝下，半小时见效。

【验证】吉林吴世珍，得此病入院 9 天，方法用尽，就差没有开刀（因他患有肺气肿、气管炎等症，开刀有生命危险）。在医务人员束手无策的情况下，用此方，服后 20 多分钟就见效了。另外有十几例患者均用此方治愈。

【荐方人】 吉林　夏永廉

大黄治不完全性肠梗阻

【配方及用法】 大黄 15 克研极细末，糯米 50 克炒黄研末，二者混合均匀后加入 100 克蜂蜜，调成糊状一次服用。

【验证】 芦某，男，60 岁。因食大量韭菜及生冷黏滞之品而出现腹部疼痛，脐周尤甚，恶心，口干，嗳气，无排便排气，腹痛拒按。查腹部压痛，无肌紧张与反跳痛，肠鸣音减弱。腹部透视，右上肠可见 3 个大小不等的气液面。5 年前曾行胃癌切除手术。诊断为：胃癌术后不完全肠梗阻。以上法治疗，10 小时后开始腹泻，继而排气，泻下 10 余次后症状体征消失，腹部透视未见异常。

【出处】 《吉林中医药》（1991 年 2 月 15 日）、《单味中药治病大全》

巴豆加龙眼肉可治愈肠梗阻

【荐方由来】 罗某，男，65 岁。持续性腹痛，呕吐，腹胀，肛门停止排气排便 2 天。查体：腹胀如鼓，满腹压痛伴轻度反跳痛，叩诊腹部呈鼓音，听诊肠鸣音明显亢进，并可闻及高调的气过水声，重度失水，小便黄少，腹部透视显示肠管充气，并有多个梯形液平面。经输液纠酸、抗菌、插胃管排气、口服大承气汤后，腹胀呕吐加剧，十分痛苦。外科会诊意见：病为肠梗阻，立即手术。因病人惧怕手术，要求中医法治疗，便用巴豆 1 克以龙眼肉包吞。服下 2 小时 35 分后，病人连行水样大便 6 次，随即腹胀、腹痛、呕吐渐平，调理 2 天痊愈出院。

【出处】 《湖南中医杂志》（1986 年第 6 期）、《中医单药奇效真传》

当归、生地可治肠梗阻

【配方及用法】 当归、生地、桃仁、红花、川芎、白芍、牛膝各 10 克，枳壳、桔梗、柴胡各 6 克，甘草 8 克。上药水煎，每日 1 剂，早、晚各服 1 次。病情严重者每 4~6 小时服药 1 次，缓解后可将本方加黄芪制成丸服用。

【验证】52 例患者中，服药 5~10 剂治愈 16 例，占 30.8%；服药 11~15 剂治愈 12 例，占 23.1%；服药 16~25 剂治愈 16 例，占 30.8%；服药 26~40 剂治愈 8 例，占 15.4%。

【出处】《中医杂志》（1985 年第 7 期）

豆油白糖口服治蛔虫性肠梗阻

【配方及用法】豆油 75 克，白糖 50 克。将豆油放在锅里文火炸熟，与白糖拌和即成，待微温后一次口服。如 4 小时后症状不缓解，可再服 1~2 剂；有脱水酸中毒者，给予静脉补液；如排出蛔虫，症状缓解，即可口服少量流食。

【备注】蛔虫对肠壁机械性刺激或损伤可引起机械性肠梗阻、肠扭转或肠套叠。蛔虫病患儿因高热或驱虫不当，可致蛔虫躁动不安，相互缠绕，聚结成团，使病情加重。中医常用甘、苦、酸、咸等味安蛔，缓解症状，诱虫排出体外。此外，本疗法只适用于单纯性肠梗阻，无肠壁血运障碍者。在诊断和治疗过程中，要注意症状和体征的变化，如果蛔虫性肠梗阻并发肠坏死、穿孔，或发展为完全性肠梗阻以及出现腹膜炎者则应及时手术治疗，不可耽误。

【验证】治疗患儿 72 例。口服 1 次治愈 54 例，口服 2 次治愈 14 例，口服 3 次治愈 4 例。4 小时内治愈 54 例，8 小时内治愈 12 例，12 小时内治愈 6 例。

【荐方人】江苏　姜松

【出处】《当代中医师灵验奇方真传》

第十二节　阑尾炎及阑尾脓肿

用阑尾炎冲剂治疗急慢性阑尾炎

【配方及用法】一号冲剂：川楝子 15 克，丹皮、木香、银花、公英各

25 克，大黄 12 克。二号冲剂：银花 25 克，公英 25 克，大黄 15 克，败酱草 15 克，生薏仁 25 克，元胡 12 克，川楝 12 克，丹皮 15 克，桃仁 15 克，生石膏 25 克。以上两方研粉末冲服或煎服，每剂服 3 次。轻者服一号冲剂，日服 2 次；重者服二号冲剂，每日 1 剂。

【验证】治患者 80 例，随访有 6 例复发，其中 3 例因患阑尾穿孔并腹膜炎而手术，另外 3 例又服本方剂治愈。80 例中住院治疗 3 例，77 例于门诊治疗。一般服药 4~12 剂治愈。

【荐方人】湖南　冉克茂

【出处】《当代中医师灵奇方真传》

用虎膏散治阑尾脓肿

【配方及用法】虎杖 100 克，石膏（煅）120 克，冰片 5 克。上药研末，醋调成酱状，涂搽患处，范围略大于病灶，每日 3~5 次，至肿消为止。配用其他中西药，疗效更佳。

【荐方人】江西　王秋陶

内服外敷治阑尾脓肿

【配方及用法】内服药配方：薏苡仁 30~50 克，丹皮 15 克，赤芍 12 克，桃仁 12 克，大黄（后下）15~30 克，芒硝（冲服）10 克，银花 15~30 克，蒲公英 15 克，广木香 10 克，生甘草 6 克。外敷药配方：大黄 30 克，没药 10 克，陈皮 10 克，冰片 5 克。内服药每日 2 剂，水煎分 4 次服。外敷药共研细末，按脓肿大小加入适量凡士林调成膏状，摊于塑料薄膜上（厚约 0.5 厘米），敷于患处，外加纱布敷盖固定，每日换 1 次。

【验证】治疗 110 例，治愈（右下腹包块消失，腹壁柔软）98 例，好转（包块明显缩小）12 例。用药天数：最短 15 天，最长 36 天，平均 26 天。少数病例配合 3 次穿刺抽脓。

【荐方人】湖南　周沛君

【出处】《当代中医师灵验奇方真传》

第十三节　便血症、便秘

用仙鹤草汤止便血

【配方及用法】仙鹤草 20 克，大小蓟 20 克，地榆炭 20 克，荆芥炭 15 克，黄芪 30 克，当归 20 克，枳壳 10 克，水煎温服。

【出处】《开卷有益》（1996 年第 3 期）

无花果可治便血病

【荐方由来】一位姓张的盐场工人，大便带血达 20 年之久，每 1~3 个月发作一次，需半个月方愈。后用干无花果 7 个，清水煎服，每日 1 剂。服 2 剂后，便血停止，再未复发。

【验证】一位姓王的柴油机厂工人，大便带血已达 4 年，服药无数罔效，经服无花果煎剂，2 剂痊愈，未见复发。

【出处】《山东中医验方集锦》《中医单药奇效真传》

用木瓜蜂蜜治便血病

【荐方由来】河北有位老吴头，63 岁，自诉大便带血，已有 30 多年，多方治疗无效。用木瓜 6 克，蜂蜜 6 克，每日早、晚各服 1 次，连续服药 10 多天，愈后未再发。

【荐方人】吴永波

【出处】《中医验方汇选》《中医单药奇效真传》

服鸡蛋烧蜘蛛能治好便血症

【配方及用法】蜘蛛 7 个，鸡蛋 1 个，将蜘蛛放于蛋内，外用泥封，火煅成炭，存性轧面，白水送服。

【出处】《中医验方汇选》《中医单药奇效真传》

芦荟朱砂治便秘

【配方及用法】芦荟 15 克，朱砂 9 克。二味共研细末，每次开水冲服 12 克，隔 1 小时再服一次。服后大便即通，且不伤正气。

【荐方人】陕西　杨森林

【出处】广西医学情报研究所《医学文选》

用黑芝麻、核桃仁可治便秘

【荐方由来】我老伴现年 80 岁，患大便干结 20 多年，吃中西药不计其数，仍然反复发作。后经一中医介绍，用黑芝麻、核桃仁、大槐豆、蜂蜜混合熬汤喝，喝了 3 个月治好了。迄今已 3 年有余，大便稳定正常。

【配方及用法】每天中午饭前，把一羹匙黑芝麻、3 个核桃仁、6 个大槐豆（最好是九蒸九晒的槐豆）在石蒜臼内捣成糊状，放在沙（铁）锅中，倒一碗水用文火熬 20 分钟，喝时再加蜂蜜一羹匙。

【荐方人】河南　冀树梅

【出处】《老人春秋》（1997 年第 8 期）

吃猕猴桃能治愈便秘

【荐方由来】我多年来患有习惯性便秘，后来听说吃猕猴桃治便秘，就试着吃起来，每天吃 5~10 个，效果还真不错。

【荐方人】辽宁　金惠和

嚼花生仁治便秘

【荐方由来】我是 80 多岁的老人，每次大便苦不堪言。偶见食疗书载："生花生仁 30 克，生吃嚼碎，早、晚空腹各食用 1 次。大多在服用两三天后，大便开始软易解。以后坚持长期服用，并根据大便的质地可适当增减用量，以不稀为度。忌辛辣。"于是，照法试用，果然有效。

【荐方人】辽宁　辛益山

用蜂蜜豆浆治便结

【荐方由来】我患过肺结核，已痊愈。但又患便结，饮食不振，营养不足，自然影响病体康复。于是我每日采用蜂蜜泡茶，以收润肺化痰通肠之功；外加豆浆一碗，以收降火清补之效。因为长年累月坚持，不但巩固了肺病治愈的效果，而且通畅了大便，降低了心火，增加了食欲，提高了身体健康水平。

【荐方人】柯仲俊

【出处】《安徽老年报》（1996 年 11 月 20 日）

用韭菜子加蜂蜜治便结症

【荐方由来】一次大病后，我留下后遗症，就是腹胀并伴有轻微疼痛，大便干结，难以排出，即使排出少许，也都是颗粒状。虽经多次治疗，但大都奏效一时，不能痊愈。一次偶然机会，得一偏方，试服后收到了满意效果。

【配方及用法】韭菜子 1000 克，除去杂质，用铁锅在文火上焙干存性，再将其碾成粉末，然后加蜂蜜 1000 克调匀为丸备用（丸颗粒大小不限）。每日 3 次，每次 50 克，饭后服用。

【荐方人】湖北　朱时辉

用蜂蜜香蕉治便秘

【荐方由来】我由于年老，经常便秘，吃苦不少。后来我综合蜂蜜和香蕉均有滑肠通便之功能，每当便秘时就喝蜂蜜糖水和吃香蕉，连续两天，大便就不干燥了，也畅通了。

【配方及用法】蜂蜜用温开水（千万不可用滚开水）冲稀后服，蜂蜜量使温开水够甜就可以了。每天上午和下午各喝一杯，每杯大约 200 毫升；同时吃一根或两根香蕉。连用两天，大便就畅通。若便秘十分厉害，可以多用几天。

【荐方人】广东　胡应斌

饮水、呼吸、按摩法可治顽固性便秘

【荐方由来】我因不好运动，年轻时就患便秘，后来成了顽固性便秘。中西药用过十几种，只有短期疗效，以致最后形成痔疮，痛苦不堪。近10年来，除了多吃蔬菜、水果、粗粮外，自己摸索出了饮水、呼吸、按摩法，治好了顽固性便秘。

【方法】①饮水：晨起后，喝一杯温开水（冷开水更好）。

②呼吸：晨起后，仰卧，行腹式呼吸。以鼻吸气时鼓肚约20秒钟再由口呼出，反复进行50次。

③按摩：晨起后，仰卧，两手相迭，沿脐周顺时针方向旋转，按摩50次（多了更好）；也可右手置脐右向上按摩，左手置脐左向下按摩，一上一下轮流进行。

以上三法均能增加腹压，促进肠蠕动。等到先排气，后有便意时即行解便，不能憋。

三法可单独相继进行。如在起床前按摩、呼吸交替进行，起床后饮水、呼吸交替进行，效果更佳。

【荐方人】安徽　韩文治

第十四节　急性胰腺炎

白芍、甘草等可治愈胰腺炎

【配方及用法】白芍30克，甘草10克，半夏12克，茯苓15克，生姜3克，大枣3枚。上药水煎服，早、晚各服1次。

【出处】《偏方治大病》

番泻叶可治急性胰腺炎

【配方及用法】番泻叶10~15克。上药用白开水200毫升冲服，每日

2~3 次。病重者除口服外，再以上药保留灌肠，每日 1~2 次。

【验证】治疗急性胰腺炎 130 例，全部治愈。平均住院 4.8 天，腹痛缓解平均 2.1 天，体温恢复正常平均 1.8 天，尿淀粉酶测定恢复正常平均 3.1 天。有不用胃肠减压、作用快、使用方便等优点。

【出处】《福建中医药》（1983 年第 3 期）、《单味中药治病大全》

清热解郁汤可治急性胰腺炎

【配方及用法】川楝子、胡黄连、生大黄（后下）、白芍、栀子各 10 克，柴胡 15 克，玄明粉、木香各 6 克。每天 1 剂，水煎服。

【验证】此方治疗急性胰腺炎 13 例，全部治愈。

【出处】《陕西中医》（1992 年第 8 期）、《单方偏方精选》

大黄可治水肿型急性胰腺炎

【配方及用法】大黄 30~60 克。水煎，用适量水煎沸后，可 1~2 小时口服 1 次。直到腹痛减轻，尿淀粉酶、白细胞总数恢复正常后减量。呕吐或腹痛严重者用大黄水煎剂灌肠。

【验证】治疗水肿型急性胰腺炎 100 例，全部有效。平均服药 2 天后，尿淀粉酶恢复正常。经对照，大黄组比中药复方和西药组疗效好。

【出处】《中西医结合杂志》（1982 年第 2 期）、《单味中药治病大全》

用金银花、柴胡等治疗急性胰腺炎

【配方及用法】金银花、柴胡各 25 克，连翘、公英各 20 克，郁金、木香、川楝子、大黄、元胡各 15 克，牡蛎、莱菔子各 40 克。将上述诸药一煎加水 400 毫升，取汁 100 毫升，二煎加水 300 毫升，取汁 100 毫升，两煎混合，每日 1 剂，早、晚分服。恶心呕吐者加制半夏 15 克，生姜 3 片。

【验证】治疗 62 例，治愈（用药 3~5 天，症状体征消失，各项理化检查恢复正常）55 例，好转（症状体征基本消失，但上腹仍有轻度隐痛，各项理化检查恢复正常）7 例。

【荐方人】吉林　韩曼娜

【出处】《当代中医师灵验奇方真传》

第十五节　肝脾肿大

化脾散可治疗肝脾肿大

【配方及用法】鳖甲、穿山甲各等份。上药研细末，每次冲服 4 克，饭后服。因 2 味药有轻度腥臭味，对消化道有刺激，所以用蜂蜜调服或装胶囊后吞服为佳，2 个月为 1 疗程。

【荐方人】陕西　殷义才

【出处】《当代中医师灵验奇方真传》

用肝降酶汤可治肝脾肿大

【配方及用法】柴胡、当归、泽泻、白芍各 9 克，黄精 32 克，丹参 15~32 克，郁金 10 克，焦山楂 15 克，五味子 10~15 克，田基黄 32~45 克，每天 1 剂，水煎服。

【验证】用此方治疗慢性肝炎 50 例，痊愈 36 例，好转 14 例。此方对肝脾肿大，胁肋胀闷不舒，肝功能 1~4 项不正常，麝香草酚浊度试验及絮状试验阳性者，皆有满意疗效，特别是对转氨酶增高者疗效更佳。

【荐方人】广西　谭训智

【出处】《陕西中医》（1985 年第 2 期）、《单方偏方精选》

羌活、牛蒡子等治肝脾肿大

【配方及用法】羌活 250 克，牛蒡子 250 克，僵蚕 250 克，蜈蚣 20 条，威灵仙 250 克，三棱 250 克，硇砂 5 克，长春花 100 克，山慈姑 350 克，黄药子 100 克，九节茶 100 克，蛇莓 100 克，天葵 100 克，白花蛇舌草 250 克，猕猴桃 100 克，补骨脂 250 克，女贞子 250 克。上药研 120 目细粉，每日 3 次口服，每次 1~3 克。

【荐方人】吉林　侯果圣

【出处】《当代中医师灵验奇方真传》

猪尿脬携药治脾脏肿大

【配方及用法】全蝎、蜈蚣各 4.5 克，麝香 0.6 克，分别研碎后同白酒 1000 毫升放入猪尿脬（干品）内，用细绳扎牢尿脬口，用一条宽 20 厘米、长 100 厘米的白布束于腰间，使猪尿脬固定在脾脏肿大的范围。1 剂为 1 疗程，约 5~7 天，药液基本渗完，再行第 2 个疗程。

【验证】治疗 50 例（脾脏肿大，病程 8 个月至 3 年，其中轻度 20 例，中度 24 例，重度 6 例），痊愈 46 例，显效 3 例，无效 1 例。

【荐方人】山东　鞠丽娟

【出处】《中国民间疗法》（1997 年第 3 期）

第十六节　肝硬化及肝硬化腹水

服醋蛋液可治肝硬化腹水

【荐方由来】我在 1986 年夏季得了肝病，去县医院检查为肝硬化 "++"；到冬季又去哈市医院一门诊做 B 超检查，诊断相同。西药点滴治疗，虽控制住了病情发展，但仍有腹水，下肢浮肿已半年之久。后开始服醋蛋液，服至 3 个醋蛋液以后，腹水消了，下肢浮肿减退。我一直坚持服用了 15 个醋蛋液，中间因未买到蜂蜜，停服了 20 天，以后又连续服用至年末。现在腹水消失，两腿也不浮肿了，饭量增多，体重也增加了，肝区也不疼了。自服醋蛋液后，感觉头脑比以前清醒，精神也愉悦了。

【荐方人】黑龙江　白义

巴蜡丸可治肝硬化腹水

【配方及用法】巴豆 500 克，黄蜡 500 克（必须是蜂蜡），血竭 90 克。①巴豆去皮取仁。②将黄蜡放入勺内，烧化，再放入豆仁，炸成紫黑色，把蜡控出，晾干巴豆仁。③先把血竭研碎，再另用一个勺，勺内放蜡，将蜡烧化后，放入血竭，使血竭溶化在蜡里面。血竭用量视蜡和血竭混合液的颜色而定。混合液呈红褐色或枣红色时，倒入小盆内晾凉。④混合液晾凉后，将巴豆仁用 7 号针头扎住，往混合液里蘸一下，即成巴蜡丸。每次5~10 粒，每日 2 次，早、晚各 1 次，可用白糖温开水送服。

【备注】服时均匀嚼烂；禁酒、高脂肪及对胃刺激的食物；服用此药停用其他中药。此外，由于本方中的巴豆仁有大毒，经蜂蜡炸制后也仍有毒性，在使用本方时，最好向有经验的中医师请教，以免发生中毒。必要时每日只限服 5~10 粒。服此方大泻，易使患者虚脱，造成危象，用时应切实注意。

【荐方人】河南　李振铎

归芍六君子汤可治早期肝硬化

【配方及用法】当归 12 克，白术 12 克，白芍 12 克，党参 12 克，茯苓12 克，陈皮 9 克，半夏 9 克，炙甘草 4.5 克。兼食积湿滞纳差、嗳气、脘腹胀满加莱菔子、旋覆花、枳实、厚朴、神曲；呕恶加竹茹、藿香、白豆蔻；便溏、乏力加扁豆、苡仁、葛根；兼气血淤滞肝脾肿大加瓦楞子、牡蛎、丹参；胁痛加全蝎、郁金、川楝子；肝掌、蜘蛛痣加丹参、泽兰、红花；兼湿热内蕴胸闷、困倦、目黄、舌质红、苔黄加虎杖、茵陈、黄芩、连翘；小便短少、水肿腹满加赤小豆、栀子、泽漆、葫芦等。

【出处】《辽宁中医杂志》（1992 年第 11 期）、《实用专病专方临床大全》

消肝饮可治肝硬化腹水

【配方及用法】柴胡 12 克，白术 12 克，苍术 9 克，鸡内金 15 克，香附 12 克，郁金 12 克，制龟板 15 克，制鳖甲 15 克，枳壳 15 克，大腹皮 15克，云茯苓 15 克，桂枝 6 克。上药加水煎煮两次，药液合在一起约 500 毫升，分 3 次服完。饭后服用，服 2 剂后小便量增加，见效后，可将上方制成散剂，每次服 10 克，直至痊愈。淤血重加桃仁 9 克，红花 6 克，川芎 6克；气滞胸满气喘加麻黄 6 克，杏仁 9 克，厚朴 9 克；腹水盛、小便少加泽泻 9 克，车前子 9 克（包）；气虚乏力纳呆加黄芪 15 克，党参 12 克；腹中症瘕加水蛭 6 克，地龙 9 克。

【备注】服用本方期间，应忌食辛辣滋腻厚味及生冷之物。

【荐方人】甘肃 沈济人

【出处】《当代中医师灵验奇方真传》

白术除胀汤治肝硬化性腹胀

【配方及用法】白术 60 克，山萸肉 20 克，鸡内金 10 克。上药煎 30~40 分钟，取汁约 200 毫升。每日服 1~2 次。

【验证】治疗患者 35 例，临床治愈（用药 1~2 次，腹胀减轻或消失）35 例。服药后患者排气增多，食欲好转，食量增加，7~10 剂后停药，无副作用。

【荐方人】河北 樊雄飞

【出处】《当代中医师灵验奇方真传》

丹参泻水蜜治疗肝硬化腹水

【配方及用法】蟾蜍大者 2 只，砂仁 20 克，丹参 60 克，黑、白丑 10 克，香油 250 克，蜂蜜 250 克。将蟾蜍剖腹去肠杂，把捣细的砂仁，丹参，黑、白丑纳入缝合，放入香油、蜂蜜中用铝锅文火煎熬，煎至油成膏状，去掉蟾蜍。每次取膏 10~20 克，用适量开水调服，每日 2~3 次，3 周为 1 疗程。

【验证】治疗患者 35 例，治愈 28 例，显效 2 例，有效 4 例，无效 1 例。

【荐方人】福建 郑培銮

【出处】《当代中医师灵验奇方真传》

川、怀牛膝等可治肝硬化腹水

【配方及用法】川牛膝、怀牛膝、苍白术、汉防己各 30 克，生黄芪 60 克。上药共煎 20 分钟左右，分 2 次取汁 400 毫升，每日服 2~3 次。服药困难者可少量频服，服药期间忌盐忌碱。

【验证】用本方治鼓胀 21 例，尤以肝硬化腹水、肾病性腹水效果最佳。

【荐方人】河北　华玉淑

【出处】《当代中医师灵验奇方真传》

王不留行可治肝硬化腹水

【配方及用法】①王不留行30克，白通草100克，白茅根60克，丝瓜络20克，茵陈40克，车前子30克。②太子参30克，生黄芪3克，生白术3克，丹参30克，郁金10克，厚朴10克，枳壳10克，熟大黄5克，草河车15克，山栀10克，胡黄连10克，连翘10克。先将①方加水煎30分钟取汁，用①方药汁再煎②方，50分钟后取汁频服，每日1剂，连服2周。

【功效】方中王不留行、丝瓜络、白通草通络利水；车前子、白茅根利水消肿，茵陈、郁金、山栀利胆退黄，太子参、生黄芪、生白术益气利水，厚朴、枳壳、熟大黄除胀气通大便，胡黄连、连翘、草河车恢复肝功能，丹参活血补血，消肝脾肿大。

【出处】《家用验方一佰二》

茵陈汤可治肝炎、肝硬化

【配方及用法】茵陈30克，大黄（后下）9克，栀子9克，丹参18克，太子参24克，郁金12克，田基黄24克，紫珠草18克，内金10克，白芍12克，鳖甲（先煎）15克，白术15克。上药水煎15~20分钟取汁，约200毫升。早、晚各服1次，忌油腻及辛辣饮食。

【功效】本方具有清解湿毒、疏肝化瘀、益气健脾等功效。

【荐方人】福建　唐金模

【出处】《当代中医师灵验奇方真传》

养肝健脾运水汤可治肝硬化腹水

【配方及用法】黄芪30克，麦芽30克，山楂30克，炒丹参30克，车前子30克，炒泽泻15克，炒白术12克，炒木香10克，炒枳壳12克，制香附10克，茯苓20克。气虚加党参、山药各12克；血淤明显者加莪术10

克，炙甲片 10 克，红药 6 克；肝肾阴虚去白术、香附，加沙参 15 克，麦冬 10 克，生地 10 克，杞子 10 克；脾肾阳虚加干姜 5 克，桂枝 6 克。每日 1 剂，10 天为 1 疗程。一般服用 1 个月左右即显效。

【荐方人】江苏　袁培春

第十七节　胆绞痛、胆道蛔虫

解痉止痛膏敷中脘穴可治胆绞痛

【配方及用法】白芷 10 克，花椒 15 克，苦楝子 50 克，葱白、韭菜兜各 20 个，白醋 50 毫升。先将白芷、花椒研成细末，再将韭菜兜、葱白、苦楝子捣烂如泥，用白醋将上述药物拌和均匀调成糊膏状即成。用时将解痉止痛膏敷于中脘穴周围处，外用透明薄膜覆盖，然后用胶布加固（用腹带加固更好），24 小时换药一次，可连贴 2~4 次。

【验证】此方治疗胆绞痛 78 例，除 1 例慢性胆囊炎急性发作并穿孔，贴敷药膏 1 剂无效即转手术外，其余 77 例全部有效。

【出处】《辽宁中医杂志》（1989 年第 1 期）、《单方偏方精选》

治愈万余例胆道蛔虫效方

【配方及用法】乌梅、党参各 30 克，细辛、黄连、附子（用开水洗去盐）、吴萸各 6 克，川椒 3 克，桂枝、黄柏、甘草、大黄、枳实、厚朴各 9 克，当归、白芍、柴胡、麻仁各 15 克。上药入砂罐加水煎熬，每餐前后各服一次，每次服半茶杯。先服食醋 30~100 克，20~30 分钟后再服药。

【荐方人】四川　谬培生

【出处】广西科技情报研究所《老病号治病绝招》

乌梅、花椒等可治胆道蛔虫

【配方及用法】乌梅 10 克，花椒 20 克，豆油 150 克，葱白 3 根，白醋

50 克。先将豆油烧热，放入花椒、葱白，待有香味后倒入碗内；再将乌梅水煎取液，与白醋一起倒入上述碗内饮用，一次服完。

【验证】治疗多例，均 1 次即愈。

【出处】《实用民间土单验秘方一千首》

蒲公英、金钱草等可治胆道死蛔虫

【配方及用法】蒲公英 30 克，金钱草 30 克，丹参 30 克，川楝子 12 克，延胡索 12 克，广郁金 12 克，枳壳 12 克，广木香 10 克，生黄芪 30~60 克，当归 10 克。加减：气滞重者加青皮、陈皮、厚朴，血淤重者加川芎、赤芍，痰湿重者加竹茹、半夏。每日 1 剂，连服 7 天为 1 疗程。一般服药 2 个疗程。

【验证】治疗 32 例，显效（临床症状消失，B 超复查 2 次以上，胆管内无异常发现）31 例，无效（B 超复查胆管内仍有死蛔者）1 例；用药时间最短 7 天，最长 28 天。

【荐方人】浙江 陈永苗、何杨伟

【出处】《浙江中西医结合杂志》（1997 年第 3 期）

第十八节 胆囊炎

用猪胆绿豆可治胆囊炎

【配方及用法】取新鲜猪苦胆（最好大而胆汁多的）1 个，不要浸水，在猪胆上口剪一小洞，倒去部分胆汁，加入干净绿豆若干，以使猪胆能够扎紧为度。然后用细绳将猪胆吊挂在阴凉通风处，风干 6~7 天后倒出绿豆，晾干豆身。每次取 20 粒绿豆捣烂冲服，每日 3 次。一般 10 天即可见效，如不愈可连服 2~3 个猪胆绿豆。

【荐方人】江苏 黄锡昌

【出处】广西科技情报研究所《老病号治病绝招》

用四味汤治慢性胆囊炎

【荐方由来】我妻患慢性胆囊炎，时轻时重，缠绵日久。1992 年偶得一秘方，服 3 剂即疼痛消失，服 6 剂后症状全无，至今未再患。

【配方及用法】玉米须 60 克，茵陈 30 克，山栀子 15 克，广郁金 15 克，水煎服。

【验证】湖北陈志明说："陈刚患胆囊炎 3 年多，虽住院治疗过，但一直未愈。后来，我用本条方为他治疗半个月而痊愈，至今未见复发。"

【荐方人】陕西　刘泽民

【出处】广西科技情报研究所《老病号治病绝招》

用蒲公英治慢性胆囊炎

【荐方由来】几年前，我觉得腹胀，胃右下方疼痛，到医院做 B 超，确定患有慢性胆囊炎，吃了许多药也不见效。前不久，我采用蒲公英泡茶的方法试治，想不到竟收良效：胆囊部位不疼了，腹胀消失了，到医院做 B 超检查，慢性胆囊炎居然好了。

【配方及用法】蒲公英 1000 克，每次用药 50 克（鲜蒲公英全草 100~150 克），凉水浸泡，火煎 5~7 分钟，饭后当茶饮。每日 3 次，2 天换 1 次药，连喝 1 个月。

【验证】上海陈良晶，男，69 岁。他说："本人于 4 年前做 B 超检查发现患有胆囊炎及胆结石，主要症状是下腹部疼痛，每年要发作三四次。虽未入院治疗，但每次发作都服用胆宁片数十瓶。其实，这只能是头痛医头，脚痛医脚。后来用本条方治疗，我的胆囊炎有了明显好转。"

【荐方人】吕岗清

用清胆合剂可治急慢性胆囊炎

【配方及用法】柴胡 12 克，枳壳 10 克，白芍 10 克，甘草 6 克，香橼 12 克，佛手 12 克，玫瑰花 10 克，郁金 10 克，元胡 12 克，栀子 12 克，川楝子 12 克，金钱草 30 克，茵陈 20 克。先水煎服，每日 1 剂，分早、中、晚 3 次服。服药 2~3 日病状好转时，可将上药煎剂改为散剂服（诸药研末混合），每日2次，每次5克，直至治愈为止。

【验证】四川吴永福，男，48岁，干部。他说："朋友张大洪患胆囊炎多年，多次到医院打针输液，每次都花药费400~500元，苦不堪言。后来我按本条方为他治疗，服药5剂，花药费48.60元就将此病治愈，至今未复发。"

【荐方人】内蒙古　王铎

【出处】《当代中医师灵验奇方真传》

单味大黄可治急性胆囊炎

【配方及用法】大黄30~60克，水煎，1~2小时服一次，直到腰痛缓解。

【验证】焦东海用此方治疗急性胆囊炎10例，全部治愈。平均2~3天腰痛及腰部体征消失，2天后体温正常，3~4天后白细胞恢复正常。平均每例用大黄248克。

【荐方人】广西　谭训智

【出处】《中西医结合杂志》（1982年第2期）

胆豆丸可治胆囊炎

【配方及用法】猪胆连同胆汁10个，绿豆250克，甘草50克。将绿豆分别装入猪胆中，用线缝紧，洗净猪胆外污物，放入锅内蒸约2小时，取出捣烂，再用甘草煎汁混合为丸，烤干备用。每日早、中、晚各服10克，10天为1疗程。

【验证】此方治愈胆囊炎25例，平均15天痊愈。

【出处】《四川中医》（1990年第11期）、《单方偏方精选》

广郁金煎汁可治胆囊炎

【荐方由来】崔某，男，1953年5月发病，起初右侧肋骨弓处轻度疼痛，以后疼痛日增，发病10天左右即出现消化不良，大便灰白色，渐呈腹泻，但不呕吐，身体逐渐消瘦。经各种检查，诊为胆囊炎。服用多种中西药物效果不显。后改用广郁金，每日60克，煎汁，分3次服。前后用药

13 天，完全治愈。

【出处】《实用经效单方》《中医单药奇效真传》

黄连、龙胆草等可治慢性胆囊炎

【配方及用法】黄连、龙胆草、姜黄各 15 克，元胡、郁金、吴茱萸、当归、白芍各 10 克，甘草 5 克。上药煎 20 分钟，取汁 150 毫升，再煎一次，取汁 150 毫升，分早、晚 2 次服下。忌油腻及辣物。肝郁甚者加柴胡、枳壳、莱菔子；兼有虚寒证者，吴茱萸加至 15 克，酌加焦术、山药、陈皮等。

【验证】治疗患者 100 例，10 剂 1 个疗程。治愈（1 个疗程后，症状体征消失，舌脉正常）83 例；有效（1 个疗程后，症状好转，胆囊有轻度压痛，超声检查示透声欠佳）13 例，占 13%；无效（1 个疗程后无明显变化）4 例。

【荐方人】黑龙江 荣跃贵

【出处】《当代中医师灵验奇方真传》

芥子泥冷敷治胆囊痛

【配方及用法】芥子 5 克泡于 30℃ 温水中，搅拌成泥状，涂在一块 20 厘米长，15 厘米宽的布上，贴在患部，上面再盖上条干毛巾。冷敷时应贴在胆区和肩胛骨斜内方，切不要两处同时贴，按照顺序交替贴敷，贴敷时间约 5~10 分钟。芥子泥刺激性强，贴 10 分钟疼痛即可消失。若还继续疼痛，就不必再贴敷，以防形成皮肤炎。

【出处】《偏方治大病》

第十九节 胆结石

服胆通和醋蛋液可治胆结石

【荐方由来】我于 1974 年和 1984 年因胆囊结石做了两次大手术。

1985 年 7 月又患了胆管结石，于同年 8 月去北京住院治疗 3 个月，不愈而归。仍常发病，疼痛难忍，不能进食，冬季尤其严重。1987 年 5 月，我开始服用治疗肝病的胆通，接着从 8 月又服醋蛋液。1987 年 11 月我到医院作了一次 B 超检查，使我非常惊喜，胆管结石消失了。

【荐方人】吉林　宋绪茂

金钱草、郁金可治胆结石

【配方及用法】金钱草 50 克，郁金 50 克，滑石 50 克（另包），制乳香 30 克，制没药 30 克，甘草 30 克，鸡内金 60 克，山甲 60 克，大黄 30 克，猪苦胆 50 克（焙干），火硝 30 克（另包），白矾 30 克。上药混合碾成面（有罗筛），再购买空心胶囊装好，每天 3 次，每次 4 粒。

【验证】黑龙江何一镐，男，51 岁。他说："我是多年的慢性胆囊炎和胆结石病患者，后背部疼痛，胆内有 1.9 厘米×2.0 厘米大的结石，吃了很多药都不见效。于 1998 年 10 月在医院做保胆去石手术，当时感觉很好。但由于不注意观察和治疗，3 年后慢性胆囊炎和胆结石复发，后背部仍然疼痛，吃了不少中药和西药，未见好转。最后我用本条方自治，连服半年，多年来的疾病被治愈。"

【荐方人】河南　陈俊杰

【出处】《老人春秋》（1997 年第 4 期）

用香油核桃仁治胆结石

【配方及用法】先将 120 毫升香油放在锅里煮沸，再放入核桃仁 20 克，炸酥后捞出，加冰糖 100 克共同研细，加油调为糊状，置于容器内。每 4 小时服一汤匙，一般数天后即可排出结石。对慢性胆结石患者，可每天食生核桃仁 10 个，连食 1 个月后，如症状已消失，可减为每天 7 个；2 个月如未发病，再减为每天 4 个，连食 3 个月。

【验证】黑龙江申玉海说："我患有胆结石和肾结石，疼痛不断，痛苦万分。后来用本条方治疗，效果特别好，疼痛消失，经医院检查胆内管结石已基本排除了。"

【荐方人】红伟

【出处】《陕西老年报》（1996 年 7 月 1 日）

吃核桃彻底治好胆石症

【荐方由来】 我从 1986 年起经常感到腹部隐痛、胸闷，并伴有恶心、呕吐、寒战、发热等症状，经医院诊断为胆石症、胆囊息肉。经过 1 年治疗后，虽然病情暂时得到控制，但无法治愈，而且要严格忌食，弄得我精神萎靡不振。一次偶然的机会，我从一篇文章中了解到核桃有排石功效，就试着吃核桃，平均每天吃 4 颗大核桃或 10 颗小核桃（又称山核桃），天天坚持，从不间断。

吃了 3 个月后，腹痛减轻了，半年后则感觉不到隐痛了，腹胀、呕吐的症状也不再出现。后来我到医院作 B 超复查，胆囊息肉和胆结石消失了。

服食核桃无副作用，但年纪大、体质差、消化吸收功能弱的患者，一次不可多吃。4 颗核桃应分中、晚 2 次吃或 1 次 1 颗，过一段时间，适应后再增加到 2 颗。其次阴虚烦躁、身体易出血者，不宜多服、久服，可采用少量服、断续服的方法，直至胆结石消失。为巩固疗效，胆结石消除后仍应坚持服食核桃 6 个月以上。

【验证】 江苏杭阿牛，男，62 岁，退休。他说："我原先在饱餐后或吃多一点油腻食物，右上腹部疼痛难受。后来发展成三黄：眼睛黄、皮肤黄、尿黄，病程 3 年多。因为黄疸指数过高，被医院误诊为黄疸型重症肝炎而住院治疗 4 个月，耗资 1.5 万元，黄疸指数总算正常了。可其他症状还存在，如吃饱了或吃了油腻食物后，右上腹部仍是疼痛难受；原来的三黄症状变为二黄：眼睛黄和皮肤黄。后来经宜兴市人民医院确认为胆石症，整个胆内装满了泥沙状石头。用本条方治疗几个月，再加上体育锻炼，症状消失了，结石也排出一半多，才花 100 多元钱。现在准备按此条方坚持服用下去，让结石全部消失。"

【荐方人】 浙江　吴生

用排石汤治胆石症

【配方及用法】 金钱草 30 克，生大黄 5 克，木香 15 克，郁金 20 克。胁痛重者加白芍 25 克；腹胀者加枳壳 15 克，砂仁 10 克；伴有胆囊炎发烧者加黄柏 15 克，黄芩 15 克；食欲不振者加鸡内金 15 克，焦楂 15 克。每日 1 剂，水煎服。在服药期间，每天加食动物蛋白（猪蹄、牛蹄、羊蹄、肉皮或鸡蛋）50 克，以增加胆汁分泌和胆囊蠕动。最好两餐中间做做跳绳活动，以促进结石排出。

【出处】《老年报》（1996 年 4 月 2 日）

酒炒龙胆草等可治胆道结石

【配方及用法】酒炒龙胆草 10 克，金钱草 60 克，海藻 15 克，昆布 15 克，降香 15 克，夏枯草 30 克，蒲公英 30 克，紫花地丁 30 克，旋覆花 10 克（布包），天葵子 10 克，煨三棱 10 克，红柴胡 10 克，硝石（即火硝，又名硝酸钾）15 克。上药除硝石一味分 5 次另行冲服外，加水浓煎。水 2200 毫升，浓煎成 900 毫升，分 2 日 5 次服，15 剂为 1 疗程。痛止则停药，平时可 4 日服药 1 剂（服药 1 剂，休息 2 日），5 剂可服 20 天。

【出处】《安徽老年报》（1995 年 11 月 29 日）

吃南瓜可治愈胆结石

【荐方由来】山东马凤娟，自 1973 年患胆囊炎，1995 年冬突然感到胆区内疼痛难忍，做 B 超和 CT 检查，发现胆囊有些萎缩，内有一块 1.5 厘米×1.6 厘米的结石，医生建议手术取石。正在此时，她听说滨州有几个胆结石患者吃南瓜治好了病，遂抱着试试看的态度，从 1996 年 8 月 18 日开始吃南瓜。吃法是：蒸南瓜吃，炒南瓜吃，喝南瓜粥，一日三餐必有南瓜。同时，每天继续服用"胆乐胶囊" 3 次。连续吃了 40 天，症状消失了。连续 3 个月做了 3 次 B 超，检查报告一再证明胆囊正常，不见结石。

【出处】《辽宁老年报》（1997 年 11 月 26 日）

用黄芩、金钱草等可治胆结石

【配方及用法】柴胡 10 克，黄芩 10 克，金钱草 60 克，茵陈 30 克，郁金 10 克，厚朴 10 克，枳壳 10 克，大黄 6 克，金银花 15 克，功劳叶 15 克，水煎服，每日 1 剂，连服 60 剂。

【功效】方中柴胡、金钱草、茵陈、郁金化石排石利胆；厚朴、枳壳、大黄理气通便，促进排石；功劳叶、黄芩、金银花化石消炎，对胆囊及胆道感染有控制及消除作用。

【出处】《家用验方一佰二》

用元明粉治胆结石

【配方及用法】元明粉 10 克，大黄 10 克，龙胆草 6~10 克，开水浸泡 5 分钟，服上清液。重者每日 2 次。

【验证】治疗急症入院的胆囊炎、胆石症 116 例，结果临床全部治愈。其中 12 例加用自制胆胰汤（柴胡 3 克，茵陈 15 克，黄芩 10 克，木香 10 克，枳实 10 克，地丁草 30 克，白芍 10 克，水煎），每日 1 剂。

【出处】《江苏中医杂志》《实用专病专方临床大全》

内金、黄芩等可治胆囊炎伴结石

【配方及用法】内金、黄芩、柴胡、大黄各 10 克，生白芍、香附、玄胡、山甲、枳壳各 15 克，金钱草、赭石、海金沙各 30 克。上药煎 30 分钟取汁约 200 毫升后，再加水 800 毫升，煎 40~50 分钟取汁约 300 毫升，两煎合在一起，分早、晚空腹服。大便干甚者可三煎取汁 800 毫升灌肠；并胆道结石者，用鲜猪蹄煮汁代水煎药，另加石韦 20 克同煎；年老体弱者可隔日或 3 日 1 剂。

【验证】治疗 180 例，治愈（用药 20~30 天临床症状消失，结石排出）126 例，好转（用药 5~30 天，临床症状改善）54 例。此方治胆囊炎有特效。

【荐方人】河南　王勇

【出处】《当代中医师灵验奇方真传》

第四章 循环系统疾病

第一节 高血压

桃仁、杏仁等可治高血压

【配方及用法】桃仁、杏仁各 12 克，栀子 3 克，胡椒 7 粒，糯米 14 粒。上药共捣烂，加 1 个鸡蛋清调成糊状，分 3 次用。于每晚临睡时敷贴于足心涌泉穴，白昼除去。每天 1 次，每次敷 1 足，两足交替敷贴，6 次为 1 疗程。3 天测量 1 次血压，敷药处皮肤出现青紫色。

【荐方人】江西 刘玉琴

拌菠菜海蜇可降血压

【配方及用法】菠菜根 100 克，海蜇皮 50 克，香油、盐、味精适量。先将海蜇洗净成丝，再用开水烫过，然后将用开水焯过的菠菜根与海蜇加调料同拌，即可食用。

【功效】平肝，清热，降压。可解除高血压之面赤、头痛。

【验证】郑某，女，57 岁，因患高血压平素常头痛不已，后服用本方后明显好转，坚持服用未见复发。

生芹菜拌大蒜可治高血压

【配方及用法】将净芹菜 31~62 克切成细丝，再将两瓣新鲜大蒜切碎，加入少量食盐及醋，以微咸微酸为度，再放入芝麻油 2 毫升、味精少许，拌匀后即可食用。

【荐方人】湖南　邓冰浦

【出处】《健康指导》（1997 年第 3 期）

鲜西红柿治高血压

【配方及用法】鲜西红柿 2 个。将西红柿洗净，蘸白糖每早空腹吃。

【功效】清热降压、止血。

【验证】周某，女，60 岁，长期服用本方，未发现高血压征象。

喝枸杞茶治好高血压

【荐方由来】我的血压曾一度偏高，低压超过 12.6 千帕（95 毫米汞柱），高压 21.3 千帕（160 毫米汞柱）以上，且有发展趋势。一位老中医告诉我，不能掉以轻心，要注意预防高血压，并建议我喝枸杞茶治疗高血压。他说："枸杞是滋养肝肾、明目的良药，有降低高血压，降胆固醇，防治动脉硬化的作用。一般每日用量 30 克，泡水，饭后当茶饮。"照此法，我每天早、晚饭后服用，连服 10 天，有明显疗效。据大夫介绍，西藏、新疆和宁夏产的枸杞，疗效更佳。经过服用一段时间后，血压正常，食欲增加，睡眠良好。

【荐方人】山东　王式祥

菊槐绿茶治高血压

【配方及用法】菊花、槐花、绿茶各 3 克，以沸水沏。待浓后频频饮用。平时可常饮。

【功效】清热、散风。治高血压引起的头晕头痛。

山楂白芍饮料可治愈高血压

【荐方由来】1982 年 3 月，我患了高血压病，虽经服药得到缓解，但未能治愈。从 1984 年 5 月开始，我饮用了一种疗效很好的保健饮料，经过 3 年的饮用，我的高血压被治愈了。

【配方及用法】山楂 7~10 克，白芍 5~10 克，冰糖 3~5 克（此为一天的干料量，若使用鲜料应适当增加用量。不喜欢吃甜味的，用山楂 10~15 克，白芍 5~10 克即可）。以上各味每日只用料 1 次，早、中、晚用大茶缸放在炉子上煮开，即可当茶饮用。煎服前，要用温水洗去山楂、白芍上的灰尘。

【验证】广西冯巨峰，男，50 岁，税务员。他说："叶成光患高血压已 3 年多，曾多次到卫生院治疗，但总是不见有多大的好转。后来我用本条方为他治疗，用药 10 天，果然奏效。"

【荐方人】河南　王忠魁

【出处】广西科技情报研究所《老病号治病绝招》

肉桂、吴茱萸等可治高血压

【配方及用法】肉桂、吴茱萸、磁石各等份。共研细末，密封备用。用时每次取上药末 5 克，用蜂蜜调匀，贴于涌泉穴，阳亢者加贴太冲穴，阴阳不足者加贴足三里。每次贴两穴，交替使用。贴后外以胶布固定。并用艾条悬灸 20 分钟。每天于临睡前换药 1 次。

【功效】引火归原，降压止晕。

【备注】临床观察，尤对病情不太严重者疗效满意。对老年患者还可起保健作用。

【出处】《外治汇要》

金银菊花汤治高血压

【配方及用法】金银花、菊花各 24~30 克。若头晕明显者，加桑叶 12 克；若动脉硬化、血脂高者加山楂 24~30 克。本方为 1 日剂量。每日分 4 次，每次用沸水冲泡 10~15 分钟后当茶饮，冲泡 2 次弃掉另换。可连服 3~4 周或更长时间。

【验证】用上药治疗高血压患者 46 例（其中单纯高血压病 27 例，单纯动脉硬化症 5 例，高血压伴有动脉硬化 14 例）。服药 3~7 天后头痛、眩晕、失眠等症状开始减轻，随之血压渐降至正常者 35 例，其余病例服药 10~30 天后均有不同程度的效果。

向日葵叶可降血压

【配方及用法】 鲜向日葵叶 120 克。洗净煎汤。每日 3 次分服。

【验证】 一男性，年 67 岁，患高血压，头晕眼花、四肢瘫痪、神志不清、体温偏高。经连服本品煎剂十余天，血压、体温均恢复正常。

【出处】《江西中医药》

桑叶可降血压

【配方及用法】 干桑叶 100 克加水 1500 毫升，煮沸后 2 分钟停火。当茶饮，不限次数，两三天后血压即下降。应随时测量血压，当血压降至正常时停止饮用。

【荐方人】 辽宁　洪喜林

用三叶鬼针草可治高血压

【荐方由来】 我是一名 66 岁的退休干部。10 多年前，我的身体很差，经常患多种疾病，尤其高血压显得更为严重。虽然经过住院治疗高血压有所缓解，但要天天服药才能控制，十分苦恼。后来，经朋友介绍，用三叶鬼针草治疗高血压，取得了显著的疗效。

当时，我在本县山上找到这种草药，拿回来后便用水煎（每次用干草药 30 克），当茶试服三五天，结果效果很好，血压恢复正常，并一直保持稳定。

三叶鬼针草的独特之处在于：患有高血压的病人服后血压降至正常，血压偏低的可以回升，血压正常的人没有变化。它确实是防治高血压、心脑血管病的特效药物。

【验证】 湖南高根普说："有一天吃饭时，我血压突然升高，手中的筷子掉落在地，觉得天旋地转，左手和两脚麻木，不能行动，但心里明白。当时想，这下子可完了。当晚老伴按本条方找来草药熬水给我喝，坚持饮用 2 个星期，经医院检查，我的血压恢复正常。"

【荐方人】 广西壮族自治区　韦绍群

服醋蛋液使血压恢复正常

【荐方由来】我曾给我姨姐夫李克维寄去《醋蛋·气功》一书，他即按书中方法制作醋蛋液服用，并介绍给一些老同志，均收到良效。现将回信摘录如下："谢谢您的关心，寄一本'宝书'《醋蛋·气功》予我。收到书后，我即动手制作，迄今已经服了七八个醋液蛋，效果很好。以前左脚左手麻木，右手指疼痛，尤其晚上难受极了，同时还小便失禁，现在都好多了，睡眠也好了，血压也正常（原是多年的高血压）。我邻居家一位从上海来此串亲的血栓后遗症患者，经我介绍服用几个醋蛋液后，现在病情也见好转，已能说话行走了。"

【验证】黑龙江卢恩祥，男，74岁，离休。他说："我用本条方治好了自己的高血压病。"

【荐方人】四川　邓泽源

用生绿豆治高血压

【配方及用法】取干燥绿色表皮的绿豆研成细末，装瓶内封存。每次15~20克，每日3次，于饭前温开水送服，随后再服白糖一汤匙，持续服2个月。如停药后观察一段时间血压仍高，则再按上法服1~2个月，血压即会正常。

【荐方人】江西　钟久春

用小苏打洗脚可治高血压

【方法】把水烧开，放入两三小勺小苏打，等水温能放下脚时开始洗，每次洗20~30分钟。

【验证】陕西崔惟光，男，76岁，离休干部。他说："我患了高血压，医生让我吃药治疗，我没有照做，而是用本条方治疗，现在血压已恢复正常。"

用黄芪治疗高血压

【配方及用法】黄芪30克，葛根15克，枸杞子25克，首乌25克，生地 25 克，女贞子 25 克，寄生 20 克，牛膝 10 克，泽泻 5 克，勾藤 20 克，牡蛎 3 克。上药水煎服。

【备注】 由于黄芪具有双向调节血压的作用，医生常虑其升压而怯用。荐方人认为重用黄芪则降压，黄芪量小则升压。临床治疗高血压，黄芪用量必须在 30 克以上，气虚兼血淤症者还可适当加量。

【荐方人】 熊文晖

【出处】 《中国医药报》（1995 年 12 月 20 日）

第二节 低血压

黄芪、党参等治低血压

【配方及用法】 生黄芪、党参各 20~30 克，白术、当归、柴胡各 10~15 克，升麻 10~12 克，枸杞子 25~35 克，附子 6~10 克，炙甘草 5~8 克。若心烦失眠、健忘多梦者，加远志、夜交藤各 10 克；若腰酸腿软者，加川续断、牛膝、杜仲各 10~15 克；若全身疼痛者，加鸡血藤、川芎、威灵仙各 10~12 克，细辛 3 克。将上药水煎，每日 1 剂，分 2~3 次口服。1 周为 1 个疗程。

【验证】 用本方治疗低血压患者 69 例，其中显效者 53 例（血压升至正常，临床症状消失）；好转者 12 例（血压上升接近正常，临床症状基本消失）；无效者 4 例（治疗前后无变化）。一般服药 1~2 周即可收效。

黄芪、官桂等治低血压

【配方及用法】 生黄芪、党参各 15 克，黄精 20 克，官桂 8 克，大枣 10 枚，生甘草 6 克。将上药水煎 3 次后合并药液，分早、中、晚 3 次日服，每日 1 剂。20 天为 1 个疗程。可连服 2~3 个疗程，直至痊愈为止。

【验证】 用本方治疗低血压患者 57 例，经用药 1 个疗程后，症状基本消失，血压升至正常范围者 20 例；连服 2 个疗程后，症状基本消失，血压升至正常范围者 35 例；2 例因未坚持用药疗效不明，服药中未见不良反应。

党参、黄精等治低血压

【配方及用法】 党参、黄精各 30 克，炙甘草 10 克。将上药水煎顿服，每日 1 剂。

【验证】 用上方治疗低血压症患者 10 例，均获痊愈。其中贫血性低血压 5 例，感染后低血压 3 例，直立性低血压 1 例，原因不明 1 例。一般服药 2~3 剂见效，如不治疗原发病则远期疗效欠佳。

人参、黄芪等治低血压

【配方及用法】 人参 6 克（或党参 15 克），黄芪、熟地黄、怀山药各 25 克，山茱萸、枸杞子各 20 克，牡丹皮、泽泻、麦门冬、茯苓、五味子各 10 克，生甘草 6 克。临床应用本方时，可随证加减。若气虚明显者，黄芪可重用至 40~50 克；若血虚者，加全当归、何首乌、鸡血藤各 20~30 克；若头晕甚者，加野菊花、天麻、钩藤各 10~15 克；若腰膝酸痛者，加杜仲、狗脊、川续断各 10~15 克；若阴虚火旺者，加川黄柏、知母、生地黄各 8~12 克。将上药水煎，每日 1 剂，分 3~4 次口服，半个月为 1 个疗程。

【验证】 用本方治疗低血压患者 55 例，经用药 1~2 个疗程后，其中痊愈者（血压恢复到正常范围）48 例；显效者（血压接近正常者）5 例；无效者（治疗前后无明显变化）2 例。

西洋参、桂枝等治低血压

【配方及用法】 西洋参 5 克，桂枝 15 克，制附子 12 克，生甘草 10 克。将上药用开水泡服，频频代茶饮。每日 1 剂。服至症状消失，血压恢复正常为止。

【验证】 用本方治疗低血压病患者 28 例，经用药 20~31 天，血压均恢复到正常范围，追访 3~5 年，未见复发。

鬼针草可调节低血压

【荐方由来】 我很长时间里自觉头晕、头重脚轻、全身乏力、睡眠欠佳，干点活上喘，尤其是夏天上述症状加重，医生诊断是原发性低血压。

药用了不少，钱都白花了。自从我服用了鬼针草中药，半个月后，自觉全身有力，干活有劲头，头晕症状消失了，睡眠也好了，食欲增加了，血压恢复正常。

鬼针草不但治低血压，还能治高血压症。我老伴患高血压已10年多，头晕、头痛严重，活动困难，全身无力。她试着口服鬼针草，服药1周，血压即开始下降。半个月后非常惊奇地发现，血压由过去的23.9/17.3千帕（180/130毫米汞柱）降到17.3/10.6千帕（130/80毫为汞柱），血脂化验正常。我们老两口乐得几天合不上嘴，花钱不多，治好了我们老两口的病。10多年的心病一招去掉了，血压平稳了。鬼针草真是稳定血压的良药。

【验证】宁夏李秦虎说："我患低血压，当服用鬼针草后，我的血压升至正常。当我停服3个月后，血压又一次下降，我又开始服用，几天后低血压又恢复正常。实践证明，鬼针草是一种很好的特效药物。"

【荐方人】河北 史恒秀

【出处】《老年报》（1997年9月25日）

甘草、桂枝等可治低血压

【配方及用法】甘草15克，桂枝30克，肉桂30克。3味药物混合，水煎当茶饮。

【验证】吉林宋德才，男，68岁，退休干部。他说："梁晶患低血压多年，经县医院治疗效果不明显。我用本条方为他治疗，仅服3剂药治愈。"

【出处】广西医学情报研究所《医学文选》；《实用民间土单验秘方一千首》

第三节 脑动脉硬化、脑血管意外疾病

服醋蛋液可治动脉硬化症

【配方及用法】陈醋100毫升，放入带盖茶杯中，杯内再放一个新鲜鸡蛋，盖上盖密封 4 天后，将鸡蛋壳取出，把鸡蛋和醋搅匀，再盖上盖密封 3 天即可服用。每剂可用 7 天，第一剂药服到第三天可制下一剂。每次口服 5 毫升，每日 3 次。

【出处】《偏方治大病》

黄连、黄芩可治脑血管硬化

【配方及用法】黄连、黄芩微炒，各 50 克研末，白芷 25 克，制蜜丸，每丸 6 克。日服 1 次，饭前服。一般 3 天后有效。

【荐方人】河南　刘学堂

首乌、女贞子可治脑动脉硬化

【配方及用法】首乌、女贞子、仙灵脾、丹参、当归各 20~25 克，川芎、山楂、玉竹各 15 克，枸杞子、红花、牛膝各 10 克，水煎服。每日 1 剂，上下午各服 1 次，20~30 天为 1 疗程。如有改善（症状和脑血流图好转，血黏稠度、血脂降低），则再用 1~2 个疗程巩固。如见气虚加黄芪 15~30 克，党参 10 克；痰浊加胆南星 5 克，制半夏 9 克；四肢麻木不灵活者加地龙 15 克，僵蚕 10 克；肝阳上亢血压高加天麻 6 克（另炖服），钩藤 12~15 克，决明子 15 克。

【验证】新疆邢源恺，男，54 岁，干部。他说："葛老汉的老伴患脑动脉硬化症，用本条方试治，当服药 20 天后，开始见效，1 个月后头不晕了，各种症状消失了。为巩固疗效，又服用了 2 个疗程，随访 3 年未见复发。"

【荐方人】广西壮族自治区　王书鸿

第五章　泌尿系统疾病

第一节　各类肾炎

白花蛇舌草、白茅治肾炎

【配方及用法】白花蛇舌草、白茅根、旱莲草、车前草各9~15克。将上药水煎，分2次口服，每日1剂。1周为1个疗程。

【验证】用上药治疗急性肾炎患者50例，其中治愈40例，好转10例，浮肿一般在2~7天内完全消退。

野鸭肉炒食治肾盂肾炎

【配方及用法】野鸭肉适量。炒食野鸭肉，量不限，3天1次，6天为1疗程。

【验证】此方治疗慢性肾盂肾炎14例，其中临床症状消失9例，好转5例。

【出处】《浙江中医杂志》（1987年第12期）、《单方偏方精选》

刺梨、丝瓜治急性肾小球肾炎

【配方及用法】刺梨根鲜品200克（干品100克），丝瓜根（干鲜均可，如无根，用丝瓜叶和丝瓜络代替）4根，红糖30克，鲜瘦猪肉100克。先将丝瓜根、刺梨根放入砂锅内煎30分钟，再将红糖、瘦猪肉放入煎

30 分钟后取出，喝汤吃肉，每日 1 剂，连服 3 剂为 1 疗程。

【验证】治疗 10 例，均临床治愈。其中，1 个疗程痊愈者 7 例，2 个疗程痊愈者 3 例，治愈后随访 2 年未见复发。

【荐方人】四川　杨从军

【出处】《当代中医师灵验奇方真传》

金樱子、菟丝子等治慢性肾小球肾炎

【配方及用法】金樱子、菟丝子、女贞子、枸杞子、车前子、丹参各 20 克，党参、公英、赤小豆各 30 克，草薢 15 克。上药水煎 2 遍，取汁 500~600 毫升，日服 2 次，每日 1 剂，20 天为 1 疗程，连服 4~6 个疗程。气虚加黄芪 30~60 克；血虚加首乌 30 克，当归 10 克；浮肿加泽泻 20~30 克，大腹皮 15 克；阳虚加附子 6~12 克。

【验证】重庆邓明材，男，80 岁，退休教师。他说："周康琼患肾小球肾炎 4 年多，全身水肿，四处求医，花掉 1000 多元治疗无效，后来我用本条方为她治愈。"

【荐方人】山东　王宙田

【出处】《当代中医师灵验奇方真传》

大戟煎汁顿服治肾小球肾炎

【配方及用法】取手指大小的大戟 2~3 枚（约 10~30 克），上药刮去外皮，以瓦罐煎汁，顿服，服后多出现呕吐及腹泻水液。间隔数天再服，剂量及间隔时间视患者体质及症状灵活掌握。个别气血虚衰患者，于水肿消退大半后，用大戟复方（大戟、锦鸡儿、丹参各 15~30 克）轻剂缓服，需 40~50 剂。

【验证】此方治疗肾小球肾炎 6 例，4 例用上方，2 例服上方后再服复方，水肿均消退，尿检正常，症状好转，恢复劳动能力。

【出处】《浙江中医药》（1997 年第 5 期）、《单方偏方精选》

用猪胃大蒜治肾炎

【配方及用法】猪胃 1 个，紫皮独头大蒜 7 头。将猪胃洗净，紫皮独头大蒜剥皮后放猪胃内，然后将猪胃放锅中煮至烂熟，吃肉、蒜，喝汤，一次或多次吃完均可。

【荐方人】安徽　王影

【出处】广西科技情报研究所《老病号治病绝招》

用白茅治肾炎

【荐方由来】1961 年我患上肾炎，住院治疗几个月，病情有所控制，但未能根治。出院以后，长期服中药治疗，但小便化验总是有蛋白、红细胞、白细胞和颗粒管型。

听人说，此病叫做富贵病，无特效药可治，只能吃中药慢慢调养。我真有些灰心了，认为病治不好，时间拖长了，可能会成尿毒症。后来，一位朋友告诉我，白茅根可以治肾炎，于是，我让住在乡下的弟弟替我挖了些白茅根，足有十多千克。

当时，我在一所省属重点高中教书，一个人，煎药不方便，于是我就在蒸饭罐里放 100 克白茅根另加 300 克水蒸制，每天将蒸制的汤分 2 次服下。这样服了 1 个月左右，效果出现了，水肿消退了。后来继续服了 3 个月，化验小便蛋白、颗粒管型消失了，病痊愈了。

很多年过去了，我的肾炎没有复发过。看来，白茅根真的能根治肾炎病。

【备注】服药应当有耐心，应根据自己的病情决定服药的时间和剂量。

【荐方人】齐斌

【出处】广西科技情报研究所《老病号治病绝招》

水煎山楂可治肾炎

【配方及用法】山楂 90 克（1 日量），水煎，分 3 次服，连服 7 日。

【验证】河北裴开田，男，53 岁，业务员。他说："我爱人患过 2 次尿道炎，吃了很多药也没有去根。有一次又突然发病，尿急、尿痛并带有血迹。我通过查阅相关资料，确定她患了肾炎。于是，用本条方试治，没想到连服 2 天，症状完全消失了，她的病彻底治愈了，而且至今未犯。"

【出处】《陕西新医药》（1995 年第 1 期）、《单味中药治病大全》

第二节 尿痛、尿血、尿路感染

鲜金钱草取汁服治尿道刺痛

【配方及用法】鲜金钱草 150 克。将鲜金钱草洗净，绞取汁服用，每日 2 次。

【备注】金钱草以其颜色金黄，形似铜钱而得名，有清热利尿，消肿解毒之效用。据元朝《巴东志》记载，王村一老妇患了热淋证，小腹拘急疼痛，小便次数增多，尿道刺痛。有一民间草医，用新鲜金钱草一把绞汁，让老妇服下，每日 2 次，3 天而愈，人们皆谓其神药。后人也经常应用，确有效验。

【出处】《小偏方妙用》

生地、茯苓等可治尿血

【荐方由来】本方是家父梁燕楼（名老中医）传授的验方，用于治疗尿血症患者 24 人，均获显著疗效，随访 2 年无复发。

【配方及用法】生地 50 克，茯苓 30 克，丹皮 12 克，泽泻 15 克，白芍 20 克，旱莲草 25 克，黄柏 10 克，阿胶 15 克（煎药去渣取汁，文火煎阿胶），滑石 20 克，白茅根 20 克，甘草 6 克。水煎服，日服 1 剂，连服 4 剂。

【验证】四川周为，男，67 岁，退休干部。他说："我在 1999 年 12 月尿血，并带有血块，按本条方连续服药 3 天，花药费 15.80 元，症状消失。"

【荐方人】海南 梁天生

【出处】《当代中医师灵验奇方真传》

金银花、蒲公英等治血尿

【配方及用法】金银花、蒲公英各 30 克，马勃、漏芦、大蓟、小蓟各

15 克，白术、茯苓、泽泻各 10 克，红花、丹参、赤芍各 12 克，生甘草 8 克。将上药水煎 3 次后合并药液，分早、中、晚 3 次口服，每日 1 剂，5 剂为 1 个疗程。

【验证】用本方治疗血尿患者 89 例，其中痊愈者 85 例，显效者 4 例。痊愈者中，服药 1 个疗程治愈者 46 例；2 个疗程治愈者 30 例；3 个疗程治愈者 9 例。愈后经随访 1~2 年，均未见复发。

马齿苋可治尿路感染

【配方及用法】马齿苋干品 120~150 克（鲜品 300 克），红糖 90 克。马齿苋如系鲜品，洗净切碎和红糖一起放入砂锅内加水煎，水量以高出药面为度，煎沸半小时则去渣取汁约 400 毫升，趁热服下，服完药盖被出汗。如属干品则需加水浸泡 2 小时后再煎，每日服 3 次，每次煎 1 剂。

【验证】治疗急性尿路感染 53 例，全部治愈。临床症状消失时间：短者 4 小时，长者 3~5 天。继续给药巩固治疗天数为 7~15 天。

【出处】《新中医》（1979 年第 4 期）、《单味中药治病大全》

龙葵蔗糖水治急慢性尿路感染

【配方及用法】龙葵 500 克，蔗糖 90 克。将龙葵晒干切碎，加水 4000 毫升，煮沸 90 分钟后过滤取汁，滤渣再煎沸 1 小时后取汁去渣，然后把 2 次药液合并过滤，浓缩至 1000 毫升，趁热加入蔗糖溶解并搅匀，每次服 100 毫升，每日 3 次，5 天为 1 疗程。

【验证】治急、慢性泌尿系感染 30 例，全部治愈（2~6 个疗程）。经随访 4 个月至 4 年，未再复发。

【出处】《四川中医》（1987 年第 5 期）、《单味中药治病大全》

用竹叶红糖水治尿路感染

【配方及用法】竹叶 1 克，红糖适量，熬成一大碗喝下，立见功效，3~5 碗病痊愈。

【验证】河北王重学，男，66 岁，中医。他说："我用本条方治愈 6 例尿路感染患者。"

【荐方人】傅殿科

【出处】《晚晴报》（1997 年 3 月 1 日）

第三节　尿失禁、尿频、遗尿

猪膀胱治小便失禁

【配方及用法】将新鲜猪膀胱洗净，不加盐煮熟，每日吃 3 次，每次吃 15~30 克。连续食用十天至半个月，此症便可明显好转或痊愈。如若患病较重，可再多吃三五日，其疗效十分显著。

【荐方人】高云阁

【出处】《老年报》（1996 年 7 月 20 日）

益智仁、桑螵蛸治老年性小便失禁

【配方及用法】益智仁（打碎）25 克，桑螵蛸 15 克，菟丝子 30 克，龙骨（先煎）25 克，牡蛎（先煎）20 克，山萸肉 25 克，山药 30 克，五味子 10 克，乌药 25 克。上药加水 400 毫升，水煎 30 分钟，取汁 200 毫升；二煎加水 300 毫升，取汁 150 毫升，二煎混合，每日服 2 次。气虚者加党参、黄芪、升麻，肾阳虚者加肉桂、附子。

【验证】治疗 10 余例均有良效。服药期间忌服生冷之物。

【荐方人】黑龙江　王玉洁

【出处】《当代中医师灵验奇方真传》

用干姜甘草汤治遗尿

【配方及用法】干姜、甘草、夜关门各 30 克，台乌、益智仁、白术各 10 克。上药用冷水浸泡 20 分钟后，文火煎 30 分钟，取汁约 300 毫升，1 日 3 次，2 日 1 剂。

【验证】治疗患者 100 例，治愈（用药 2 剂，临床症状消失，小儿遗尿消失，成人小便正常）90 例，好转（用药 6 剂以上，临床症状改善，小儿遗尿逐渐减少，成人小便失禁逐渐减轻）10 例。

【荐方人】四川　吴甫兴

【出处】《当代中医师灵验奇方真传》

火麻仁、覆盆子等治尿频

【配方及用法】火麻仁、覆盆子各 15 克，杏仁、生白芍各 9 克，生大黄 6 克，枳壳、厚朴各 5 克，桑螵蛸 12 克。将上药水煎，分 2 次服，每日 1 剂。

【验证】用上药治疗尿频症患者，均在服药 5~7 剂后获得痊愈。

党参、黄芪等治尿频

【配方及用法】党参、黄芪各 20 克，生大黄（后下）、车前草、茯苓、山药、泽泻、川黄连、白术各 10 克，生甘草 8 克。将上药水煎，分 2~3 次口服，每日 1 剂。5 剂为 1 个疗程。

【验证】用本方治疗尿频症患者 31 例，经用药 5~10 剂，痊愈者 28 例，显效者 3 例。

五味子、胡椒可治愈遗尿

【配方及用法】五味子、胡椒、故纸各 6 克。上三味共为细末，糊在肚脐上，胶布封闭，每天换 1 次，4 天为 1 疗程，若见效，连续服二三次即愈。

【荐方人】河南　燕国龙

覆盆子、金樱子治遗尿

【配方及用法】覆盆子、金樱子、菟丝子、五味子、仙茅、山萸肉、补骨脂、桑螵蛸各 60 克，丁香、肉桂各 30 克。上药共研细末装瓶，防止挥发漏气失效。取药粉约 1 克，倒满病人肚脐眼，滴 1~2 滴酒精或高粱酒后，再贴上暖脐膏药（药店有售；烘时不可太热，防止烫伤皮肤）；也可用薄层棉花或纱布一层覆盖，外加塑料薄膜贴上胶布条。每 3 天换 1 次。

也可同时口服药粉，每天早、晚各 1 次。每次 5~6 克。剂量亦可按病人体质或病情，酌情增减。口服药粉时，可加些白糖调拌后服下。

【验证】用贴脐法治疗 11 例，均治愈。其中 2 次治愈者 5 例，3 次治愈者 3 例，4 次治愈者 2 例，5 次治愈者 1 例。用贴脐加口服药粉法治疗 16 例，均治愈。

【出处】《中医杂志》（1994 年第 4 期）、《实用专病专方临床大全》

第四节　尿闭（癃闭）

用鲜葱白加白矾治尿闭

【荐方由来】我老伴 66 岁，年老多病身体很不好，主要患有心脏病。在前年住院时，医生又说她患有严重的糖尿病。

一天晚上，她的病又犯了，把她折腾得在床上乱滚，坐着不行，躺着也不行，肚子越憋越大，上厕所蹲着不但不排尿，反而还往上抽，把我急得团团转。我想这一定是不能排尿所致。于是，我把在旧书摊上买来的一本《中草药土单方汇编》找了出来，翻到小便不通一章节，一验方写着：鲜葱白、白矾各 15 克，用法是共捣烂，敷在肚脐上。

我立即将这两样药找齐，放在捣蒜缸中，捣成糊状，摊在纱布上，下部托上薄塑料布，敷在老伴的肚脐上。真灵，不大一会儿（约有半个小时），她去厕所，这回小便顺利地排下了。

【荐方人】辽宁　高金生

用生大蒜与生猪油治老年尿闭

【配方及用法】取生大蒜 1 瓣（剥去衣皮）和生猪油少许捣烂，用纱布（或消毒布片）包扎，敷在肚脐上，当天敷贴，小便即通畅。如果小便通后，尿流频频，即取金樱子（根）25 克，用水煎服，小便就会正常。

【荐方人】浙江　金昌礼

用蟋蟀治小便不通

【荐方由来】我是某敬老院的老人，85 岁，曾于 1992 年秋得了个小便不通的病，住院治疗 2 次均不见效。第一次导尿，第二次通过手术开刀安上导尿管，痛得受不了，我实在遭不起这个罪，说什么也要回到敬老院不可。就在那天敬老院服务员说，《辽宁老年报》三版有一偏方治小便不通。没等我回敬老院，几位服务员就到山上找了 3 个蟋蟀，焙干研末，让我用白开水冲服。不到 20 分钟，连导尿管都顶掉了，病也好了。

【荐方人】四川 赵江海

用葱白胡椒敷脐治小便不通

【配方及用法】葱白 1 根（约 10 厘米长），白胡椒 7 粒，共捣烂如泥，填敷肚脐上，盖以塑料薄膜，胶布固定。

【出处】《老人报》（1996 年第 7 期）

用矾盐散外治老年尿潴留

【配方及用法】白矾 60 克，研末与食盐 30 克搅匀调成药散后，湿敷神阙穴（位于脐窝正中）。

【验证】广西王唯懿，男，60 岁，干部。他说："我岳父年近 80 岁，患前列腺肥大症，小便癃闭不通。我有事外出，儿子在柳州市第二中医院请回一外科大夫，检查为前列腺肥大发炎，行导尿管并保留 3 天，同时服前列康等药。第三天中午将导尿管拔下，晚上老人下腹发胀，小便还是不能自解。我回来后马上按本条方为其治疗，约半夜一两点钟，老人睡觉了。天亮醒来，床单、被单全部尿湿，小便不知什么时候通了，现已有两三年未复发。"

【荐方人】李子云

【出处】《老年报》（1996 年 5 月 7 日）

单用田螺治癃闭

【荐方由来】1994 年 3 月，我患了癃闭，出现尿频、尿急和滴沥不畅的毛病，经 B 超检查，前列腺已达 5.8 厘米×4.5 厘米，成为 Ⅱ 度肥大，质硬。虽经中西医多方治疗，但总是预后不良，反跳不休，有时甚至发生尿路阻塞，只得靠插管导尿，弄得心神不宁，狼狈不堪。到了 5 月，我的一位老友（退休中医师）推荐一个小方让我试用，我按方治疗不到半月，病竟然奇迹般痊愈了。

【配方及用法】取大田螺 1 个，剥壳后，连屎带肉加食盐少许共捣如泥敷脐上，外贴麝香止痛膏 1 张，每次敷 60 分钟，隔天换药 1 剂。

【验证】湖北蒋必科，男，74 岁，离休。他说："同事付某患尿闭，用本条方治疗很见效。"

【荐方人】四川　唐琪

黄芩、桑白皮等可治癃闭

【配方及用法】黄芩 24 克，桑白皮 15 克，麦冬、山栀、木通各 10 克，黄连 6 克，车前子（布包）18 克，竹叶 3 克，王不留行 15 克。上药共煎 30 分钟，约 300 毫升，隔 4~8 小时服 1 剂，同时用生半夏少许研面，水泛为丸，绿豆大小入鼻取嚏。

【验证】治疗癃闭患者 52 例，治愈（用药 2 次，临床症状消失，小便通畅）47 例，好转（用药 3~5 次，临床症状改善，小便自行排出）5 例。

【荐方人】山西　冯曙光

【出处】《当代中医师灵验奇方真传》

宣化汤治癃闭有神奇疗效

【配方及用法】炙枇杷叶（布包）、豆豉、郁金各 12 克，车前子（布包）、紫菀各 15 克，川通草、上官桂各 5 克。上药水煎每日 1 剂，早、晚各 1 次。

【验证】治疗 50 例患者，治愈（用药 1~2 剂，临床症状消失，小便畅通）46 例，好转（用药 3~5 剂，临床症状消失，小便通畅）4 例。

【荐方人】江苏　薛其祚

【出处】《当代中医师灵验奇方真传》

大蒜、蝼蛄可治癃闭

【配方及用法】大蒜2瓣，蝼蛄7个。将上2味捣烂如泥，贴脐中，约半小时，小便即通。

【出处】《小偏方妙用》

用葱白治产后尿潴留

【配方及用法】葱白250克。将葱白切碎炒热，用纱布包好，在脐部及其周围热熨至患者自觉有热气入腹内。

【验证】治疗产后尿潴留和妊娠合并尿潴留共10例，均治愈。一般热熨2~3次，小便可通。

【出处】《广西玉林医药》（1978年第1期）、广西中医学院《广西中医药》增刊（1981年）

满天星、车前草治小便不通

【配方及用法】满天星、生车前草各1盅冲烂，用净布包好放淘米水内，榨去绿水兑白糖饮之。一般服药后3小时小便可通。

【荐方人】广西 诸葛达

【出处】广西医学情报研究所《医学文选》

第五节 乳糜尿（白浊尿）

穿山甲研末黄酒冲服治乳糜尿

【荐方由来】一位姓贺的男士，54岁，患乳糜尿15年，有时为乳糜血尿，多方就医，皆诊断为"丝虫病"，曾服海群生3个疗程及中药多剂，无改善。于1985年秋用穿山甲治疗。共服药10天，用整穿山甲2个，乳糜尿消失，随访一年，无复发。

【配方及用法】将穿山甲甲片或整穿山甲（去内脏）置瓦片上焙焦干，研末，每次 10~12 克，每日 3 次，黄酒冲服。

【出处】《中医杂志》（1987 年第 3 期）、《中医单药奇效真传》

山楂碾末为丸可治乳糜尿患者

【荐方由来】一位姓何的老妇，65 岁。1983 年 8 月 4 日初诊，患血丝虫乳糜尿史 19 年。经中西药物多方面治疗，但乳糜尿迁延不愈。近月来病情加剧：每溲均作乳糜状，混浊如浆，晨起为甚，无涩痛感。多食油腻则腔腹胀闷，便溏不实，尿浊加深。伴见面目虚浮，四肢酸软，舌淡，苔白腻，脉细缓。尿化验：乳白色浑浊，蛋白"+++"，乳糜定性"+++"。辨证为脾胃气滞，脾不化精，脂膏下流。治以健脾行滞，消导分清，处方单用山楂碾末为蜜丸。每日 90 克，分 3 次服，服至半月，小便日渐清澈，乳糜尿完全消失，腹胀改善，饮食较佳。晨尿连检多次均为正常。停药随访 2 年未见复发。

【出处】《上海中医杂志》（1987 年第 8 期）、《中医单药奇效真传》

用银杏桂圆可治乳糜尿

【荐方由来】1993 年我妻患了乳糜尿，小便呈豆浆状，用多种方法治疗不见效，发展为糜血尿，尿中红细胞"++++"，医生建议用手术方法疏通肾周围被阻塞的淋巴管。虽然我听说手术效果不确定，但仍准备作最后一拼：一方面四处筹款，另一方面想点子给她补身子。我每天早晨剥五六个银杏果、五六个桂圆，再加约 15 克枸杞子，约 15 克冰糖共煮后给她空腹吃下。约吃 20 多天，妻子突然发现她的小便变清了。我很惊喜，又给她连着吃了 20 天左右。至今已过了一年半，妻子的乳糜尿未复发过。

我怀着好奇心查找有关资料，得知银杏可补心养气，益肾润肺；桂圆可补心养气，开胃健脾；枸杞子能滋肾润肺，治肝肾气上述诸味并用，相得益彰。

【验证】贵州张维忠说："谭国孝长期解小便疼痛，尿呈脓白色，曾去过几家诊所，花费 200 多元，可是一直未治好。后来我告诉他用本条方治疗，用药 3 天就好了。"

【荐方人】益民

【出处】《老年报》(1996 年 11 月 5 日)

射干煎服可治乳糜尿

【配方及用法】射干适量。病程长及体质壮实者，用射干 20～25 克；病程短及体弱者，用射干 12～15 克，煎水适量，每日分 3 次服。病程长者，酌加川芎 9 克，赤芍 12 克；乳糜血尿者，酌加生地 15 克，仙鹤草 15 克。

【备注】用射干治疗乳糜尿古今本草书籍虽未载，但民间有此单方。用法是射干约 10 克，切细，与鸡蛋一个搅匀，再加糯米酒一杯（约 50 毫升），久蒸。日服 3 次，连服 7 天。疗效亦肯定。

【出处】《中医杂志》(1986 年第 11 期)、《单味中药治病大全》

当归、川牛膝等可治乳糜尿

【配方及用法】当归、川牛膝各 15 克，黑白丑 3 克，冰片（冲）3 克。将上药先用清水浸泡 30 分钟，再煎煮 20 分钟，每剂煎 2 次，将 2 次煎出的药液混合共约 300 毫升，分早、晚 2 次温服。腰酸乏力者，加首乌、枸杞、黄芪各 15 克。

【验证】治疗 53 例，治愈（临床症状消失，乳糜尿实验呈阴性）42 例，好转（临床症状明显改善，有小便浑浊者）11 例。

【荐方人】甘肃　周斌

【出处】《当代中医师灵验奇方真传》

第六节　泌尿系统结石

金钱草、鸡内金等可治肾结石

【配方及用法】金钱草、鸡内金各 30 克，海金沙 25 克，石苇、冬葵子、当归、川芎、三棱、文术、元柏、泽泻各 20 克，枳壳、甘草各 15

克。上药冷水浸泡 30 分钟后，文火水煎 20 分钟取汁 300 毫升，分 3 次服。腰酸痛者加山萸肉、杜仲各 20 克，有积水者加猪苓、茯苓皮各 30 克。

【验证】山东朱传辉说："本镇张承权患肾结石 3 年多，在县医院做过碎石，又用中药治疗，一直未愈。后来我用本条方为他治疗，服药 23 剂治愈。"

【荐方人】黑龙江　赵淑兰

【出处】《当代中医师灵验奇方真传》

金钱草、白茅根可治肾结石

【配方及用法】金钱草 15 克（鲜药 31 克），白茅根 62 克，地骨皮 46 克，兑水 2~2.5 千克，水煮沸后文火煎 10~15 分钟，滤出汁液，放温后代茶饮。一次饮不完，装进保温瓶里，每天饮数次。每剂药煎 2 次，煎第二次时适当少添些水。每天 1 剂。菠菜子 1.5 千克，放锅内文火焙黄，研面过罗干吃或温开水冲服。每天 3~4 次，服 62~93 克，7 天为 1 疗程。轻者 1 个疗程，重者 2 个疗程。若无特殊情况，一般不超过 3 个疗程，即可治愈。

【备注】患者服药期间忌房事，忌食生冷和荤腥食物，宜多休息，多吃素食和新鲜蔬菜。

【出处】《中医药信息报》（1995 年 10 月 7 日）

滑石、木通可治肾结石

【配方及用法】滑石 20 克，木通 6 克，金银花 10 克，车前草 12 克，金钱草 15 克，海金沙 15 克，瞿麦 10 克，泽泻 10 克，萹蓄 10 克，甘草 10 克，生地 10 克。上药水煎服，每日 1 剂，分 3 次服，连服 5 剂为 1 疗程。一般经 2~3 个疗程，肾结石病可愈。

【备注】在进行中药治疗的同时，每天大量饮水，并在楼梯上或平地上多跳动，促使结石化小和排出。

【验证】广东东莞黄元，男，65 岁，教师。他说："我镇有一位老妇患肾结石，曾在县人民医院治疗 1 个多月未见效，只是用碎石机把结石击碎了，但碎石块一直未能排出，已花费 3000 多元。后来经别人介绍，找我医治。我用本条方为她治疗，服药4剂时，就见小沙粒从尿道中冲出。又服几次后，到医院检查，结石已消失，但还是有些积液。于是，又按法服药，积液也消失了，宣告肾结石痊愈。"

【荐方人】湖南　谢长文

【出处】《农家科技》（1997年第10期）

核桃仁可治胆肾结石

【配方及用法】核桃仁50克（生、熟各一半碾成粉），冰糖粉50克，熟香油50克（菜油、花生油均可）。服时将三样混合成糊糊即可，每天早、晚各服一半。服完后，仍按上述配方继续配食。

【验证】广西王唯懿，男，60岁，干部。他说："朋友之妻患肾结石，并伴有腰胀疼，因不愿手术，便在当地打点滴，痛未解除，服止痛药后，疼痛减轻。我得知后告诉她用本条方治疗。几天后，她告诉我，服药后未见疼痛，人也渐有精神，食量也增加了，能做家务活了。"

【荐方人】云南　何思问

鹿角霜治尿路结石

【配方及用法】鹿角霜30克，菟丝子、鸡内金、石苇、海金沙、白芍各12克，生甘草梢、王不留行各9克，琥珀1克（吞），金钱草15克，乌药、桃仁各6克。水煎服，每日1剂。

【功效】温肾壮阳，排石活血，化淤通络。

【验证】王某，男，中年。1976年5月发现左腰痛，放射至左下腹，尿少，西药治疗无效，发展致面部浮肿、神疲。肾图示：右肾分泌正常，排泄迟缓；左肾梗阻曲线，静脉肾盂造影，发现盆腔左上部有0.5厘米×1厘米长圆形及边缘不整齐之不透光阴影，长轴与输尿管行走方向一致，伴左肾盂积水。诊为左侧输尿管下段结石，左肾盂积水。患者持续腰痛，面色不华、微肿，畏寒，舌淡脉沉。治以温肾壮阳、活血化癖排石。予上方3剂，药后小腹不适、小便疼不可忍，排出花生米样大小结石1粒。腹部平片示结石已排。继予利尿固肾之品善后。

睡前饮牛奶防治胆结石

【配方及用法】全脂鲜牛奶 1 杯。牛奶加热，睡前顿服。

【功效】可有效防止胆结石的形成。

【验证】王某，男，76 岁，常年饮用上方，无胆结石病史。

第六章　内分泌系统疾病

第一节　浮肿、口干症、身体肥胖症

羊肉煮菟丝子治浮肿

【配方及用法】用黄豆地里黄丝子（也叫菟丝子）和羊肉一起煮熟吃，吃饱为止，不计量，第一天吃了，第二天就消肿。

【验证】宋文章，男，54岁。患浮肿病8个月，曾多次求医无效，而且越来越重，像是要裂开似的，后用本方1剂痊愈。

【荐方人】辽宁　张海莲

嚼服枸杞子治口干症

【配方及用法】枸杞子一把（约30克）。每晚临睡前取上药，水洗后徐徐嚼服。凡老年经常性夜间口干均可应用。

【验证】辽宁罗振亚，男，86岁，退休干部。他说："我本人由于年龄大了，近一年来夜间口干难受，每天晚上得起床喝2次水。后来我用本条方治疗，口渴时就嚼几粒枸杞子，真有效，一嚼就有口水，嘴也不干了。"

【出处】《新中医》（1989年第6期）、《单味中药治病大全》

咽唾液对口干症有效

【荐方由来】三年前我做保健操时，有一节是舌在齿外和齿内各左右转9次，产生的唾液分3次咽下。我照此做了约半年，就感觉晚上睡眠特好，无口干感觉。从此，我除坚持做保健操外，经常有意识地将唾液咽入腹内，自我感觉效果极好。我现在食欲好，精神好，睡眠正常，前几年得的冠心病也好了（已有三年不吃药）。

【功效】唾液中含有多种促进健康的有效成分，具有抗菌，助消化，滋润口腔、咽喉及胃肠道的作用。

【荐方人】张淑林

【出处】《晚晴报》（1997年3月12日）

喝枸杞子茶可助减肥

【配方及用法】枸杞子30克（每日量）。上药当茶冲服，早、晚各1次，用药期无禁忌。

【验证】经治5例肥胖患者，单用枸杞子治疗1个月后，2例男性体重分别下降2.6千克、2.8千克，3例女性为3千克、2.9千克、2.7千克。连用4个月后，5例体重均降至正常范围。

【出处】《新中医》（1988年第7期）、《单味中药治病大全》

山楂泡茶饮可助减肥

【荐方由来】我老伴72岁，胖得连走路都不方便，减食也不生效。听一个亲戚说用山楂泡茶喝可减肥，于是抱着试试看的想法，买了1.5千克山楂开始泡茶喝。喝了1个多月觉得有效，现在已喝了4个月，感觉行动各方面利索多了。

【方法】山楂片每次泡20多片。冷天泡1次喝2天，热天泡1次用1天，最后把山楂吃了。不能间断，每天不定量，想喝就喝，最好有意识多喝点。

【荐方人】河南　曲海岳

荷叶茶可助减肥

【配方及用法】荷叶15克（如有新鲜荷叶则用30克）。将荷叶加入新鲜清水内，煮开即可。每日将荷叶水代茶饮服，连服60天为1疗程，一般每 1 疗程可减轻体重 1~2.5 千克，按剂量长期服用疗效更佳。

【荐方人】 山东　吴家群

第二节　糖尿病

红豆杉根炖排骨可治糖尿病

【配方及用法】 红豆杉的根（宜兰山上产）250 克，加水 4 碗煎成 1 碗的汤，再以此汤炖排骨，汤与排骨一起服用，每天 1 剂，连服 3 剂，即可治愈。

【出处】 广西医学情报研究所《医学文选》（1988 年第 4 期）

苦瓜可疗糖尿病

【配方及用法】 取苦瓜 250 克，洗净切碎，水煎半小时，频服，每次一茶杯；或把苦瓜烘干，碾成粉，压成片剂，每片重 1.5 克，每日服 3 次，每次 15~25 片，饭前一小时服。无副作用。

【荐方人】 黑龙江　谭林

【出处】 《老年报》（1998 年 6 月 4 日）

萝卜汁治轻、中型糖尿病

【配方及用法】 选红皮白肉萝卜，捣碎取汁 100~500 毫升为 1 次量，早晚各服 1 次，7 天为 1 疗程，可连服 3~4 个疗程。

【功效】 清热降火，生津补液，健胃消食，止咳化痰，顺气解毒。

【验证】 冯某，女，中年，农民，1983 年 4 月 16 日诊。患糖尿病 1 年，曾经中西医治疗，病情时轻时重。症见口渴腰酸，疲倦无力，汗出尿频，心悸善饥，舌上赤裂、边尖红，脉细数。空腹血糖 185 毫克、尿糖"+++"。嘱停服它药，每天饮萝卜汁，早晚各 1 次，每次约 100 毫升，连续服 21 天。检查：空腹血糖 85 毫克、尿糖阴性，其余症状已不明显；自觉胃部略感空虚嘈杂。处以玉竹 30 克煎服，以滋气养阴，服半月后精神转佳，能参加全日劳动。为巩固疗效，嘱续服萝卜汁 1 个月，观察 2 年未复发。

黑木耳、扁豆治糖尿病

【配方及用法】 黑木耳、扁豆等份。晒干，共研成面。每次 9 克，白水送服。

【功效】 益气，清热，祛湿。用治糖尿病。

【验证】 黄某，男，55 岁，患糖尿病 2 年，症见口渴腰酸，疲倦无力，汗出尿频，心悸善饥，经多方用药无明显好转，后每天服上方，连用两月，尿糖转阴，血压正常。

元参、麦冬可让血糖指数恢复正常

【配方及用法】 元参、麦冬、熟地、黄芪各 90 克，云苓、栀子、花粉各 15 克，山萸肉 30 克，豆豉 45 克，知母 30 克，水煎服。每剂煎 3 次，将 3 次药汁混合搅匀，早、中、晚饭后各服 1 次。

【验证】 河北刘宣麟，女，48 岁，医生。她说："张芬患糖尿病及多种疾病，我告诉她用本条方治疗，结果收到了很好的效果，血糖指数基本恢复正常。"

【荐方人】 河南　黄福林

黄芪、太子参等可降血糖

【配方及用法】 黄芪 40 克，太子参 15 克，白术 10 克，萸肉 10 克，白芍 15 克，生地 15 克，川牛膝 20 克，黄精 30 克，茯苓 15 克，黄芩 10 克，黄连 6 克，元参 20 克，五味子 10 克，三七 5 克（冲服），泽泻 10 克，车前子 15 克，柴胡 10 克，乌梅 10 克，生姜 3 克，甘草 10 克。上药水煎服，每天 1 剂，每剂 3 煎，每煎 30 分钟（以开锅计时），分早、中、晚温服。

【验证】 治疗中老年糖尿病 98 例，治愈（临床症状消失，血糖降至正常或接近正常值，尿糖转阴）86 例，好转（临床症状基本消失，血糖下降，尿糖转阴）12 例。

【荐方人】宁夏回族自治区　曹生无
【出处】《当代中医师灵验奇方真传》

天花粉、麦门冬等可稳定血糖

【配方及用法】天花粉 40 克，麦门冬 40 克，黄芪 40 克，生山药 60 克，生地 30 克，知母 30 克，丹参 30 克，山茱萸 30 克，丹皮 20 克，茯苓 15 克，泽泻 15 克，熟地 15 克。以水煎取法（每剂煎 3 次）滤渣制成 100%的药液 500 毫升，早、中、晚饭后分 3 次口服，每日 1 剂，15 剂为 1 疗程。加减：阴虚重者减黄芪，加玄参 30 克；气阴两虚者加白术 15 克；阳虚重者放人参 10 克，桑螵蛸 15 克。

【荐方人】山东　王晓兴
【出处】《当代中医师灵验奇方真传》

第七章 神经系统疾病

第一节 眩晕症（美尼尔综合征）

乌梅、菊花等可治眩晕

【配方及用法】乌梅、菊花、山楂各15克，白糖50克。上药煎约30分钟左右，取汁200毫升，然后将白糖放入煎好的药液中，每日服2次。

【验证】共治疗50例，治愈40例（服药3剂，诸证消失），好转10例（服药5剂，症状减轻，复发后服上方仍有效）。

【荐方人】河南 詹瑞林

【出处】《当代中医师灵验奇方真传》

仙鹤草可治眩晕症

【配方及用法】仙鹤草100克，水煎，每日1剂，分2次服。

【验证】江西叶礼忠，男，中年教师。他说："我患眩晕症已有1年多，服过多种药，但都收效甚微。后来用本条方治疗，仅服药6天，此病便告痊愈。"

【出处】《中西医结合杂志》（1986年6月第8期）、《单味中药治病大全》

柳枝粉可治眩晕症

【配方及用法】取柳树枝晒干研末备用（最好在清明前后数日采取，

阴干，存过冬）。用时，根据辨证选一、二味中药煎汁冲服 10 克柳树枝粉；若辨为火证，取夏枯草 15 克；风证，取钩藤 30 克；痰证，取制半夏 12 克；痕证，取丹参 15 克；气虚取太子参 30 克；血虚取当归 12 克；阴虚取女贞子、旱莲草各 15 克；阳虚取仙灵脾、仙茅各 15 克，每天 1 次。

【验证】赵某，男，中年教师。因眩晕卧床不起已 1 个月余，伴恶心、头痛、失眠、易怒，舌苔薄白腻，脉弦滑。曾诊为美尼尔氏综合征，经用他药，效果不显。中医辨为痰湿上蒙，用半夏煎汁冲柳枝粉服，2 次见效，5 次获愈。

人参、干姜等可治眩晕症

【配方及用法】人参、干姜、蜀椒、饴糖。治眩晕症加法半夏 6 克、白术 9 克，水煎服，每日一剂。

【备注】此方出自《金匮要略·腹满寒疝宿食病》篇，是建中补虚名方。笔者运用此方注重"胸中大寒痛"等立方主证，为本方辨证要点，治疗嗜睡、眩晕各 1 例，均收满意疗效。

【验证】陈某，病近半年，经中西药治疗效微，而求治于余。表现为眩晕，如坐舟车，腹痛不食，恶心欲吐，手足不温，面色苍白，舌淡胖嫩、苔白滑，脉沉迟。如法治疗，3 剂显效，7 剂痊愈。随访至今未复发。

荆芥、半夏等可治眩晕症

【配方及用法】荆芥 10 克，半夏 15 克，大黄 10 克，钩藤 20 克。前 2 味用清水约 400 毫升，文火先煎 15 分钟后入大黄、钩藤，再煎 10 多分钟去滓温服。

【荐方人】广东 梁如庆

【出处】《当代中医师灵验奇方真传》

党参、法半夏等可治眩晕症

【配方及用法】党参、法半夏各 9 克，当归、熟地、白芍、白术各 30 克，川芎、山萸肉各 15 克，陈皮 3 克，天麻 9 克。水煎服，每日 1 剂。

【验证】何某，家庭妇女，58 岁。于 1988 年 4 月 24 日上午 10 时，突觉天昏地转，树摇欲倒，呕吐频繁。后以本条方治疗，服 1 剂后，眩晕明显好转，嘱原方再服 3 剂，安然痊愈。

天麻、熟地等可治眩晕

【配方及用法】天麻、熟地、党参、黄芪各 25 克，1 只童子母鸡（已成熟，未下过蛋的），一起煮熟（注意不放任何调料），分早、晚 2 次空腹服完，最好是发病时用。

【验证】广西韦保凡，男，70 岁，医生。他说："村民苏某患眩晕症，经常发病呕吐，天旋地转，不能下床，不思饮食，多方治疗始终不能根除。后来用本条方治疗，1 次见效，现已有一年多未见复发。"

【荐方人】范欣

【出处】《健康指南》（1996 年 5 月第 3 期）

鸽肉煮天麻可治眩晕症

【配方及用法】活鸽子 1 只，天麻 10 克左右。用醋将鸽子灌死，生去羽毛（不用热水烫），去毛后用微温水洗净（不能用热水），然后开腹去五脏，心肝留用，再用水将里边洗净装入天麻，再把开口用线缝住，放在砂锅内加清水（水要多一点），鸽子心肝也放在砂锅内同煮，用文火炖煮（煮时不能加盐和糖），待鸽子肉熟烂，汤已变白色即可。服时喝汤吃肉和天麻。如胃口好可以一次吃完，胃口差分次吃完也可。服 7 只鸽子为 1 疗程，一般 2 个疗程即可愈。

【荐方人】河南　王化禄

独活鸡蛋可治眩晕

【配方及用法】独活 30 克，鸡蛋 6 个，加水适量一起烧煮，待蛋熟后敲碎蛋壳再煮一刻钟，使药液渗入蛋内，然后去汤与药渣，单吃鸡蛋。每日 1 次，每次吃 2 个，3 天 1 疗程，连续服用 2~3 个疗程。

【验证】辽宁吴顺希，男，63 岁。他说："我本人 1987 年患眩晕症，到卫生所买了西药治愈后，过一段时间又复发。用本条方治疗，吃完药就好了，而且到现在也没有复发过。"

黄芪、党参等可治眩晕症

【配方及用法】黄芪 30 克，党参 30 克，白术 10 克，陈皮 6 克，归身 10 克，柴胡 3 克，升麻 3 克，炙甘草 6 克。每日 1 剂，水煎服，分 2 次温服。呕吐频繁者分多次服。若呕吐重者加半夏 10 克，生姜 10 克，赭石 25 克；若眩晕严重者党参改用红参 10 克或高丽参 6 克，加用天麻 10 克；头痛加川芎、蔓荆子各 10 克。

【验证】共治疗 102 例，均治愈。疗程最短者 2 天，最长者 21 天。

【出处】《云南中医杂志》（1986 年第 9 期）、《实用专病专方临床大全》

五味子、酸枣仁等治眩晕症

【配方及用法】五味子 10 克，酸枣仁 10 克，淮山药 10 克，当归 6 克，龙眼肉 15 克，水煎服。每日 1 剂，早、晚 2 次服用。

【验证】治疗多例，疗效颇佳。

【出处】《实用民间土单验秘方一千首》

制半夏、防风等可治眩晕症

【配方及用法】制半夏、防风、丁香、肉桂各等份，共研细末备用。上药取 2 克放在 4 厘米×4 厘米的胶布上贴脐部（神阙穴），再将 1 克分成 2 份分别放在 2 厘米×2 厘米的 2 块胶布上贴双侧耳尖上方约 1.5 厘米处（晕听区）。每日 1 次，每次 6~8 小时，每周为 1 疗程。

【验证】治疗患者 102 例，治愈（用药 1 周，临床症状消失）93 例，好转（用药 2 周，临床症状改善）9 例。

【荐方人】江苏 马仪战

【出处】《当代中医师灵验奇方真传》

法半夏、茯苓等可治眩晕症

【配方及用法】法半夏 10 克，茯苓 10 克，鲜生姜 10 克，泽泻 2 克，白术 10 克，生牡蛎 12 克，钩藤 15 克（后下），每日 1 剂，水煎服。年高气虚者加党参，手足麻木者加桂枝。

【验证】用上方治疗风痰眩晕患者 18 例，全部有效，服药 2 剂，眩晕缓解；服药 5 剂，症状消失。其中有 6 例治愈后 1 年内复发，仍用本方治愈。

【出处】《黑龙江中医药》（1984 年第 3 期）、《临床验方集锦（续二）》

龙眼肉、淮山药等可治眩晕症

【配方及用法】龙眼肉 25 克，淮山药、全当归、酸枣仁各 10 克，五味子 15 克。如有耳鸣加泽泻 10 克，云苓 12 克；如有恶心呕吐可加半夏 6 克，旋覆花 10 克（布包），代赭石 15 克；如眼前冒金星、身出冷汗，可加北芪 15 克，桂枝 10 克；食欲不振者，加陈皮 6 克，建神曲 10 克，鸡内金 15 克。先用干净冷水将药浸泡半小时后煎煮，小火慢煎 60 分钟时加水半碗，煮开后取出分 2 次温服，每日 1 剂，一般 3 剂即可见效，5~7 天可痊愈。

【荐方人】广东　陈济生

仙鹤草可治美尼尔综合征

【配方及用法】仙鹤草 100~120 克，加水 500 毫升，煎至 400 毫升，每日 1 剂，分 2 次口服。5 天为 1 个疗程，均治 1~2 个疗程。

【验证】用此方治疗美尼尔氏病 50 例，痊愈 30 例，有效 20 例。

【荐方人】黑龙江　王清贵

【出处】《当代中医师灵验奇方真传》

第二节　头风、头痛

松针叶等可治头风

【配方及用法】松针叶（马尾松）、枫树叶、桃树叶等量，捣烂后加适量葱头、食醋敷于额部。一般敷 2~3 次均可治好头风病。冬天没有枫树叶和桃树叶，其树皮也可以。

【验证】湖南刘书盈，男，55 岁。他说："我小妹刘书清突患头痛病，坐卧不安，睡觉不能翻身。曾到村卫生室、县医院治疗，做扫描、脑电图均未查出原因，只好用点滴维持现状，花费 1600 多元也没效果。后来我用本条方为她治疗，用药第二天就能下地干活了，3 天后彻底康复了。"

【荐方人】福建　陈年恭

柴胡、僵蚕可治头风

【配方及用法】柴胡、僵蚕各 10 克，天麻、川芎、黄芩、钩藤各 15 克，珍珠母、生石膏（先下）各 20 克。上药煎 20~30 分钟，取汁约 150 毫升，两煎分 2 次服，每日 1 剂。火盛者加龙胆草 15 克，偏头痛者加蔓荆子 15 克，目痛者加菊花 15 克，牙痛者加细辛 5 克，巅顶痛者加藁本 15 克。

【验证】重庆邓明材，男，84 岁，教师。他说："本县江诗福患头痛病，在医院治疗未愈。后来，用本方仅花 2 元钱就治好了。"

【荐方人】吉林　孔令举

全虫末外敷治偏头痛

【配方及用法】全虫、胶布。全虫研细末，每次取少许置于太阳穴，以胶布封固，每天换药 1 次。

【验证】刘某，女，50 岁，1984 年 8 月 22 日就诊。右侧偏头痛 5 天，胀痛剧烈，呼叫不已，彻夜不眠，伴烦躁易怒、恶心欲吐、大便时干、小便黄赤、舌红苔薄黄、脉弦细数。予平肝潜阳、祛风定痛法。处方：石决明 30 克，钩藤 20 克，当归 10 克，生地 15 克，白芍 20 克，丹参 30 克，地龙 12 克，僵蚕 10 克，黄芩 12 克，白蒺藜 15 克，甘草 3 克。配合西药止痛、镇静，治疗 3 天无效。遂用全虫末外敷太阳穴，用药 1 小时后疼痛明显减轻。第二天换药 1 次，痛未再作。随访年余，未见复发。

附子、干姜等可治偏头痛

【配方及用法】附子、干姜、桂枝、细辛、石膏、龙胆草、黄芩、大黄、党参、黄芪、白术、淮山药、当归、熟地、羌活、防风、柴胡、山萸肉、五味子、天南星、半夏、川芎、白芷、牡蛎、磁石、全蝎、威灵仙、蜈蚣、地龙、桃仁、茯苓、枣仁各适量。药味、剂量均随症加减，烘干，研末备用。每天 20 克，分 2~3 次，温开水送，连服 10 天为 1 疗程。服后有效，可连服 2~3 个疗程。

【功效】本方祛风攻下，益气活血，寒温相合，干燥柔润互济，总的药性偏寒凉，阳虚者不宜用。本方所治排除高血压、鼻窦炎、肿瘤所致头痛，多为血管神经性头痛呈中、重度者，病史均在一年以上。

天麻、党参等可治头痛

【荐方由来】我乡一位复员军人，过去一头痛就昏迷，在部队医院治疗数年仍未见效。后来按下述方法治疗，至今 20 多年未复发。我用此方法治疗 50 多位头痛患者，全部取得满意疗效。

【配方及用法】天麻 250 克，党参 250 克，当归 200 克，人参 10 克，大枣 250 克，核桃仁 250 克，蜂蜜 1000 克，猪油（不放盐）1000 克。将上药共泡在一个罐头瓶里，盖严，7 天后将天麻取出切细，再放入瓶内泡 1 个月，即成药液。每天早上将泡的药液舀一匙和甜酒在饭甑上蒸热，分早、中、晚 3 次服，坚持服用一段时间即可。

【验证】陕西牟掌权，男，56 岁，退休。他说："我用本条方不仅治好了老伴的头痛，还治好了另外 30 多人的头痛病。"

【荐方人】四川 冯吉山

【出处】广西科技情报研究所《老病号治病绝招》

白附子、全蝎等可治头痛

【配方及用法】白附子、全蝎各 6 克，当归、柴胡各 12 克，僵蚕、川芎、白芷各 10 克，蜈蚣 1 条。水煎服，每日 1 剂。

【功效】搜逐血络，祛风止痉，通络止痛。

当归、生地等可治顽固性头痛

【配方及用法】当归 9 克，生地 9 克，桃仁 12 克，柴胡 5 克，赤芍 9

克，甘草 6 克，红花 9 克，枳壳 6 克，川芎 10 克，牛膝 9 克，桔梗 5 克。上药煎 25~30 分钟取汁，约 300 毫升，每日服 2 次。头痛者加全蝎 3 克，蜈蚣 1 条；失眠者加枣仁 10 克，龙骨 24 克，牡蛎 24 克；月经淋漓不尽者加益母草 10 克，茜草 10 克；长期低热者加银柴胡 15 克，地骨皮 12 克，胡黄连 12 克。

【验证】治疗患者 40 例，治愈（服药 7 天，临床症状消失）28 例，好转（服药 7 天临床症状改善）12 例。

【荐方人】福建　游遵琳

【出处】《当代中医师灵验奇方真传》

用五花饮治周期性头痛

【配方及用法】菊花 10 克，金银花 15 克，桃花 10 克，月季花 12 克，旋覆花 6 克。上述诸花洗净水煎服。每日服 1 剂，分 2 次服用。

【出处】《偏方治大病》

第三节　各部位麻木

桑叶可治手足麻木症

【配方及用法】采秋后霜打过的桑叶，晾晒干后，用砂锅煮沸，然后捞出叶子，待水温不烫时，用此水浸洗手脚。每天 2 次，数日内可见奇效。

【验证】山西吴信书说："山西的葛枝瑞患多发性大动脉炎，双上肢没有脉搏和血压，犯病时双手麻痛，着急时用玻璃片狠刮皮肤，有 5 个老中医都不敢给予治疗。我得知后，用本条方并结合醋蛋液疗法为其试治，共花去 100 多元，病情得到了有效的控制，现在双手麻木、疼痛现象均很少发生了。"

【荐方人】河北　梁纯英

【出处】《辽宁老年报》（1997 年 10 月 15 日）

木耳蜂蜜糖可治手足麻木症

【配方及用法】黑木耳50克，蜂蜜50克，红糖25克。上药均分为3份，每日用1份。用时将木耳洗净放在碗内，把蜂蜜、红糖拌于木耳内，放入锅内蒸熟食用。以上剂量，3日食完。

【验证】福建方文魁，男，71岁，退休。他说："亲属张德欣患手足麻木症，我用本条方为他治疗，现在已基本痊愈了。"

【出处】《实用民间土单验秘方一千首》

当归、桂枝等治双手麻木症

【配方及用法】当归12克，桂枝6克，白芍12克，细辛3克，甘草5克，红枣5枚，木通10克，黄芪30克，鸡血藤30克，老鹳草30克。每日1剂，水煎服。

【验证】湖南曾社祥，男，49岁，教师。他说："罗德音，女，50岁。患双手麻木症，连筷子都拿不住，到处求医无效。我用本条方为她治疗10次痊愈。"

【出处】《湖南中医杂志》（1981年第6期）、《中医治愈奇病集成》

姜葱醋可治手脚麻木症

【荐方由来】我患有手脚麻木症，特别是两臂两手，只要一着凉就麻胀得难受。到医院治过多次，均无法根治。后来试着用下面的偏方治疗，没想到治好了。

【配方及用法】取生姜、葱白根、陈醋各15克，倒入锅中，加约一中型铝锅的水，煮沸10分钟，捞出葱姜，倒入盆中趁热先熏后洗麻木部位，连续洗几次即可见效。

【荐方人】苑玉明

喝醋蛋液治全身麻木

【荐方由来】我已经80多岁了，最近两年突然全身麻木，特别是腿脚不灵，举步艰难。喝了20个醋蛋液，大见奇效。不但全身恢复了知觉，而且浑身轻松有力，特别是头脑清爽，精神十足，我高兴极了。我们这儿的老年人，普遍感到服醋蛋液后饭量增加了，睡眠好了，其中许多人治好了关节炎、气管炎。

【验证】江苏季选洪，男，71 岁，离休干部。他说："我朋友朱民患高血压达 10 年之久，在医院治疗不但无好转，反而加重，感觉头昏脑涨，四肢麻木无力，人变得急躁，经常发脾气。我用本条方为他治疗后血压降至正常，头脑也清醒了，性情温和，四肢麻木也消失了，饮食增加了。"

【荐方人】黑龙江　崔丙权

第四节　三叉神经痛、坐骨神经痛

用川芎止痛汤治疗三叉神经痛

【配方及用法】川芎 20 ~ 30 克，荆芥、防风、全蝎、荜拨各 10 ~ 12 克，蜈蚣 2 条，天麻 10 克，细辛 3 克。寒重加制附子 20 ~ 30 克（先煎）；热重加生石膏 20 ~ 30 克，黄芩 12 克，黄连 9 克；便干加大黄 15 克；淤重加赤芍 12 ~ 15 克，丹参 30 克，五灵脂 12 克；阴虚加生地、女贞子、龟板各 15 克，黄柏、知母各 12 克。水煎服，每天 1 剂，重者 2 剂。

【功效】祛风通络，散寒止痛，活血化瘀。

【备注】临床观察表明，方中川芎剂量小于 12 克，效果较差，用至 20 克则获高效、速效，并未见任何副作用。细辛用至 6 克也未见不良反应。

【验证】张某，女，47 岁，1976 年 6 月 6 日诊。自诉右面颊部剧痛，痛连右目右上齿，痛如电击，时发时止，昼夜不宁、寒温不适；曾用去痛片、安定、青霉素等无效；拔牙 2 个而痛未解，右颊因搓切而溃破。检查：牙眼无红肿、无龋齿，舌苔薄白，脉微弦。诊为三叉神经痛（第 1、2 支），拟用川芎止痛汤。药进 3 剂痛大减，又进 6 剂痛止，随访 1 年未复发。

川芎、白芷等治疗三叉神经痛

【配方及用法】川芎 30 克，白芷 8 克，白芥子、白芍、香附、郁李仁、柴胡各 10 克，甘草 5 克。水煎 2 次，两汁混匀，分 2 次服。6 天为 1 疗程，一般 2~3 疗程可愈。

【验证】高某，中年男性。1982 年 7 月 15 日就诊。发作性左下颌痛伴牙龈根部痛 1 年余，疼痛时兼见口角及舌抽向患侧。1 年内曾拔牙 3 次，将左侧白齿全部拔掉，但疼痛不解，发作频。经用西药去痛片、消炎痛、普鲁卡因等，药效过后疼痛依然。诊为三叉神经下颌支痛。按上法服药 3 剂，疼痛缓解，续进 3 剂而愈。随访 1 年无复发。

白芷、白蒺藜等可治疗三叉神经痛

【配方及用法】白芷、白蒺藜、白附子、白僵蚕、煨川楝子各 9 克，地龙 15 克，全蝎、蜈蚣各 5 克，白芍、川芎各 30 克，肉桂 1.5 克。因寒而触发者，白芷可加至 15 克，加制川乌、制草乌各 6 克；因热而发者，加菊花 9 克，决明子 15 克；大便干结或闭塞者加生大黄 6~9 克。

【验证】方某，男，50 岁，1956 年 7 月 15 日初诊。患偏头痛史 3 年，入夏发作频繁，曾在上海、南通等地医院检查诊断为"三叉神经痛"。1984 年在某院口腔科检查，疑为龋齿并拔除。术后仍经常发作，每年数十次。近来因工作疲劳加之情绪不畅引发，起病 1 周，加重 3 天，右侧面颊疼痛难忍，遇热更甚；不能咀嚼，每天发作 20 余次，每次持续 1~2 分钟，入夜稍安。曾服用各种止痛药，疼痛渐缓，30 分钟后如故，后用本条方 3 剂。三天后，患者复诊说：疼痛明显减轻，并每天发作减至 2~3 次，每次 10 秒钟左右。原方去川楝子，续进 3 剂。药后诸症悉除，随访至今未复发。

桃仁、红花等可治坐骨神经痛

【配方及用法】桃仁、红花、当归、地龙各 15 克，川芎、甘草、没药、五灵脂、牛膝各 10 克，秦艽、羌活、香附各 5 克。水煎服，每天 1 剂，分早晚 2 次，空腹温服。

【荐方人】吉林 刘丽花

杜仲等治坐骨神经痛

【配方及用法】杜仲、川续断、淮牛膝、桑寄生各 30 克，没药、乳香、红花、桃仁、生甘草各 10 克，全蝎、蜈蚣各 2 克（共研末冲服），木瓜、威灵仙、独活、白芍各 20 克。将上药水煎，分早晚 2 次服，每日 1 剂。1 周为 1 个疗程。

【验证】用本方治疗坐骨神经痛患者 133 例，经用药 1~3 个疗程，其中，治愈者 125 例；显效者 4 例；有效者 3 例；无效者 1 例。

黄芪、白芍等治坐骨神经痛

【配方及用法】生黄芪 50 克，白芍、元胡、木瓜、全当归、桂枝各 20 克，赤芍、牛膝、鸡血藤、威灵仙、路路通各 15 克，地鳖虫、全蝎各 10 克，生甘草 5 克。将上药水煎，每日 1 剂，分早、中、晚口服。10 天为 1 个疗程。

【验证】用本方治疗坐骨神经痛患者 161 例，经服药 20~30 天后，其中，治愈者 152 例；显效者 4 例；有效者 3 例；无效者 2 例。

乳香、没药可治坐骨神经痛

【配方及用法】制乳香 12 克，制没药 12 克，当归 20 克，川芎 15 克，丹参 30 克，玄胡 15 克，杜仲 15 克，川断 15 克，鸡血藤 30 克，独活 12 克，威灵仙 15 克，川牛膝 15 克，地龙 15 克，甘草 10 克。每日 1 剂，水煎两遍混匀，早、晚分服。

【荐方人】山东 梁兆松

第五节 失眠、健忘、嗜睡症

大枣葱白汤治失眠

【配方及用法】大枣 15 个，葱白 8 根，白糖 5 克。用水两碗熬煮成 1

碗。临睡前顿服。

【功效】补气安神。用治神经衰弱之失眠。

【备注】临睡前用热水烫脚，多泡些时间，水凉再加热水，随烫随饮大枣葱白汤，疗效更好。用法改用冲鸡蛋汤热饮，亦有功效。

【验证】肖某，男，中年，长期失眠，在医学杂志上发现此方，后用之失眠症治愈。

酸枣仁粥治疗心悸失眠

【配方及用法】酸枣仁 5 克，粳米 100 克。酸枣仁炒黄研末，备用。将粳米洗净，加水煮作粥，临熟，下酸枣仁末，再煮。空腹食之。

【功效】宁心安神。用治心悸、失眠、多梦。

【验证】和某，男，68 岁，长期失眠，后用上方，治愈。

杓兰根治失眠

【配方及用法】通氏杓兰根不拘数量，采挖之后晒干研粉，越细越好，临睡前用糖水冲服 1~2 茶匙。

【备注】此方最大特点是不存在抗药性，不同于西药安眠片、速眠灵等药，是非常理想的天然催眠剂，几乎不用花钱，既经济又无副作用。

【荐方人】辽宁　王安才

淮小麦、石决明等治严重性失眠

【配方及用法】淮小麦、石决明、夜交藤、珍珠母各 30 克，赤芍、合欢皮各 15 克，黄芩、柏子仁、丹参、麦冬各 8 克，沙参 12 克。水煎服，每日 1 剂。本方对过于兴奋、肝阳火旺、心神不宁的严重失眠症疗效特好。

【荐方人】江苏　沈宝元

【出处】广西科技情报研究所《老病号治病绝招》

花生茎尖泡服可治失眠

【配方及用法】鲜花生茎尖 30 克。上药放入茶具内，用鲜开水 150 毫升冲泡，每晚睡前 1 小时服完，一般 2~3 日即可明显见效。

【验证】有一老妇患失眠已 1 年余，每晚才睡 1~2 小时，伴多梦头晕。曾用安定类西药，无效。嘱用鲜花生茎尖治疗，3 天后失眠明显好转，每晚能睡 4~5 小时，续服 10 天治愈。

【出处】《四川中医》（1990 年第 11 期）、《单味中药治病大全》

当归、白芍等可治失眠

【配方及用法】当归 15 克，白芍 18 克，柴胡 20 克，白术 12 克，薄荷 10 克，郁金 30 克，菖蒲 30 克，香附 30 克，合欢花 30 克，酸枣仁 30 克（炒）。上药水煎 25~30 分钟，取汁 250 毫升，每日 1 次，睡前服。

【验证】广西王世和，男，54 岁，农民。他说："村民黄兴在广州搞建筑 3 年，总是上夜班，造成严重失眠，在各大医院治疗无效。后来，我用本条方为他治疗 10 天，他的失眠症好转。又服药 5 天后，失眠症消失，睡眠安稳了。"

【荐方人】河北　贾春生

【出处】《当代中医师灵验奇方真传》

当归、丹参等可治神经衰弱性失眠

【配方及用法】当归、丹参、川芎各 200 克，用 75% 酒精适量浸泡月余后，去渣取汁再浸泡王不留行，以药汁浸透为度，加少许麝香效果更好。

【验证】52 例中，痊愈 46 人，均经治疗 5~10 天，睡眠正常，其他症状消失，1 年后随访未复发；显效 6 人，均经治疗 1~2 个疗程，睡眠接近正常，其他症状消失。

【荐方人】安徽　尚良翠

【出处】《河南中医》（1997 年第 6 期）

生地、熟地等可治失眠

【配方及用法】生地、熟地、泽泻、当归、合欢皮、龙眼肉、炒柏子仁各 9 克，杭白芍、西洋参、炙远志各 6 克，枸杞 10 克，百合、菊花各 12 克，炒枣仁、黄精各 15 克，琥珀粉 1 克。上药共研末，选优质蜂蜜 120

毫升制成膏剂，装瓶冷藏备用。每次服 30 毫升，每天早、晚各服 1 次。

【验证】一位姓赵的中年妇女，失眠病史 10 余年。证见精神萎靡，面色少华，气短乏力，心烦易怒，心悸健忘，头痛头晕，腰酸腿软，每晚睡眠 2 小时左右。服本方 6 剂后诸症消失，每晚能安睡 8 小时。继服 5 剂以巩固疗效，已恢复正常工作。

【出处】《山东中医杂志》（1990 年第 6 期）、《单方偏方精选》

丹参、夜交藤可治顽固性失眠

【配方及用法】丹参 60~90 克，夜交藤 50~60 克，生地、百合各 30 克，五味子 15 克。将两次煎液掺和后分成 2 份，午睡前服 1 份，晚睡前 1 小时再服 1 份。

头晕加珍珠母 50 克，钩藤 20 克；心悸加磁石 50 克，钩藤 20~30 克；食欲不振加陈皮、香谷芽各 15 克；精神萎靡加太子参 15 克，党参 20 克。

【验证】治疗 26 例，治愈（睡眠完全恢复正常）23 例，好转（一夜入睡 4~6 小时）3 例。服药最少 2 剂，最多 9 剂。

【荐方人】黑龙江　洪松

【出处】《当代中医师灵验奇方真传》

朱砂敷涌泉穴治顽固性失眠

【配方及用法】朱砂 3~5 克，研细粉，用干净白布一块，涂糨糊少许，将朱砂均匀粘在上面，然后外敷双侧涌泉穴，以胶布固定。用前先用热水把脚洗净，睡时贴敷，每日 1 次。一般贴敷 1 次即可见效，1 周可愈。

【功效】此验方简便易行，具有安神定惊之功效。对老年人及顽固性失眠患者均有良好的治疗效果。

【荐方人】辽宁　张化南

冲服玄明粉可治失眠

【方法】玄明粉 9 克，冲服，每日 2 次。

【出处】《四川中医》（1987 年第 3 期）、《中医单药奇效真传》

蛋黄淫羊藿汤可治健忘症

【配方及用法】淫羊藿 40 克，加水 300 毫升，煮到 100 毫升后，与煮好的蛋黄调和，即成蛋黄淫羊藿汤。每次服 100 毫升，每日服 3 次，连服半个月。

【备注】淫羊藿有滋补肝肾，益气强志，壮精力益智力之功效。对于老人昏睡，中年人健忘，元阳衰败而不能上升者，皆可使用。

【出处】《偏方治大病》

白术、茯苓可治疗嗜睡症

【配方及用法】白术 12 克，茯苓 12 克，陈皮 6 克，半夏 9 克，石菖蒲 9 克，甘草 6 克。每日 1 剂，水煎服。

【验证】张某，女，中年。4 个月来无论昼夜时时欲睡，尤其食后为甚，喊之能醒，醒后又睡。多次诊治无效。服本方 2 剂后，此症全除，病获痊愈。

【荐方人】辽宁　夏冒辉

陈皮、半夏等可治脑炎后嗜睡症

【配方及用法】陈皮、半夏、茯苓、郁金、石菖蒲各 15 克，甘草 10 克。每天 1 剂，水煎至 200 毫升，早、晚分服。

【验证】本方治疗发作性嗜睡病 12 例，均痊愈。

【出处】《辽宁中医杂志》（1990 年第 11 期）、《单方偏方精选》

第六节　自汗、盗汗

五倍子、牡蛎治自汗、盗汗

【配方及用法】五倍子 15 克，牡蛎 9 克，辰砂 1.5 克。共研细末，贮瓶备用。用时取本散适量，于临睡前用食醋调和敷脐中，外以消毒纱布覆盖，胶布固定，第二天早晨起床时除去，每晚 1 次。

【验证】治疗盗汗 55 例。连敷 2~5 次，均痊愈。半年后 3 例复发，用同样方法治疗又愈。

【出处】《中药鼻脐疗法》

用五倍子敷脐可治疗自汗

【荐方由来】我患自汗多年，长期治疗效果不明显。一次，一位老中医传给我一个治自汗的偏方，如法治疗几次就彻底治愈了。

【配方及用法】五倍子 30 克，研成粉末，晚上取药粉少许加口中唾液调和，敷于肚脐中，再用一小方块胶布盖贴在上，每晚换 1 次。一般用药 3~5 次就有明显效果，10 天左右即可治愈。

【验证】江苏蒯本贵，男，65 岁，退休医师。他说："我用本条方治好了陈朋爱人的盗汗。"

【荐方人】四川　曾庆余

【出处】《当代中医师灵验奇方真传》、广西科技情报研究所《老病号治病绝招》

人参、黄芪等可治自汗

【配方及用法】人参、黄芪、白术、茯苓、当归、炒枣仁、白芍、熟地、生牡蛎、乌梅各 10 克，浮小麦 12 克，大枣 3 枚，水煎服。

【验证】重庆市郭素伟，女，68 岁，护士。她说："我爱人患自汗 3 年多，不分春夏秋冬，动则大汗淋漓，多方治疗无效，后来用本条方治愈。"

【荐方人】陕西　吴志杰

【出处】广西医学情报研究所《医学文选》

柴桂芍汤治半身汗出症

【配方及用法】柴胡 6 克，黄芩 12 克，半夏 10 克，桂枝 3 克，白芍 12 克，红糖 30 克，大枣 5 个。每日服 1 剂，每剂煎 2 次分服。

【验证】一位姓官的中年男性，1974 年 8 月就诊。诊见左半侧脸部潮红有汗，左侧躯干前后上下肢及足部皆有汗，其分界线从鼻中部至两肩间，鼻唇沟中部至下颌中部至胸骨中线和复中线底耻骨联合中点为界，右侧无汗。曾多处奔波求医，服中药 150 余剂，痊差发脱，汗仍如旧。察脉缓弦，属阴阳失调，营卫不和，乃投柴桂芍汤，服 10 余剂，汗出已止大半。又继服 7 剂而愈。随访半年未复发。

【出处】《偏方治大病》

养心汤可治手汗淋漓

【配方及用法】柏子仁 30 克，炒枣仁 30 克，荔枝仁 15 克，首乌 30 克，黄芪 60 克，茯苓 30 克，龙牡 30 克。每日 1 剂，水煎 2 次分服。

【验证】一位姓熊的中年男士，1976 年 4 月因受惊过度而两手汗出不止。曾以中医、西医、中西医结合多方治疗，用中药 100 余剂，内服西药，并采用封闭、外搽、输液等办法，皆告无效。患者既往有高血压、肝炎等病史。现形体消瘦，面色无华，两掌红热，大小鱼际有红瘀斑，两掌心潮红，汗流如雨，淋漓不断，手掌粗裂。平素心悸、怔忡、失眠多梦、舌淡、舌尖红、苔薄白、脉细数弦。投以偏方养心汤，每日 1 剂，水煎 2 次分服。前后共服 18 剂，掌汗过多之症获愈，再未复发。

【出处】《偏方治大病》

用糯稻根治盗汗自汗

【配方及用法】在农田中拾糯稻根去土晒干备用。使用时，取干糯稻根 50 克左右洗净加冷水（用什么锅都可以，水的多少以盖住根就可以）同煮（也可加几枚红枣），待水煮成还有一碗时，去掉稻根，把水倒在碗中，加些红糖温热时喝下，上床休息一会儿（最好睡觉前喝）。每日 1 次，一般用 3 次。

【荐方人】玉锦

【出处】《老年报》（1997 年 8 月 12 日）

豆浆锅巴治盗汗

【配方及用法】取出豆浆锅巴晒干备用。食用时，取豆浆锅巴（干品）

30 克，水煎 10 分钟左右，加入适量白糖，连汤及豆浆锅巴一起食用，每日食用 1~2 次。盗汗消失后，再连续食用 2~3，以巩固疗效。

【荐方人】马宝山

【出处】《家庭保健报》（1996 年 8 月 9 日）

第七节　癫痫（羊角风）

黄芪、防风可治癫痫

【配方及用法】黄芪 10 克，防风 10 克，赤芍 10 克，水煎服，每日 1 剂，日服 3 次。

【验证】广西龙盛祺，男，65 岁，退休。他说："我一亲属患癫痫病，在广西医科大学附属医院确诊并治疗多次，花药费千余元，病情仍不能控制。后来我用本条方为他治疗，仅 2 个月，病情便得到控制，至今已有 1 年多未见复发。为了巩固疗效，患者仍在坚持服药。"

【荐方人】河南　史涵璋

服大枣黄米面能治癫痫病

【荐方由来】1965 年，我患了癫痫病，曾多次去医院治疗却毫无效果。一次偶然的机会，一位老同志给我介绍了大枣治癫痫病的药方，按此方服用了 3 个疗程竟获痊愈，至今 20 多年病未复发。

【配方及用法】大枣 7 枚，黄米面少许，白酒 250 克。首先把枣核从一端取出，然后用白水把黄米面和好，将和好的面塞满枣内，放在碗里，并加入白酒将其点燃，直至酒烧完为止。每天早晨取其 1 枚服用，7 天 1 个疗程。

【荐方人】侯伯安

【出处】《辽宁老年报》（1997 年 4 月 14 日）

用酒烧鸡蛋治癫痫

【配方及用法】鲜鸡蛋 3 个，60 度以上白酒 90 毫升。把酒和鸡蛋放在铁勺内，点燃酒，边烧边用筷子翻动鸡蛋，至七八成熟时，用筷子敲开蛋壳，继续烧至火灭蛋熟即可。趁热于每天早晨空腹一次吃完，连续吃 100 天不间断。如不好，可间隔 15~30 天，按此法开始第二疗程。

【验证】陈某，女。患癫痫 20 余年，每月发作一两次，经常服用苯妥英钠等药，造成精神呆滞。随后改服中药 100 多剂，症状虽有改善，但未能根治。后来以民间单方"酒烧鸡蛋"治疗获愈。患者连服月余，效果理想，癫痫停止发作，精神转好，现已能正常工作。

贝母、胆南星等可治痫证

【配方及用法】贝母、胆南星、竹沥、菖蒲、陈皮、半夏、云苓、天麻、僵蚕、麦冬各 10 克，朱砂 3 克（冲服），磁石（布包先煎）、地龙、乌蛇各 30 克，甘草 6 克，生姜 3 片（后下）。上药水煎 30~50 分钟取汁，约 200 毫升，冲服朱砂，日服 2 次。痰盛壅塞先用柿蒂 1 个，白矾 3 克取吐，以劫痰涎；气郁痰多加郁金 10 克，白矾 3 克，开郁化痰；痰火壅盛加大黄 10~30 克，以通腑泄热。

【验证】治疗痫证 19 例，治愈（服药 20~60 剂症状消失，随访 3 年以上未发作）17 例，好转（发作次数减少，症状减轻）2 例。

【荐方人】江苏 谭文廷

【出处】《当代中医师灵验奇方真传》

草乌、木香等可治癫痫

【配方及用法】草乌（制）5 克，诃子 50 克，石菖蒲 50 克，木香 50 克，珊瑚 25 克，公丁香 25 克，肉豆蔻（煨）25 克，沉香 25 克，禹粮土 25 克，珍珠（煅）25 克，磁石（醋煅）25 克，白附子 25 克，金礞石 25 克，甘草 25 克，朱砂 15 克，麝香 3 克。以上 16 味，除麝香、朱砂另研外，其余共为细面，而后再合麝香和朱砂面，混合拌匀，用炼蜜做成丸，每丸重 3 克，日服 1~2 次，白开水送服。

【备注】服药期间忌荞麦面、山羊肉、烟酒。

【验证】治疗患者 180 例，治愈（用药半年，临床症状消失，停药 2 年未发作者）114 例，好转（用药半年，临床症状改善，发作次数减少者）66 例。

【荐方人】内蒙古　白涛、白金明

【出处】《当代中医师灵验奇方真传》

戴胜鸟、枯矾治癫痫

【配方及用法】戴胜鸟（又名屏姑姑）1 只，枯矾 10 克，生姜 30 克。将戴胜鸟文火烤脆研细，加入枯矾粉拌匀，每次服 1 匙（约 2 克），每日 3 次，用生姜汁服，服 1 只为 1 个疗程。停 1 周再服。

【验证】治疗 5 人，均痊愈。

【荐方人】云南　杨乔榕

【出处】《当代中医师灵验奇方真传》

螳螂子治癫痫

【配方及用法】花椒树上的螳螂子 30 个，鲜桃树根白皮 10 克，槟榔、枳实各 50 克。螳螂子用剪子剪的时候，两头带花椒枝各 2 厘米长，再将桃根白皮、螳螂子共放锅内，沙土炒黄，再加槟榔、枳实，共为细末。上药末共分 100 包，每次服 1 包，日服 1 次，连服 3~4 个月。

【备注】忌食羊肉 3 年。须长期服用，方可巩固。

【验证】共治疗 30 例，痊愈 25 例。

【出处】《实用民间土单验秘方一千首》

牵牛子散治癫痫

【配方及用法】牵牛子 250 克，石菖蒲 250 克，枯矾 120 克，龙骨、地龙适量。以上药物加工成粉末备用，或把药装入空心胶丸备用。每日 3 次，1 次 3 克，开水吞服。

【验证】治疗患者 868 例，疗效颇佳。用药 10 天为 1 个疗程，一般 3~6 个疗程治愈。

【荐方人】湖南 张继德

【出处】《当代中医师灵验奇方真传》

第八节 各种疼痛症（不包括癌痛）

乳白石蒸熨可止痛

【配方及用法】先将乳白石粉碎过筛取细末，分 150 克、100 克、50 克用纱布包好，根据病人病情轻重，年龄大小，体力强弱，决定用量。用时先将熨位以白酒擦好，再涂黄油，然后铺上黄纸多层（以防烫伤），再以酒浸湿将蒸好的乳白石粉包摊敷上，凉了再换 1~2 次，最后将熨位再涂黄油粘上黄纸即可。

熨位的确定，主要根据病情来定，一般哪里疼痛厉害就熨哪里。

【备注】服药期间，忌凉、风、湿、干重活、饮酒、失血过多。

【出处】《蒙医妙诊》

用陆英冲剂治疗各种手术后疼痛

【配方及用法】陆英适量，制成冲剂备用。当手术后病人出现难以忍受的疼痛时，给服 1 包，每包 25 克。必要时可服第二包。每次服药间隔时间不应少于 6 小时。

【验证】治疗各种手术后疼痛病人 100 例，其中 87 例于服药后 15 分钟左右见效，有效时间维持在 6 小时以上。最快者服药 8 分钟见效。

【出处】《江苏中医杂志》（1985 年第 7 期）、《单味中药治病大全》

金铃子、乳香等治疗各类肝区疼痛

【配方及用法】金铃子 15 克，乳香 12 克，没药 12 克，三棱 9 克，莪术 9 克，甘草 3 克。上药加水 300 毫升，文火煎取 150 毫升，温服。

【验证】四川白明，男，51 岁，医生。他说："本县太和镇居民罗德通，患右上腹间断性隐痛，每年春秋两季复发或加重，到医院检查，为胆息肉，经多方治疗，并自购止痛药服用，都未收到好的效果。后来我用本条方为他治疗，至今已有半年未见右上腹疼痛了，以前的症状完全消失。"

【荐方人】福建 黄登金

【出处】《当代中医师灵验奇方真传》

养肝汤治夜间肝痛

【配方及用法】白芍 30 克，甘草 6 克，生地 15 克，木瓜 20 克，旱莲草 12 克，丹参 15 克，元参 20 克，首乌 20 克。水煎服，每日 1 剂，连服 20 剂。

【备注】肝痛多发生在晚上，是以阴虚所致，以虚致虚，加重了夜间的肝痛。另外，晚间流入肝的血增加，加重了肝的负担。《素问·五脏生成篇》说："人卧血则归于肝。""人动血则归于诸经。"现代医学也证明，白天肝血流量 1085~1845 毫升，而晚上比白天流入肝脏的血多两三倍。

【验证】方某，男，57 岁，在煤矿工作。自述患肝炎四五年，转氨酶反复波动，最近三四个月以来因肝痛剧烈不能直立行走，平时常以右手压迫肝区而稍缓解，但每到三更半夜，肝痛难忍需顶住肝区而入睡。查 GPT300 单位，在某医院做肝脏同位素肝扫描疑有占位病变。因为肝痛较重，须先治痛，因投以养肝汤。病人见方没有木香、元胡、青皮、米壳等理气止痛药，持怀疑态度，抱着试一试看的态度，经服 6 剂后，疼痛果然减轻。接着又继续服 6 剂，疼痛基本消失，且已能骑自行车，查肝功恢复正常。

【出处】《偏方治大病》

外用马齿苋薄荷泥治各种疼痛

【配方及用法】马齿苋（鲜）50 克，薄荷叶（鲜）7 片，樟脑粉（如无此药可以不放）0.1 克。上药均用鲜品，禁止水洗（水洗后会造成皮肤过敏反应和药疹的发生），只需去净泥土、杂质即可。薄荷叶片应剪成芝麻粒大小的碎片，马齿苋应剪成小段一同捣烂，拌入樟脑粉，尽量不使药汁散失，备用。带状疱疹愈后出现的神经痛，以及血丝虫引起的大腿病出现的急性红肿痛，均可直接敷于患面。

敷贴时应成环形绕 1 周。用药厚度为 1 厘米，宽度为 10 厘米，长度可根据需要来决定。一般性骨折、隐裂无须打石膏，只要用此方敷贴 48 小时，并静卧即可，7 日后可自由活动。一般只需外敷 1 次即可，很少使用多次，但癌肿性疼痛除外。

【验证】广西王唯懿，男，60 岁，干部。他说："我爱人于 2001 年初夏患带状疱疹，医生建议住院治疗，但因家庭经济困难没有住院，只在门诊输液、服西药，外用雾气、薰气加热敷等，用药时能缓解疼痛，过后疼痛不止，不能入睡，治疗 3 天，不见任何效果。后来按本条方敷患处，当晚止痛，连敷 3 次基本痊愈。"

【荐方人】江苏　郭德才

【出处】《当代中医师灵验奇方真传》

第八章　皮肤外科疾病

第一节　皮肤老化、老年斑

用丝瓜水美容

【配方及用法】把正在生长着的高出地面60厘米处的丝瓜藤，拦腰切断，弃上面的藤不用，把下面这段藤切口朝下置于一玻璃瓶口中（谨防渗入雨水土石及钻入虫子），瓶子在土里埋半截以免倾倒，即可采集其汁液。采得的丝瓜水要放置一夜，用纱布过滤，然后就可直接擦于皱纹处，也可加适量的甘油硼酸和酒精，这样可增强面部的润滑感。

【出处】《偏方治大病》

用鸡蛋粉治面部皱纹

【配方及用法】将一个鸡蛋黄打入容器内，加一匙蜂蜜和一匙半面粉，如果皮肤干燥就放入数滴橄榄油，充分搅拌即成。将蛋黄粉直接敷在脸上，经过10~15分钟，以温水洗净，洗净脸后上冷霜，以双手对小皱纹成直角的方向按摩5分钟，然后再用纱布擦掉，大约3个月左右皱纹就会消除。

【出处】《偏方治大病》

鸡蛋清可除老年寿斑

【方法】把鸡蛋壳中剩余蛋清涂在寿斑上，每天涂2次。

【荐方人】曾圣仙

【出处】《老年报》（1995 年 11 月 18 日）

擦沙拉油可除老年斑

【荐方由来】我是部队在职女医务人员，52 岁。近两年脸上长出了大小不等的十来块老年斑，双手背上也各有两块。我看到沙拉油含有皮肤所需要的营养成分，就试着早、晚在脸上和手背各擦 1 次。2 个月后老年斑全消失了，而且皮肤变得有弹性，干燥现象也有好转，皱纹变得几乎看不见了。

【方法】早、晚饭后洗完脸，用食指蘸少量沙拉油往脸上、手背上擦，有老年斑处要多擦点，1 瓶沙拉油可用 1 年。

【荐方人】一平

【出处】《北京老干部》

第二节　皮肤瘙痒、瘢痕痒痛

喝醋蛋液可治皮肤瘙痒

【荐方由来】我自 1983 年身患瘙痒症以来，不论春夏秋冬奇痒难忍，特别到晚上痒得整夜不能安眠，中西医治疗均无效果。后来，我听说醋蛋液能治疗多种疾病，就如法炮制服用，喝了 3 个多月未明显见效。但我还是继续喝，一年多后果真治好了奇痒。

【荐方人】甘肃　巍志远

用黄蒿治疗皮肤瘙痒

【荐方由来】我老伴患皮肤瘙痒症数年，有时胸前或背后痒，有时胳膊或腿痒。痒得严重时，不思饭食，夜难睡眠。不知吃了多少药，花了多少钱，也没有把痒病治好。后来，一位老太太介绍一方，用黄蒿擦可根治皮肤痒。在荒草地里剪了一些黄蒿，一擦效果很好，十多次痊愈了。黄蒿各地均有，主要生长在荒草地里。青黄蒿剪回后就能擦，若是霜打干了的黄蒿，在热水里浸泡一二分钟再擦同样有效。

【荐方人】河南　周彦亭

【出处】《老人春秋》（1997 年第 7 期）

荆芥、防风等可治皮肤瘙痒

【荐方由来】老伴有一次秋后拾柴时，贪活心切，结果满身出汗，因就地脱掉绒裤而受风。事隔一天浑身痒得难受，3 天后满身起红斑点，1 个月后红斑变成脓疱，痒得不能寐，心乱不安，用手抓破皮疼痒难受。经多次治疗也不见效。后得一方：荆芥、防风各 10 克，杨树条、野薄荷、野艾、蛤蟆酥各 20 克，大粒盐 50 克，熬水，先烫后洗，3 次除根。

【荐方人】贺培银

【出处】《晚晴报》（1996 年 10 月 5 日）

用樟树叶治皮肤瘙痒

【荐方由来】我已 60 多岁，近年来每到严冬和盛夏，由两腿或两臂开始逐步发展到全身瘙痒，病虽不大但十分难受，吃不安睡不宁，就医治疗效果不明显。有一次，我老伴对我说："听人说过用樟树叶子能止痒，你到门口樟树上摘点叶子，放在锅内煮半个小时，用水洗患处试试。"我按此法一连洗了 3 次，就基本好了。以后我又将此法介绍给一位 50 多岁的外地老人，他也洗好了。

【验证】新疆张玉厚，男，70 岁。他说："家住四川的凌禄均，患浑身瘙痒症，用各种药膏治疗不见效果。后来用本条方治疗，几次就好了。"

【荐方人】安徽　秦春兰

用姜汁涂搽治瘢痕奇痒

【方法】取鲜姜 250 克捣碎，用布包拧取全汁盛杯内，再用 10% 盐水 1000 毫升洗净患处，擦干，然后用棉棒蘸姜汁反复涂搽，到姜汁用完为止，每周 1 次。

【出处】《四川中医》（1987 年第 5 期）、《中医单药奇效真传》

黄瓜芒硝水搽患处治术后瘢痕奇痒

【配方及用法】用鲜黄瓜 250 克，芒硝 200 克，水 200 克，煎 10 分钟取出过滤，用滤汁外擦，每日 3 次。每次配方可用半个月，备用的贮于冰箱内。坚持擦半年，瘢痕会缩小，痒症则自愈。

【荐方人】德江

【出处】《老年报》（1996 年 10 月 22 日）

第三节 风疹、湿疹

用酒精泡桃叶涂治风疹

【配方及用法】鲜桃叶 150~200 克，泡入适量的 75% 的酒精内，约 3 天后用酒精水抹患外，每日 3~4 次。一般 7 天可治愈。

【验证】辽宁杨永利用此方治好了任宗宝一家三口人的风疹症。

【荐方人】河南 葛尚武

用艾蒿熬水治风疹

【配方及用法】取艾蒿两三棵，切成 10 厘米左右长，放入锅或盆里加适量的水熬，熬到一定程度，将艾蒿和水一起倒入脸盆里，凉到不烫手的程度捞起一把艾蒿蘸熬的艾蒿水反复擦洗风疹处。这样既减轻刺痒又能消除风疹。如此这般，经过两三次擦洗，一两天内即可解除风疹病痛。

【验证】黑龙江李永超说：“我爱人患风疹，用本条方仅治 2 次就好了。”

【出处】《生活保健》（1996 年 7 月 13 日）

用黑豆可治腿部湿疹

【配方及用法】黑豆 500~1500 克（视容器大小而定），装入一瓷罐里

（必须是小口），用软木塞封严罐口，然后取一笔管粗的竹管从软木中插入罐里，将罐倒置，在罐周围用火烧烤，待烧到一定程度，油即从竹管流出。这时将油接入瓶里备用。用时，先将患部用温开水洗净，将油涂上，再用桑木烧烤，烧时止痛止痒，非常舒适。如此，每天 1 次，5 次即可痊愈。

【出处】《老人天地》（1996 年第 5 期）

核桃液涂抹阴部治湿疹

【配方及用法】取尚未成熟的青核桃数个，洗净，然后用干净的小刀将核桃的青皮削下一块，此时刀口处会流出许多汁液，即用棉球蘸取核桃液往患处涂擦。边涂抹边摩擦，每日涂 2~3 次，2 天后患处周围皮肤出现结痂，可以将其揭掉，继续涂擦患处。如此反复治疗 3~5 日可痊愈。

【出处】《老年报》（1996 年 6 月 24 日）

用青黛、蒲黄可治湿疹

【配方及用法】青黛 20 克，蒲黄 20 克，滑石 30 克，共研细末备用。患处渗液者，干粉外扑；无渗液者，麻油调搽。

【功效】青黛外用可消炎、消肿、杀菌、止血、抗病毒，蒲黄可收涩止血，滑石清热止痒吸收水湿。本方用药简单，诊治方便，药价低廉，外搽或内服均可收到良效。

【荐方人】湖南　曹泰康

【出处】《当代中医师灵验奇方真传》

青黛、枯矾等可治急慢性湿疹

【配方及用法】青黛、枯矾、花椒各 30 克，雄黄 6 克，轻粉 10 克，硫黄 20 克，黄连 10 克，黄柏 18 克。先用 1% 新洁尔灭或淡盐水清洗患处局部，用 75% 酒精消毒周围，再用青黛枯椒散与植物油调匀外涂患处，用消毒纱布块包扎，用胶布固定。若渗出较多者，可先用花椒 30 克，黄连 10 克，黄柏 18 克，煎水 500 毫升，湿敷患处，每日 2~3 次；待渗出减少后，再采用青黛枯椒散外涂患处，每日 1 次，至痊愈为止。

【验证】共治疗 68 例，全部治愈。

【出处】《云南中医杂志》（1992 年第 2 期）、《实用专病专方临床大全》

用蛇床子、苦参等可治湿疹

【配方及用法】蛇床子 15 克，苦参 10 克，地肤子 10 克。将上药加水适量，煎煮 20 分钟左右，撇药汁，候温洗患处。

【出处】《小偏方妙用》

用樟脑球除湿疹

【荐方由来】我从 1984 年得了局部湿疹，奇痒难耐。尤其到晚上，症状加重，坐卧不安。为这点病，先后到北京五家大医院治疗，打针、吃药、搽药膏，用了许多方法，都不见效。偶然得到消息，说某地来了一位"神医"专治皮肤顽症，我急忙登门求医，"神医"说保证能治好。1 个月过去，"神医"给开的药全部下肚，而病情如故。

江湖郎中，实不可信。从此，我对治疗这病失去信心。正在这时，得到一治疗奇痒方：用白酒 500 毫升，加 24 粒卫生球（樟脑球），放入耐高温的容器内用火加温，至卫生球溶化后，用干净的棉花蘸着搽患处，一般 2~3 次即愈。我只用 50 毫升白酒，2 个卫生球，依法炮制，搽了不到 10 次，病就全好了。几个月过去了，长期忌口的酒、蒜、辣椒等刺激性食物，有意吃一些，也没有惹出复发的麻烦。

一个小偏方竟治好了我多年的顽疾，这才是真正的神奇。

【验证】安徽王瑞国说："我于 1998 年 9 月患了皮肤湿疹，很痒，曾用皮炎平等治疗未见效。后来我按本条方治疗，连续涂搽几次，就不痒了。可见，此条偏方治湿疹奇痒相当有效。"

【荐方人】翟富牛

生军、黄连等可治湿疹

【配方及用法】生军、黄连、生地榆、儿茶各 10 克，冰片 6 克，硫黄 15 克。上药混合研极细末，用 120 目筛过下，密封备用。用时加上等蜂蜜调拌成稀糊状，用干净毛笔涂抹于患面，或用香油、凡士林调拌涂抹也可，药物涂抹后用纱布覆盖。换药时用液体清洗疮面，用镊子把自脱干痂清除后重新涂药即可。

【荐方人】新疆　杨文辉

【出处】《当代中医师灵验奇方真传》

黄连、黄柏等可治顽固性湿疹

【配方及用法】黄连、黄柏、青黛、血竭、儿茶各 10 克，蛇床子 20 克，冰片 20 克，麝香 1.5 克。先将黄连、黄柏、蛇床子、儿茶、血竭共研极细末，再放入青黛同研，最后放入冰片、麝香再研匀，储瓶密封备用。用时视湿毒疮疡面积大小，取适量，以鸡蛋油调糊状，先以生理盐水清洗患处，将能去之痂尽量去掉，再以脱脂棉擦干，将药涂上，不必包扎，干燥后可再涂，每日 3~4 次。无论任何湿毒疮疡，一般用药 5~7 天即可痊愈。

【荐方人】河北　宋魁三

【出处】《亲献中药外治偏方秘方》

第四节　荨麻疹

艾叶酒治疗荨麻疹

【配方及用法】白酒 100 克，生艾叶 10 克。上药共煎至 50 克左右，顿服。每天 1 次，连服 3 天。

【荐方人】湖北　薛振华

用地肤子煎服治荨麻疹

【配方及用法】地肤子 30 克，加水 500 毫升，煎至 250 毫升，加红糖 50 克热服，盖被发汗，每天早、晚各 1 次。

【验证】吉林孙俊久，男，71 岁，退休。他说："隋珍凤，女，58 岁。患荨麻疹 10 余年，经医院治疗和服用多种偏方，花费 500 多元未愈，犯病时奇痒，难以入睡。后来我用本条方为其治疗，服药 7 天痊愈。"

【出处】《常见病特效疗法荟萃》

马齿苋草煎服加洗治荨麻疹

【荐方由来】马齿苋鲜草 200~300 克，加水约 1500 毫升，煎沸浓缩至 1000 毫升左右，即内服 100 毫升，余下药液加水适量煎沸后，捞弃药草，待汤液稍温，即可用之频频擦洗患处，每日 2 次。

【出处】《福建中医药》（1989 年第 4 期）、《中医单药奇效真传》

蝉衣、防风等可治荨麻疹

【配方及用法】蝉衣 10 克、防风 9 克、僵蚕 10 克、炒黄芩 15 克、丹皮 10 克、生地 15 克。大便秘结加生大黄 5~9 克。每天 1 剂，煎 2 遍和匀，日 2~3 次分服。

【功效】蝉衣、防风、僵蚕祛风止痒；黄芩清肺热；丹皮、生地凉血。

【备注】忌辛辣刺激及海味动风之食物，禁烟酒。

【验证】方某，女，皮疹时起时没，已经 2 周。疹起时高出皮肤，大小不一，色红而痒，时感躁热，口渴便结。舌红苔薄黄、脉数。予本方治疗。3 剂后疹减大半，大便亦畅，5 剂后皮疹及躁热均解。

用韭菜根捣烂搽患处治荨麻疹

【荐方由来】我舅父系浙西山区名医，现已谢世。其子继承祖传，仍在故乡行医，也小有名气。我近年患荨麻疹，与表兄谈及此事，他赐民间验方一例，既简单，又方便，用后果然有效。现介绍给大家。

荨麻疹俗名鬼风疙瘩，初起时皮肤瘙痒难忍，可将韭菜根 100 克洗净捣碎，用白纱布包裹，擦患处，疙瘩会自行消退。城市找韭菜根不便，可用韭菜梗代替。

【荐方人】刘显昌

用葱白汤治荨麻疹

【配方及用法】葱白 35 根，取 15 根，水煎热服，取 20 根水煎局部温洗。

【验证】用此方治疗荨麻疹 100 例，均痊愈。

【出处】《浙江中医杂志》（1987 年第 1 期）、《单方偏方精选》

桂芪鳗鱼汤治急慢性荨麻疹

【配方及用法】桂枝 15 克，黄芪 30 克，杭芍 15 克，野生鳗鱼 150 克，生姜、食盐、老酒各少许调味，水适量，炖服。

【验证】治疗 162 例，痊愈 140 例，好转 20 例，无效 2 例。

【荐方人】福建　吴盛劳

【出处】《当代中医师灵验奇方真传》

涂陈墨汁治荨麻疹

【配方及用法】陈墨汁适量。将陈墨汁涂抹于前胸和后背及发疹部位，疹退后 12 小时用清水洗净。

【出处】《医话奇方》

第五节　带状疱疹

冰硼散、凡士林可治带状疱疹

【配方及用法】冰硼散、凡士林。用冰硼散、凡士林各适量，调成糊状，敷于患处。每天 1 次。

【验证】廖某，男，52 岁，1989 年 4 月 16 日诊。腰背部出现米粒状水疱 5 天，疼痛微痒，逐渐增多，且向背部蔓延，周围皮肤微肿胀、灼热。曾用抗生素类药物治疗，效果不显，而且继续扩展。食少，头晕，口苦，大便 2 天 1 次，小便短赤，舌质红、苔薄白，脉弦滑。即选上方，以冰硼散 4 支，加凡士林适量调成糊状，敷于患处，每天 1 次，4 天即告痊愈。

用活地龙可治带状疱疹

【配方及用法】活地龙（蚯蚓）2 克，鲜韭菜根 30 克。将上两味洗净，捣烂，加少量香油调拌均匀，置瓶内放阴凉处备用。使用时取其液涂患处，每日 2 次，外用纱布固定。

【功效】清热凉血、解毒止痛。主治带状疱疹。

【出处】《河南中医》

用杉木炭治带状疱疹

【配方及用法】杉木炭（或松毛灰）若干，冰片少许，麻油适量。将杉木炭研细，加冰片，用麻油调成糊状。以棉签或毛笔蘸敷患处。每隔 2~3 小时局部干燥即搽敷 1 次。

【功效】除痒止痛。

用蜂胶制剂治带状疱疹

【配方及用法】蜂胶 15 克，95% 酒精 100 毫升。将蜂胶加入 95% 酒精内，浸泡 7 天，不时振摇，用定性滤纸过滤后即得蜂胶酊。使用时用棉签蘸蜂胶酊涂患处，每日 1 次。涂药期间注意保持局部皮肤干燥。

【功效】解毒，燥湿，止痛。主治带状疱疹。

【验证】潘某，女，50 岁。开始左胸背部有蚁爬感，继而剧痛且出现有水泡。检查：沿右侧第四肋至胸背部有八簇水泡，呈带状分布，水疱透明，有红晕。同侧腋窝淋巴结如花生米大小，有触痛。诊断为带状疱疹。用上方治疗用药 5 天痊愈。

用针刺大骨空穴法治疗带状疱疹

【荐方由来】1982 年，一个偶然的机会，我学会一个治疗带状疱疹的好方法。多年来，有不少患者采用此法获愈，疗效显著。现将方法介绍如下：

取"大骨空穴"（大拇指关节向手心方向弯曲，可见回弯处有两小骨棱突起，正中骨缝沟处即是此穴），用消过毒的针刺破双手此穴位处，出血即可，然后挤一挤。2天后水疱枯干，3天即愈。

【验证】江苏周以荣说："本村魏权宝患带状疱疹，胸、腰、后背呈颗粒状，大如蚕豆，小似黄豆粒，连接成片。经几家医院用内服药、外搽药、输液等方法治疗均无效，苦不堪言。后来我按本条方针刺其大骨空穴，2天后疱疹干枯结痂，8天后康复痊愈。"

【荐方人】河北　赵炳珊

【出处】《老年报》（1997年11月13日）

用侧柏糊治带状疱疹

【配方及用法】取侧柏叶适量，捣成黏状，加鸡蛋清调成糊状，敷于患处，外用敷料固定。每日更换1次。一般只需2次，即能结痂痊愈。此方经济简便，疗程短，大大减少了患者的病痛，优于其他方法。我用此方治愈多人，效果都不错。

【荐方人】山东　姜占先

外用蜈蚣粉治带状疱疹

【配方及用法】蜈蚣适量。将蜈蚣置于瓦片上，以文火焙干，研为细粉，加少许香油调成糊状，备用。用时涂搽患处，一般每日3~5次。

【功效】解毒，镇痛。

用王不留行治带状疱疹

【荐方由来】我从医多年，应用中药王不留行治疗带状疱疹52例，全部治愈。其中重度患者治疗1周疼痛消失，皮疹结痂；中轻度病人5天内即愈。

【配方及用法】取王不留行适量（各药店有售），放在铁锅内炒爆，炒至爆出白花，研成细粉，用鸡蛋清调成糊状，外敷患处，厚约0.5厘米左右，盖上纱布并固定，每日换药2次。

【验证】江苏刘字生，男，医师。他说："蔡燕患带状疱疹3年，去了数家医院，用了很多西药治疗，病情时好时坏。后来我用本条方为其治疗，1周后结痂痊愈，才花十几元钱，未留任何后遗症。"

【荐方人】山东　梁兆松

用三黄二香散外敷治带状疱疹

【配方及用法】生大黄、黄柏、黄连各 30 克，制乳香、没药各 15 克。上药共研细末，加浓茶叶汁调成糊状，外敷患处，干则易之。一般 1~2 日后结痂、疼痛消失，4~6 日痊愈。

【荐方人】江苏　殷大彰

【出处】《新中医》（1987 年第 2 期）

用仙人掌、粳米粉治带状疱疹

【配方及用法】新鲜仙人掌、粳米粉、米泔水各适量。仙人掌去针及绒毛，切片，捣烂，再加入粳米粉和米泔水适量。捣和均匀使成粘胶状以备用。用时将已制好的胶状物敷于患处，外盖油纸，绷带包扎固定。每隔 3~4 小时换药 1 次。

【功效】除痒止痛。

【出处】《浙江中医》

用仙人掌冰片治带状疱疹

【配方及用法】取新鲜仙人掌（视皮损面积大小而定量），去刺刮去硬皮，捣成糊状加冰片 1~2 克敷患处。1 日 1 次，连续外敷 3~7 天而愈。

【功效】临床实践证明，此法对急性腮腺炎、急性乳腺炎、淋巴结肿大、黄水疮及疮、疖、痈肿等亦有特效。

【荐方人】河南　魏瑞英、魏翠英

用蝮蛇抗栓酶治带状疱疹

【荐方由来】我在偶然的机会试用蝮蛇抗栓酶治疗带状疱疹，收到了良好效果。以后又用此药治疗 20 余人，效果均佳。用药 3 日，疗效颇佳。经过观察，用药当天局部疼痛及灼热感消失，自感轻松，第二天病变部位干燥、结痂，第三天或第四天脱痂治愈。治愈后均未再复发。

【配方及用法】将蝮蛇抗栓酶（0.25 单位）1 毫升溶于生理盐水（5

毫升）中，也可根据患处面积大小按比例增减。将此药均匀地涂抹于患处，让其自然干燥，每日早、晚各用药 1 次。

【荐方人】 山东　姜艳丽

第六节　白癜风

用三黄散治白癜风

【配方及用法】雄黄 8 克，硫黄 8 克，石硫黄 3 克，密陀僧 6 克，补骨脂 10 克，麝香 1 克，轻粉 2 克，蛇床子 10 克，上药用纯枣花蜂蜜调匀外搽，每日早、中、晚各 1 次。对汞过敏者禁用，此药慎勿入口。

【验证】78 例患者中，2 周内白斑消退者 10 例，3 周内消退者 50 例，4 周内消退者 16 例，无效 2 例。有效病例治愈后观察 1~2 年，未见复发。

【荐方人】 河南　卢明

如意黑白散治白癜风

【荐方由来】我姐夫因白癜风发作面部白色日渐扩大，他买了不少药吃了仍不见好转。后来我从一部医书中偶得"如意黑白散"，于是便试着小剂量给我姐夫服用。用后果真有了奇效，便加大剂量服用，2 个月后，白色部分已缩成黄豆粒般大小。

【配方及用法】旱莲草 90 克，白芷 60 克，何首乌 60 克，沙蒺藜 60 克，刺蒺藜 60 克，紫草 45 克，七叶一枝花 30 克，紫丹参 30 克，苦参 30 克，苍术 24 克。上述诸药共研细末，密封收藏。每日服 3 次，每次 6 克，开水送服。也可似泡茶样服用。

【荐方人】 江苏　陈广兵

用熟地、女贞子等可治白癜风

【配方及用法】熟地 30 克，女贞子 30 克，墨旱莲 40 克，菟丝子 30

克，制首乌 50 克，补骨脂 60 克，蛇床子 20 克，雄黄 20 克，硫黄 20 克，白鲜皮 100 克，白附子 25 克，密陀僧 20 克。将上药共研粗末，用白酒 500毫升，米醋 250 毫升浸泡 1 个月后外擦患部，每日 1~3 次。

【备注】本药有毒，切忌入口，擦后也要洗手，以免中毒。同时，注意皮肤的变化，发现疾病已消失，应再坚持擦几天，以巩固疗效，防止复发。

【验证】山东王学庆，男，主治医师。他说："庆云镇朱芳，患大面积严重白癜风，病程达 10 余年，有名的大医院去过多处，花费 1 万多元未治好。后来请我医治，我用本条方为其治疗 1 个月即痊愈，现在皮肤已恢复正常颜色。"

【荐方人】吴风平

【出处】《健康导报》（1996 年 12 月 4 日）

用白芷、白附子治白癜风

【配方及用法】白芷、白附子各 16 克，密陀僧 10 克，雄黄 3.5 克。上药研细后筛去粗末，用切为平面的黄瓜尾（趁液汁未干）蘸药末用力擦患处，每天擦 2 次。

【验证】此方治疗白癜风 34 例，痊愈 29 例，好转 5 例。

【出处】《山东中医杂志》（1985 年第 3 期）、《单方偏方精选》

用黄瓜蒂、芝麻花治白癜风

【配方及用法】黄瓜蒂 7 个，芝麻花一把，盐卤 150 毫升。将前 2 味研成细面，放入盐卤内调成糊状，抹患处，每日 2~3 次。

【验证】治疗多例，1 个多月痊愈。

【出处】《实用民间土单验秘方一千首》

硫黄豆腐可治白癜风

【配方及用法】取硫黄 20 克，豆腐 250 克，将硫黄研成极细末，掺入豆腐内搅匀，用温开水于每晚临睡前一次服下。

【出处】《浙江中医学院学报》（1984 年第 3 期）、《中医单药奇效真传》

第七节 牛皮癣

党参、苦参等可治牛皮癣

【配方及用法】党参、苦参、沙参、玄参、丹参、当归、川芎、荆芥、防风、白芷、桂枝、白鲜皮、犀角各3克，乌蛇9克。痒甚者加蝉蜕、川椒各9克；不痒者加三七3克，生地9克。犀角单独为末，余药共为细末，混匀分为3包。每天晚饭后用黄酒冲服1包，服药前先吃3个红皮鸡蛋。首次服药后要盖被发汗。服药期间应避风。治疗期及治疗后1年内要少吃辛辣等刺激性食物。

【备注】第一次服药后的发汗，对于疗效好坏有重要作用。凡出汗透者，疗效一般较好；出汗不透或未发汗者，疗效较差。但需注意严密观察，以防过汗发生虚脱。

【验证】治疗158例，治愈110例，显效31例，好转17例。复发48例，经第二次治疗后，治愈31例，显效7例，好转10例。

【出处】《赤脚医生》（1976年第5期）、《广西中医药》增刊（1981年）

将青山核桃捣碎治牛皮癣

【配方及用法】采集新鲜青山核桃，将其捣碎，用核桃汁和残渣，根据牛皮癣面积大小敷于患处，然后用纱布缠包好。待1小时左右，患处会起疱、出水，此时勿担心，大约10天左右脱皮，可治愈。

【荐方人】黑龙江　王振德

用柳条水烫洗治牛皮癣

【荐方由来】一年前，我曾经患严重牛皮癣，奇痒无比，多次求医均不见效。后来获得一民间单方，按方将柳条切成12厘米左右长，放入锅内用水煮，待水呈黑色时，烫洗患处，五六次后，牛皮癣很快消失，从未复发。据说，此法可治多种皮肤病。

【荐方人】安徽 徐国长

【出处】广西科技情报研究所《老病号治病绝招》

用断肠草治牛皮癣

【荐方由来】我身患牛皮癣已经 20 多年。患处终日渗水、结痂、掉屑，经多年医治效果不佳，时愈时犯。偶得"断肠草治牛皮癣"一方，经用 50 多天，患处基本痊愈。

【配方及用法】将断肠草根（鲜品）购买或采挖回来后，用清水洗净，去掉老皮，晾干，切片（带浆汁）放在玻璃瓶内，用 50 度白酒浸泡（酒浸过药即可）1 周后，可直接用浸泡的药片往患处涂抹（涂药前将患处洗净晾干），每日涂抹 2~3 次。如发现患处红肿，可停用一段时间后再用，直至痊愈。应继续涂药巩固一段时间，以防复发。

【荐方人】辽宁 霍汉章

用杉木汁治牛皮癣

【荐方由来】近几年，我利用业余时间采新鲜杉木汁治好牛皮癣患者 76 人。方法如下：早晨（雨天除外）6：00~7：00，持干净刀在尾径 10 厘米以上的杉木根部皮下轻砍 1~2 刀，用酒杯或小瓶接汁，回家后用药棉蘸汁涂搽患处（要先用盐水洗净患处），1 日 3~4 次，连用 3~5 天可有良效。搽药期间忌食酒、辣椒。

【荐方人】广西 韦永洁

【出处】《农村百事通》（1997 年第 10 期）

用醋可治牛皮癣

【荐方由来】我有位朋友患牛皮癣多年，去过许多医院，访过不少名医，也花了不少钱，而医治效果都不尽如人意。有一次，我从单位开发办书库有关醋疗的资料上看到 2 条用醋治疗牛皮癣的方子，介绍给朋友试用后，当天解决了患处痒的问题，患处的银屑一搓就掉；3 天后，患处斑痕面积减少，皮肤颜色接近正常；5 天后皮肤颜色正常，解决了患者的落屑、痒疼之苦。

【方法】用棉球蘸 5 度食用醋，每天搽患处 3~4 次，5~7 天即可；或者用 5 度食用醋 250 毫升，加水 250 毫升，调成 2.5 度淡醋液，每天早晚冲洗患处 5~10 分钟后，用清水洗干净即可，一般需坚持 5~7 天。两种方法任选一种使用皆可见效。

【荐方人】 新疆　白京松

用鲜核桃皮汁治牛皮癣

【荐方由来】鲜核桃一个（七八成熟），将核桃皮削破漏出汁水，将癣皮用手抓破让其出血，用核皮汁水往患处反复擦。

【荐方人】 王承礼

【出处】《晚晴报》（1997 年 9 月 13 日）

用黄牛皮斑蝥可治牛皮癣

【配方及用法】黄牛皮 100 克，斑蝥 7 个，甘遂 10 克，香油适量。将黄牛皮炮燃灰存性，与斑蝥、甘遂共研细末，以香油调涂患处。

【出处】《医话奇方》

第八节　花斑癣（汗癣汗斑）

用黄瓜硼砂可治花斑癣

【荐方由来】我是一位有 20 余年病史的花斑癣患者。我在继承前人用黄瓜治疗本病的基础上加以改进治疗花斑癣，达到满意的效果。

【配方及用法】新鲜黄瓜 200 克，硼砂 100 克。先将黄瓜洗净切成片装入容器，再将硼砂放入容器内，稍搅拌后，放置 3~4 小时，过滤出黄液装入瓶内，放到冰箱里或阴凉处备用。清洗皮肤后，用消毒纱布块浸黄瓜液涂擦患处，每日 3~4 次。一般 7~10 天痒感及鳞屑斑消失，皮肤恢复正常。

【荐方人】王全义

陀硫粉敷患处治花斑癣

【配方及用法】密陀僧 50 克，硫黄 40 克，轻粉 10 克。上药共研细末，过 120 目筛，装瓶备用。先用食醋擦洗患处，再取鲜生姜 1 块，切成斜面，以切斜面沾药末，用劲在患处擦至有灼热感为度，每天 2 次。

擦药后患处渐转变为褐色，继而脱屑痊愈，不损害皮肤，亦无不良反应。复发时再按此方治疗亦有效。

【验证】此方治疗汗斑 253 例，均痊愈。

【出处】《湖北中医杂志》（1989 年第 1 期）、《单方偏方精选》

用烫鸡毛的水治花斑癣

【方法】用杀鸡时烫鸡毛的水擦患处，不要怕脏，热擦洗 2~3 次可痊愈。

【荐方人】云南　段锦智

用柚皮硫黄治花斑癣

【配方及用法】将普通食用的柚皮（或尚未成熟的小柚）切开，取其切开面沾硫黄涂擦患部。轻者只擦 1 次可愈，重者于 3~4 天后再擦第二次可愈。

【荐方人】福建　许进光

【出处】广西医学情报研究所《医学文选》

第九节　各部位癣症

用紫皮独头蒜汁治头皮白癣

【配方及用法】紫皮独头大蒜若干。洗净大蒜并去皮，捣烂成浆，压榨取汁。患者剃去头发后，用温水肥皂洗头，揩干，从癣区的四周向内涂搽大蒜汁，每天早晚各 1 次，15 天为 1 疗程。

【验证】此方治疗头皮白癣 45 例，痊愈 39 例，有效 6 例。一般 7～10 天见效，40 天内痊愈。

【出处】《浙江中医杂志》（1986 年第 2 期）、《单方偏方精选》

用巴豆油涂治头皮黄癣

【配方及用法】巴豆 1 枚。将巴豆去壳，倒菜油适量于碗底，用手紧捏巴豆在碗底碾磨尽备用。用前将头发全部剃光，用棉签涂上药油涂于患处，再用油纸覆盖并固定，7 天后揭去油纸，待痂壳自行脱落。涂药后的 3 天内，患处可出现轻度肿痛，数天后可自行消失，无须处理。本药不宜重复使用及涂抹太多。

【功效】此方治疗头皮黄癣效果颇佳，一般涂 1 次即可痊愈。

【出处】《四川中医》（1983 年第 4 期）、《单方偏方精选》

用韭菜汁洗可治癣

【配方及用法】韭菜 500～1000 克（可视患处面积大小增减）捣烂成泥状，放入有盖的盆内，倒进适量的开水，用盖子将盆盖紧，约 10 分钟后，将患处放入韭菜水中浸泡 30 分钟。如癣长在难以浸泡之处，可用韭菜水洗。一般长在四肢能泡之处的癣，一次即可治愈。

此方经很多患者试用，疗效显著。

【验证】广西陈远忠，男，67 岁。他说："我患脚癣，用本条方治疗，仅一次就好了。"

【荐方人】江苏　黄羽生

用蒜头陈醋搽治顽癣

【荐方由来】我大腿上有一块顽癣，奇痒难忍，并伴有银白色细皮脱落，困扰我多年。曾内服过中西药，外搽过多种软膏，都没能治愈。经一位朋友介绍用蒜头和陈醋外搽，1 个多月后基本痊愈。

为使其他患者免除此疾的痛苦，现将方法介绍如下：先将患处用温水洗净擦干，再将蒜的一瓣挤汁搽患处，稍干后再搽陈醋。如此每日早晚各

1次。据本人实践，2~3天即可止痒，1个月左右可痊愈。

【验证】新疆马春田，男，75岁，退休。他说："我右手大拇指有一块顽癣，阵发性奇痒，而且患处皮肤增厚、坚硬，用本条方治疗后，奇痒程度明显减轻。此法真是既经济又简单方便。"

【荐方人】卓强

用酒精浸泡鲜榆钱治癣

【配方及用法】新鲜榆钱100克，75%酒精500毫升。将鲜榆钱浸泡于酒精中，密封64小时，压榨去渣备用。用前洗净患处，涂擦该药液，每天3~5次。若是干品，先用开水泡涨，再浸泡于酒精中。

【验证】此方治疗手足癣及体癣共80例，痊愈71例，好转9例。

【出处】《陕西中医》（1989年第10期）、《单方偏方精选》

用楮树汁治体癣

【配方及用法】用刀子划破楮树皮，用瓶子接流淌的楮树汁，每天3~6遍抹患处，一次不必抹得太多。涂后有点痒痛。

【荐方人】河南 侯云星

用硫黄矾油膏治骑马癣

【配方及用法】硫黄、白矾各半，与生猪板油（猪墙油）混合，在青石板上用石头（切勿用铁器）砸成糊状。每天搽四五次，搽时用力搓，一般两三天见效，1周左右可治愈。

【荐方人】河南 李洪殿

倍他米松片可治手癣

【配方及用法】倍他米松片，每日3次，每次服0.5毫克，日用量不超过2毫克。

【荐方人】山东 徐祥贵

用山西陈醋浸泡可治甲癣

【荐方由来】1986 年我左手拇指感染了甲癣，经常向外流水，有微痛，用了不少灰黄霉素，效果一直不好。1987 年下乡工作，一老中医给我说了个用食醋治疗甲癣的单方，我使用后效果非常好，至今没有发作。

【方法】取一个大拇指能放进去的小瓶，装入醋液，然后把患甲癣部位放入瓶内浸泡，每次半小时以上，一天浸泡 3 次，3~5 日即愈。治甲癣以山西陈醋为好。

【荐方人】河南 郭景文

用川楝子膏包敷可治甲癣

【荐方由来】唐某，双手患甲癣已 10 年，指甲变形增厚，高低不平，无光泽。将川楝子 10 枚去皮，加水浸泡至软，用手捏成糨糊状，浸泡局部 1 小时以上，每天 1 次。亦可用川楝子加水捣膏，加适量凡士林调匀，厚涂患指（趾），外用纱布、胶布固定，2 天后更换，直至痊愈。用本方包敷 2 次即愈。

【出处】《浙江中医杂志》（1987 年第 8 期）、《中医单药奇效真传》

清甲汤治甲癣

【配方及用法】鲜猪胆 1 个，滑石、30%冰醋酸各适量。患指（趾）洗净后，将猪胆戴在患指（趾）上，1 周取下，隔 2 天后，用滑石（研面）、30%冰醋酸（适量）调拌成糊状，稠稀适当，然后将糊直接涂于患指（趾）上，外用塑料薄膜覆盖，再后用绷带包扎固定，24 小时后有疼痛感。

【验证】治疗 30 例，1~3 年 9 例，3~5 年 10 例，5~10 年 6 例，10 年以上 5 例。均用药 1 次，2 月后痊愈。有 2 例 2 月后长出指甲，有光泽，薄厚正常，但高低不平，3 个月后，未经其他任何治疗长出正常指甲。

【荐方人】内蒙古 王利君

【出处】《当代中医师灵验奇方真传》

用鲜松针熏法可治手癣

【配方及用法】用鲜松针（松毛）2000 克，先取 500 克放在炉火上烧着，待烟起，把患掌置于烟上，约距离火 10 厘米处熏（遇热难忍可提高些）。松针烧透后再陆续增加鲜松针熏疗。每日早晚各熏 1 次，每次约 2 小时，连续熏 1 周。

【备注】患掌熏后，在 2 小时内不宜洗手，以后洗手需用温热水。

【验证】辽宁王安才，男，53 岁，农民。他用本条方治好本村赵国宇的手癣。

【荐方人】福建　翁充辉

荞麦面捣大蒜治手癣

【配方及用法】荞麦面 124 克，大蒜 4 枚。把大蒜捣烂，和荞麦面掺在一起，涂糊患处，用布包好。

【验证】孙妻，患鹅掌癣一年多，先后到十几个医院治疗，擦了多种药膏，无效，试用此方 1 次即愈。

【荐方人】河南　孙臣付

酒精浸泡黄精可治手足癣

【配方及用法】黄精 100 克，75%酒精 250 毫升。将黄精切薄片置于容器内，加入酒精，密封浸泡 15 天。用 4 层纱布过滤，挤尽药汁后再加普通米醋 150 毫升和匀即可。将患处用水洗净擦干，用棉签蘸药液涂擦患处，每天 3 次。

【验证】此方治疗手足癣 67 例，痊愈 55 例，好转 12 例。

【出处】《山东中医杂志》（1986 年第 5 期）、《单方偏方精选》

用鲜马齿苋可治皲裂性手足癣

【配方及用法】鲜马齿苋 250~500 克，洗净，煎取药液 2500~3000 毫升，先熏后浴，每次半小时至 1 小时，每天 1~2 次。

【验证】兰某，男，52 岁。自述双足瘙痒疼痛伴皲裂 3 年，久治不愈。

诊见患部皮损增厚，弹性差，呈较多条状裂纹，裂纹深者覆有血痂，周围组织肿胀，步行时有鲜血溢出。诊为皲裂性足癣。以上法治疗 10 天，病减过半，继用 5 天，瘙痒疼痛消失，裂隙平复病愈，至今未见复发。

【荐方人】陈华、王志文

用公丁香、花椒等治手足癣

【荐方由来】我过去常用西医方法治疗足癣，但疗效不好，有时还产生不良反应。近几年来，我用"中药浸泡法"治疗足癣，疗效甚佳。一般使用 4~7 次后，痒感完全消失，患处干燥脱屑痊愈。在治疗过程中未发生不良反应。

【配方及用法】公丁香、花椒、防风、防己、土槿皮各 15 克，加水 2500 毫升，煮沸 30 分钟，过滤，待药液降至微温后，浸泡患足。每次浸泡 45 分钟左右，每日 1 次。药渣不要倒掉，次日加水再煮，如法再浸泡 1 次。此法亦可用于手癣的治疗。

【验证】河北赵士良，男，60 岁，医生。他说："高坤登之妻患手癣，多方医治不愈。后来我用本条方为她治疗，服药 5 剂就痊愈了。"

【荐方人】张方

用熏洗法治足癣感染

【配方及用法】萆薢 20 克，百部、黄芩、黄柏、白鲜皮、防风各 15 克，枯矾 12 克，广丹 3 克。上药加水 1000 毫升，煎至 500 毫升，每天 1 剂，早晚各 1 次，每次熏洗患处 20 分钟。

【验证】陈某，男，50 岁。1987 年 8 月 20 日来诊。患双足趾肠面、足趾间糜烂瘙痒 2 月余，经用止痒水、脚气膏等治无效。证见瘙痒处糜烂、渗液，两脚趾间红肿、灼热，行走困难，口苦，舌红、苔黄腻，脉弦滑。后用本条方治疗，7 天后痊愈，随访 2 个月未见复发。

用烤疗治手足癣

【配方及用法】取 95% 酒精 200 毫升，加入樟脑粉 15 克，溶解，以棉球蘸之置于酒盅内点燃后对准患处烤。棉球燃尽再取再点，距离以患者能耐受为度，每次 10~15 分钟，早晚各烤疗 1 次。若烤时瘙痒加重，是药已中病，应坚持烤，直至痊愈。

【荐方人】山东　梁兆松

【出处】《开卷有益——求医问药杂志》（1995 年第 5 期）

用柳树叶可治脚气

【荐方由来】随着天气炎热，患有脚趾红肿、趾缝腐烂病开始复发，特别是从事稻田劳动的人更伤脑筋。我在广西期间患了脚趾红肿，趾缝腐烂病，脚肿烂得连鞋都穿不成，在部队和地方治疗多次，效果不佳。在通润村辅导文艺创作时，几个老汉给我说了一个单方，我又把这个单方讲给很多人作了试验，办法真灵。方法共两种：

①将柳树叶子（越嫩越好）摘下来，用手指拧成小丸塞进趾缝里，头天晚上敷药，第二天就见效。

②用柳树叶（老、嫩树叶都行）煎水（一把柳叶加适当的水煎半小时，水浓为宜），温水洗脚，也很有效。

【荐方人】陕西　仇天喜

用茄根水浸泡可治脚气

【荐方由来】我患脚癣病（又叫脚气病、香港脚）长达 20 年，治这种病的药几乎都用过，都没有治好。后来在一个刊物上看到"茄子根治脚癣有奇效"的报道，我就按照介绍的方法试治，5 次就好了。

【方法】取茄子根 50 克（凡种菜的地方均能找到），食盐 50 克，加水煮半小时，然后将水倒在脚盆内，趁热将脚放入浸泡半小时。

【荐方人】云南　曹显义

用姜盐煮水洗泡可治足癣

【荐方由来】我患脚癣 20 年，发病时脚趾奇痒、渗黄水、溃烂。1989年春去苏北盐城访友，在旅馆住宿时，同室的一位旅客热情地给我介绍了一个秘方，回家后我如法治疗，第二天痒感基本消失，一星期后便痊愈了。

【配方及用法】生姜 100 克，食盐 50 克，清水 2 大碗。三者放入锅内煮沸 10 分钟左右，然后倒入脚盆泡患脚。每次泡 30 分钟，一般泡 3~7 次即愈。

【荐方人】江苏　浦志根

【出处】广西科技情报研究所《老病号治病绝招》

第十节　灰指（趾）甲、甲沟炎

用醋精治灰指甲

【方法】修好指甲，将醋精涂抹在灰指甲表面和蜂窝孔内，每日数次，直到长出新甲为止。

【验证】福建曾灼书，男，71 岁，离休。他说："我右手指患灰指甲已 2 年多了，经县医院治疗不见效。后来用本条方治疗 1 个多月，现已长出新指甲。"

【荐方人】辽宁　刘伟杰

紫皮蒜治灰指甲

【配方及用法】将紫皮大蒜切片，贴在指甲上，几日后如稍有疼的现象，指甲可长出，病可除之。

【荐方人】四川　黄自强

艾灸治疗灰指甲

【方法】先用刀片刮除病甲表层，然后点燃艾条在病甲上熏灸，调节艾火与病甲的距离，使温度适宜，以患者能耐受为度，要防止烫伤周围皮肤。每次灸 15~20 分钟，每天灸 3~4 次。一般连续灸 15~20 天。灸后病甲无须包裹，可照常进行日常活动。

【荐方人】安徽　马仁智、孟云凤

大黄可治甲沟炎

【配方及用法】 取生大黄适量，烘干，研末备用。用时以醋调匀，外敷患处，每日或隔日清洗后更换。

【备注】 大黄粉调醋外敷，具有活血祛淤、抑菌消炎、收敛和消除局部炎性水肿的作用。对治疗甲沟炎有一定作用，但对嵌甲较重或并发甲下积脓者，尚需结合手术拔甲治疗。

【验证】 应用此法治疗15例，其中1周内治愈7例，2周内治愈5例，3周内治愈2例，另1例因病程长，嵌甲，应患者要求而拔甲。

【荐方人】 江苏 李国仁

【出处】 《中国当代名医秘验方精粹》

第十一节 指头炎

甘草油治指头炎

【配方及用法】 生甘草4克，紫草2克，蜂蜡4克，麻油60克。前2味入麻油中浸24小时，然后用文火熬枯去渣，次入蜂蜡化开即成。用时将油温热，熏洗患处，每天1~2次，每次20~30分钟。

【验证】 此方治疗脓性指头炎21例，其中属炎症早期者16例，全部未经切开引流而愈；属脓肿期者5例，行切开引流，熏洗后常规换药，减轻了痛苦，缩短了疗程。

【出处】 《山东中医杂志》（1993年第4期）、《单方偏方精选》

油葱茶麸治化脓性指头炎

【配方及用法】 生油葱7条，茶麸100克，浸水老石灰100克，共捣盛于杯内，将患指浸入药中，疼痛立止。如肿则用药渣外敷患处。

【验证】 辽宁王安才，男，53岁。他用本方为别人治好化脓性指头炎，认为本方非常有效。

【荐方人】辽宁 卢清光

用蒲公英粉可治指头炎

【配方及用法】将干蒲公英粉用甘油与 75% 酒精（甘油与酒精的体积比为 1∶3）调成糊剂外敷。

【验证】新疆邢源恺说："我爱人下乡工作，因走路太多，磨破了脚趾，化脓发炎，我用此条方为她治愈。"

【出处】《河北中医》（1994 年第 4 期）、《中医单药奇效真传》

第十二节　手掌脱皮

用蜂蜜水搓擦治手掌脱皮

【配方及用法】取蜂蜜适量，用 2 倍的冷开水稀释后备用。每天早晚用稀释好的蜂蜜水在患处反复搓擦 3~5 分钟。

【验证】内蒙古杨桂兰，女，53 岁。她说："我用本条方治好两例手掌脱皮患者，至今未复发。"

【出处】《实用民间土单验秘方一千首》

用侧柏叶熏洗手掌治脱皮

【配方及用法】侧柏叶 250 克，蕲艾 60 克，桐油适量。先将侧柏叶及蕲艾加水约 3000 毫升，熬数沸候用。再将桐油搽患处，然后用纸蘸桐油点火熏烤患处，熏烤片刻后将患手置于侧柏叶、蕲艾汤上先熏，待温度稍低，即将患手置于汤中浸洗，一般洗至药凉即可。轻者 1 次即愈，重者 3~5 次可愈。愈后半个月内忌用碱水洗手及接触腐蚀性物品。

【出处】《家庭医生》（1996 年 11 月）

第十三节　手足干裂（皲裂）

用醋水洗手脚治皲裂

【方法】每天早晚用食醋 250 毫升，加适量开水，泡洗手脚 30 分钟，连续进行 7~8 次可治愈。

【验证】江西万凤麟，男，52 岁。他说："我岳父 72 岁那年，患手掌皲裂症，夏天双手裂口也不少，不仅难看还痛苦不堪，用了不少药均未见效。后来按本条方用醋液搽抹，结果一瓶醋还没用完（10 天左右）裂口就愈合了，皮肤恢复正常。"

【荐方人】四川　傅相中

用塑料袋包脚治足跟皲裂

【荐方由来】我长达 20 多年的双脚足跟皲裂现已痊愈，解除了我多年的痛苦。我曾几次到医院诊治，大夫也没有什么好办法，只是指点用防裂膏、胶布、软膏及膏药等维持。年复一年的足跟皲裂，疼痛难忍，尤其春冬更为严重。当我看到《辽宁老年报》刊登的王铁明同志介绍的治疗皲裂的方法后，我立即照办。用薄塑料袋（食品袋最好）套在脚上再穿上袜子，只用 1 周，足跟呈现柔软状态，不仅皲裂症状好了，而且脚也不干燥了，真是好极了。

【验证】湖南曹生军，男，53 岁，农民。他说："我患足跟皲裂 10 余年，用本条方治愈。"

【荐方人】辽宁　周世文

用维生素 E 涂患处可治手脚裂口症

【方法】将维生素 E 丸用针扎一个眼，把油挤在患处涂抹（一个丸可用多次）。每次洗手后涂抹，愈合后也要常抹，不会复发。

【出处】《益寿文摘》（1997年1月2日）

甘草甘油可治手掌皲裂症

【配方及用法】甘草75克，75%酒精、甘油、蒸馏水各250毫升。将甘草泡于酒精内24小时后，取浸液与甘油、蒸馏水混匀贮瓶备用。用时将患部洗净后，用药涂抹患处，然后搓数下。每日洗3~4次，一般3天见效，10天痊愈。

【验证】用此方治疗患此症者30多例均痊愈，无复发。

【荐方人】吉林　乔福胜

【出处】《当代中医师灵验奇方真传》

第十四节　白发、脱发、头皮屑

用凤仙花治白头

【配方及用法】立秋后将凤仙花（即指甲花）全棵切碎晾干，每日50克，代茶泡水饮服，10天为1个疗程，3个月可愈。

【荐方人】河南　张德玉

用桑葚子、熟地黄等治白发

【配方及用法】桑葚子300克，熟地黄250克，旱莲草、制首乌各200克，北枸杞150克，菟丝子、当归、丹参各100克，蜂蜜适量。按中药蜜丸配制，每日早晚各服1次，每次9克。

【验证】治疗多例，均获痊愈。

【出处】《实用民间土单验秘方一千首》

何首乌等可治白发

【配方及用法】何首乌（酒蒸）30克，天麻12克，当归15克，白芍

15 克，枸杞果 12 克，黑芝麻 12 克，黑豆 30 克，女贞子 15 克，麦冬、天冬各 9 克，石斛 12 克，丹皮、知母各 6 克，党参 9 克。将上药研成细末，取蜜制丸，每丸重 9 克。

【出处】《佛门神奇示现录》

用龟板、黄芪等泡酒喝可治白发

【配方及用法】龟板、黄芪各 30 克，肉桂 10 克，当归 40 克，羌活 12 克，五味子 12 克，生地、茯神、熟地、党参、白术、麦冬、陈皮、山萸肉、枸杞、川芎、防风各 15 克。以上各药研为粗末，放入布袋，浸在酒内（酒的多少，以淹没布袋为宜），封闭半天。早、中、晚各饮一杯。连服 2 剂，不但会使白发变黑，而且身强力壮。

【出处】《偏方治大病》

用鲜柏叶等可治脱发

【配方及用法】鲜柏叶 50 克，红辣椒 10 个，75%酒精 500 毫升，一并装入瓶内，盖紧盖子，泡半月可涂搽患处。每天搽 5~7 次，10 天后头发就能出齐。

【验证】山东王庆兴用此方治疗他女儿、女婿的脱发，7 天就生出微黄毛发，而且逐渐变黑。后来又治愈了几位脱发患者。

【荐方人】河南　马培远

朝天椒、白兰地酒治脱发

【配方及用法】朝天椒 6 克，白兰地酒 50 毫升。将辣椒切成细丝，放入白兰地酒中浸泡 10 天，滤去渣滓，取辣椒酒涂擦患处，每日数次。一般 15 天见效，30 天痊愈。

【出处】《实用民间土单验秘方一千首》

用啤酒洗头治头皮屑

【方法】用啤酒将头弄湿，保持 15 分钟或更长一点时间，然后用温水冲洗，再用普通洗头膏洗净。每日 2 次，4~5 天即可治愈。

【荐方人】林连浪

【出处】《晚晴报》(1997 年 7 月 2 日)

第十五节　各种斑

丝瓜络汤治蝴蝶斑

【配方及用法】丝瓜络 10 克，僵蚕、白茯苓各 10 克，白菊花 10 克，珍珠母 20 克，玫瑰花 3 朵，红枣 10 枚。将上述各味加水煎煮浓汁 2 次，混合。分 2 次饭后服用，每日 1 剂，连服 10 天见效。

【功效】通经活络，清热，和血脉。有消斑的功能，用治蝴蝶斑。

【备注】在用此法治疗蝴蝶斑期间，应做到四避免：避免使用化妆品及刺激性强的肥皂，避免强烈的阳光照射，避免食用有刺激性的、温热性的食物如姜、葱、胡椒、辣椒等，避免忧思、抑郁。

用生姜酊可治雀斑

【配方及用法】鲜姜 50 克，去掉杂质洗净，待晾干后装入瓶中，然后加入白酒或 50%酒精 500 毫升，加盖密封浸泡 15 天即可，外擦治疗。

【出处】《新疆中医药》(1988 年第 2 期)、《中医单药奇效真传》

细辛、白芷等可治褐斑

【配方及用法】细辛 10 克，白芷 25 克，白丁香 30 克，干柿叶 50 克。将上药研极细粉末，选用奥琪牙膏和上药调匀成膏状。再用澄清石灰水 300 毫升加温后加入陈醋 10 毫升。用石灰水洗净褐斑处，待晾干 5 分钟后将药膏适量涂匀于褐斑上。每日早晚各 1 次，10 日 1 疗程，3~5 个疗程褐斑即消退。

【验证】治疗该病 6 例，4 例用药 3 个疗程，2 例用药 5 个疗程，褐斑全部治愈。

【荐方人】山西 翟忠德

【出处】《当代中医师灵验奇方真传》

白及、白附子等可治黄褐斑

【配方及用法】白及、白附子、白芷各 6 克，白蔹、白丁香（即雀粪）各 4.5 克，密陀僧 3 克。上药共研细末，每次用少许药末放入鸡蛋清或白蜜内搅调成稀膏，晚上睡前先用温水浴面，然后将此膏涂于斑处，晨起洗净。一般 1 个月内斑可消退。

【荐方人】山东 吴绍伯

【出处】广西医学情报研究所《医学文选》

柿树叶末可治棕褐斑

【配方及用法】取青嫩柿树叶晒干研细面 30 克，与白凡士林 30 克调匀成雪花膏状。每天临睡前搽于患处，早晨起床后洗去，10 天为 1 疗程。隔 3 天再用，连用 3 个疗程，棕褐斑即全部消退。

【出处】《上海中医药杂志》（1982 年第 3 期）、《中医单药奇效真传》

桃花蜜可治面部黑斑

【配方及用法】桃花、冬瓜仁、蜂蜜适量，一同捣烂涂患处即效。

【荐方人】河南 高书文

当归、川芎等可消斑美容

【配方及用法】当归 10 克、川芎 10 克、赤芍 10 克、生熟地 15 克、白芷 10 克、女贞子 15 克、紫草 10 克。每天 1 剂，煎 2 遍和液，早晚分服。连服 1~2 个月。

【功效】当归、川芎、赤芍养血活血；生熟地、女贞子滋养肝肾；白芷、紫草祛风凉血消斑。

【备注】多吃水果蔬菜，忌日光曝晒。避免七情刺激。

第十六节　腋臭、狐臭

泥鳅消炎除腋臭

【配方及用法】泥鳅。将泥鳅（不洗，带黏液）捣烂。涂敷腋下，连涂数次，直至治愈。

【功效】消炎散肿，解毒除臭。

【出处】《江苏中医》

用蛛轻粉外搽治狐臭

【配方及用法】蜘蛛 5 个，轻粉 3 克。将蜘蛛用黄泥包好，放火内烧红后取出放凉，然后将黄泥去掉，加轻粉 3 克，研制成细末。先用 75% 酒精擦洗腋窝，然后外搽蛛轻粉。每日 3 次，5 日为 1 疗程。

【备注】本品擦洗后，若局部出现发红、发热、发痒、疮疹等现象，可用赛庚啶软膏处理。本品为外用药，严禁内服。

【验证】用此法治疗 30 例腋臭患者，1 个疗程治愈者 20 例，2 个疗程治愈者 6 例，3 个疗程治愈者 2 例，有效 1 例，无效 1 例。

【荐方人】河南　何少强、何少增、薛红梅

用明矾水治狐臭

【方法】取 5% 明矾水 20 毫升，直接蘸取擦洗患部，1 日 2~3 次，10 日为 1 个疗程。擦洗后，最好用爽身粉搽扑，利于患部祛湿护肤，润滑爽身。此疗法对腋臭有明显疗效。

【备注】此法尚不能根除，一旦发现腋下有异味要继续擦洗。

【荐方人】边文波

【出处】《老年报》（1996 年 3 月 26 日）

用鲜橘皮治狐臭

【荐方由来】我有一友十几年前患上狐臭，多方求医，见方就治，药物用了无数，效果不大。后来得一良方，用鲜橘子皮（橘子汁也可）每天多次擦洗患处，2~3 天就见好转，5~7 天效果更好。

【荐方人】山东　吴旭兴、刘汉明

第十七节　扁平疣

木贼外洗方可治扁平疣

【配方及用法】木贼、银花、香附各 30 克，白芷、桔梗、红花、甘草各 10 克。上药加水 2000~2500 毫升，泡 10~20 分钟，煮沸后以温热适度洗之。①洗时可用纱布或毛巾在患处稍用力搓之，以促使药物向周围组织内渗透，每次洗 20 分钟或药液凉为止。②洗时以疣表面微红为佳，洗后片刻即可看到疣之表面的药迹，7 天左右结痂（疣）脱落，不留任何痕迹而痊愈。

【验证】张某，女，21 岁，1987 年 4 月 15 日诊。患者于 1986 年 6 月即感两面颊部皮肤发红，痒感，出小丘疹如黄豆大，簇聚成片，并波及颜面和前额。后试用木贼外洗方加地肤子 30 克治疗，3 剂药后，疣表面即干枯脱皮，疹痒大减，再用 3 剂，疣体消失，肤色如初，没留任何痕迹。

板蓝根、紫草等可消疣

【配方及用法】板蓝根 30 克、紫草 15 克、马齿苋 30 克、生苡米 50 克（另煮熟食之或研细和服）。如患处发痒者加蝉衣 10 克，以祛风止痒；药后恶心或便溏者加藿香 10 克，以健脾胃。每天 1 剂，煎 2 遍，先用水浸泡 1~2 小时再煎。第 1 次煎 30 分钟后滤净，药渣再加水煎 30 分钟，滤净与头煎和匀，日 3 次分服。扁平疣并可用此方煎汤外洗。

【荐方人】 四川 张继南

用墨鱼骨治扁平疣

【荐方由来】 我两手面上长了 16 个如同绿豆大小的扁平疣，经常用指甲剪和刀刮，刮掉后不几天又长了出来。我先后到省内外几家医院都没治好。后来我得到一个单方，说用墨鱼骨能治好扁平疣。我按照单方，先把患处用酒精或开水洗净，用小刀或剪子把手上的扁平疣刮一刮（刮出血为止），用墨鱼骨在患处来回摩擦 1 分钟左右，几天后扁平疣全部掉完，至今未复发。去年，我身上和脖子上又长了几个扁平疣，今年春节时，我找到了墨鱼骨，按照原来的单方治疗后，果真又全部掉了。

【荐方人】 河南 郭利人

【出处】《老人春秋》（1997 年第 9 期）

鸦胆子、血竭、生石灰治扁平疣

【配方及用法】 鸦胆子、血竭各 15 克，生石灰 30 克，共研细粉，撒于患处，揉搓 1~2 分钟。1 次即愈，不再复发。

【出处】《实用民间土单验秘方一千首》

木香苡仁汤治扁平疣

【配方及用法】 木贼、生苡仁各 100 克，香附 15 克。上药加水 1000 毫升，浸泡 30 分钟，然后加热煮沸 1 小时，倾出滤液，再将药渣加水 500 毫升，用同法煎煮，合并两次汤液待用。先将患处用热水洗净，然后将药液加热至 30℃ 左右，外洗患部并用力摩擦，直至患处发红，疣破为度。再用鸦胆子 5 粒去壳捣烂，用一层纱布包如球状，用力摩擦，每次 10 分钟。以上治疗早晚各 1 次，1 周为 1 疗程（外洗汤液每 3 天 1 剂，鸦胆子每天更换 1 次）。

【验证】 治疗 33 例，均获痊愈。

【出处】《四川中医》（1987 年第 5 期）、《实用专病专方临床大全》

鲜芝麻花根白水可治扁平疣

【配方及用法】取新鲜芝麻花根部的白水，直接擦在扁平疣上，每日1~2次，连用2~3天即可愈。如果把扁平疣最早出现的且最大的用针刺破涂擦，效果更好，有的1次即可愈。没有发现毒副作用及感染。

【验证】观察病例31例，疗效显著。

【荐方人】河南　张慧君

【出处】《亲献中药外治偏方秘方》

第十八节　寻常疣（瘊子）

陈醋鸡蛋治瘊子

【配方及用法】鸡蛋（鸭蛋亦可）5~10个，陈醋适量。先用针在蛋的小头端刺小孔数个，即放入陈醋内浸泡（醋要浸没蛋）。浸泡7~10天后，取蛋煮熟吃，每天1个。

【验证】治疗22例，全部治愈。一般5~10天后，母疣开始脱落，然后子疣相继脱落。

【出处】《赤脚医生》（1976年第4期）、广西中医学院《广西中医药》增刊（1981年）

用茄皮消除瘊子

【荐方由来】我已年过花甲，去年冬季右眼皮下长一赘肉（瘊子），并逐日增大，想了很多办法都没消除。

有一次，我让家人买回2个茄子，每天撕下茄子皮在患处擦数次，现撕现擦，2个茄子用完，未满半月赘肉就消失了。

【荐方人】王九如

用蒜瓣消除瘊子

【荐方由来】我在野外施工时，右手背上不知不觉长出了 7 个瘊子。当时受条件所限没治。后来我想大蒜能治百病，且易取得，便每晚睡前把蒜瓣削去一点擦瘊子，擦到没汁液了，再削去一点继续擦。每晚擦两三瓣大蒜，火辣辣的。不到 10 天，瘊子全掉了，此后我再未长过瘊子。亲友们有长瘊子的，我都向他们介绍此法。

【验证】上海吕德芳，男，75 岁，退休。他说："我本人大腿内侧及面部生有 3 个瘊子，已有 1 年多，大腿上的瘊子如黄豆粒大。后来我用本条方治疗，不到 10 天瘊子逐渐退化，最后消失。"

【荐方人】安徽 迎祥龙

用狗尾巴草茎根治瘊子

【方法】找一根狗尾巴草的茎（像麦穗样的毛毛草），冬季干枯的茎也可以，用手捻动草茎慢慢扎向瘊子的基部。瘊子看起来很坚硬，但此草茎却能慢慢扎透穿过瘊子。然后再十字形交叉扎进一根草茎，把露出的两端剪短，这样就切断了瘊子的血液供应。不论多大的瘊子都能逐渐枯萎，大约过 1 个月的时间瘊子即可自行脱落，皮肤不留一点痕迹。我不是医生，却用此法为五六位朋友治掉了瘊子，这种方法没有疼痛，也不用花一分钱。

【荐方人】辽宁 牛巨贵

生石灰、明矾等可治寻常疣

【配方及用法】生石灰、明矾、食盐、食碱各等份，共研细粉装瓶备用。取药粉 3 克，用冷水搅拌成稠糊状，用针将患处挑破见血，用药棉擦净，敷药如玉米粒大于患处，不宜用纱布覆盖，2~3 小时后可将干燥药粉去掉，脸、手部 12 小时，脚部 5 天内勿洗患处。敷药后无疼痛，愈后不留瘢痕，疣 3~7 天后自行脱落。

【验证】北京孙东复，男，62 岁，教师。他说："我亲属孙红如两手臂长有 20 多个大小不等的寻常疣，很不雅观，多方治疗始终不见效。后来我按本条方自配药粉给她用，半个月后，她的寻常疣已全部脱落，皮肤完好如初。"

【荐方人】河北　白锡二

【出处】《当代中医师灵验奇方真传》

冰片烧灼治寻常疣

【配方及用法】中药冰片。取一胶布，中间剪一小孔，孔大小与疣体相适应，将胶布贴于皮肤，保护疣体周围皮肤，疣体从小孔中露出。取一粒冰片放于疣顶上，点燃冰片至冰片燃尽。如疣体较大，可用2~3粒冰片重复烧尽，至疣体变白为止。2~3天疣体自然脱落。创面涂以紫药水或用创可贴敷贴，1周左右即可结痂愈合。

【验证】21例病人均1次治愈，有2例半年后复发，经用冰片再次烧灼而愈，未再复发。头面部疣忌用本法，本法适于四肢部位。

【荐方人】广西　刘斌

【出处】《广西中医药》（1997年第3期）

第十九节　鸡眼

黄豆芽可使鸡眼自然脱落

【配方及用法】每餐用黄豆芽250克，不吃其他食物，一连吃5天不间断，鸡眼自然脱落。

【荐方人】广东　侯世鸿

【出处】广西医学情报研究所《医学文选》

紫皮大蒜、葱头治鸡眼

【配方及用法】紫皮大蒜1头，葱头1个。把大蒜和生葱压碎如泥，再加入酸醋调匀（必须在临用时配制），用药前先在患处做常规消毒，用利刀割除鸡眼表面粗糙角质层，以不出血或刚出血为度。接着用盐水（温开水 200 毫升加生盐 5 克）浸泡 20 分钟，使真皮软化，以发挥药物的更大作用。然后用布抹干，取蒜葱泥塞满切口，用消毒纱布、绷带和胶布包好即可。每天或隔天换药 1 次。一般 5~7 天即愈。

【验证】治疗 20 多例，有些鸡眼大如枣，患病达 10 年之久，均获良效，未见复发。

【出处】《新中医》（1979 年第 2 期）、广西中医学院《广西中医药》增刊（1981 年）

用葱白外层皮治鸡眼

【荐方由来】我脚底曾长了 2 个鸡眼，走路的时候，稍不留心，踩在小石子上，就像被铁钉钻了一下，即使走在平路上，也有疼痛感觉。有一次，在邻居退休的王医师家闲坐，谈起患鸡眼的病痛，她给我介绍了一种治鸡眼的方法，治好了我的鸡眼。

【方法】先用热水洗脚，擦干。然后剥下一块葱白外层的薄皮，贴在鸡眼上面，用胶布固定好，每天换一次。约 10 天鸡眼周围的皮肤发白变软，再过 3 天鸡眼自行脱落。

【验证】山东谢振刚，男，30 岁，工人。他说："我父亲患有鸡眼已 30 多年，按本条方只治疗 5 次就好了。"

【荐方人】黄皖江

用蓖麻子火烧法治鸡眼

【方法】先用热水将鸡眼周围角质层浸软，用小刀刮去，然后用铁丝将蓖麻子串起置火上烧，待去外壳出油时，即趁热按在鸡眼上。一般 2~3 次即愈，且无毒副作用。

【荐方人】何光设

用鸦胆子糊治鸡眼

【方法】先将鸡眼患处用温水浸泡十几分钟，擦干后，用利刀（刮脸刀片）轻轻削去鸡眼硬皮部位，然后用药。取一粒鸦胆子剥去外壳，取出仁，研成糊状，将其涂在鸡眼患处并用胶布固定好。3日后取掉胶布，再以上述方法施治2~3次，直至鸡眼脱落。

【备注】削鸡眼时不要出血，一旦出血，必待痊愈后方可施治；用药时，不要涂到正常皮肤上。

【荐方人】河南省 李相山

用大蒜花椒葱白泥治鸡眼

【配方及用法】取葱白10厘米长，大蒜1头（去皮），花椒5粒，用石臼一块捣成糊备用。把患部洗净揩干，将葱蒜泥敷于患处，并用纱布固定，每晚1次，7日即愈。

【验证】湖南刘清泉，男。他说："我奶奶今年73岁，患鸡眼已有10多年了，一走路脚就疼，用了许多鸡眼膏也不见效。后来我按本条方仅10天就治好了奶奶的鸡眼。"

【荐方人】山东 崔承俊

第二十节 皮炎、毛囊炎

用陈醋木鳖治神经性皮炎

【配方及用法】木鳖子（去外壳）30克，陈醋250毫升。将木鳖子研成细末，放陈醋内浸泡7天，每天摇动1次。用小棉签或毛刷浸蘸药液涂擦受损皮肤，每天2次，7天为1疗程。

【验证】此方治疗神经性皮炎36例，均痊愈。

【出处】《陕西中医》（1988年第7期）、《单方偏方精选》

川槿皮、海桐皮可治神经性皮炎

【配方及用法】川槿皮、海桐皮各30克，轻粉9克，斑蝥、巴豆各7个，雄黄、大黄各9克，凡士林适量。将上药粉碎研细过罗，与凡士林调和为红棕色膏，直接涂患处约 0.1 厘米厚。结黑痂后自动脱落，1 次痊愈。

【出处】《实用民间土单验秘方一千首》

韭菜糯米浆可治接触性皮炎

【配方及用法】韭菜、糯米各等份。上药混合捣碎，局部外敷，以敷料包扎，每天 1 次。

【功效】此方治疗接触性皮炎疗效甚佳，一般 3~5 天即可痊愈。

【出处】《四川中医》（1990 年第 3 期）、《单方偏方精选》

磁铁可治过敏性皮炎

【荐方由来】李秀玉是我校离休的老医生。有一次，我们到苏杭旅游时，我问她怎么不吃鱼，她说她患了过敏性皮炎，不敢吃。这病很讨厌，越挠越痒，有时会挠得血迹斑斑。为此，她两次住院也没治好。

当时我告诉李医生，备一块磁铁，磁疗很有效。磁铁的磁力能消除风湿热邪，促进气血运行，增加肌肤失去的营养，从而达到活血化瘀、祛风消炎止痒的作用。后来，李医生依法治疗，1 个月就彻底治愈了过敏性皮炎。

【验证】黑龙江欧日超，男，67 岁，退休教师。他说："我经常因气候寒冷患过敏性皮炎，每次都用本条方治愈。此方真的很灵。"

【荐方人】山东　张明

【出处】《晚晴报》（1997 年 10 月 11 日）

凡士林、松香等可治稻田皮炎

【配方及用法】凡士林 500 克，松香、雄黄粉各 90 克，樟脑 60 克。将凡士林加温熔化，入松香粉末不断搅匀，待松香完全熔化后，离火降温至 40℃~50℃。再投入雄黄、樟脑充分搅拌，在冷凝中，温度越降，搅拌越勤，以雄黄、樟脑不沉淀为止。下水田前，涂手脚，上下午各 1 次。

【出处】广西医学情报研究所《医学文选》

用猪胆治脂溢性皮炎

【配方及用法】猪胆 1 个。将猪胆汁倒在半面盆温水中，搅拌后洗头（或洗患处），把油脂状鳞屑清除干净，再用清水清洗 1 次，每天 1 次。

【验证】治疗脂溢性皮炎 31 例，治愈 25 例，好转 6 例。

【出处】《新医学》（1984 年第 4 期）、《单味中药治病大全》

蛇皮、全蝎可治毛囊炎

【配方及用法】蛇皮 1 张，全蝎 2 个，蜂房 1 个，共泡入 180 克醋中，24 小时后可用（时间长更佳），用完再加醋 1 次。纱布蘸药敷患处，每日 2 次。

【验证】治毛囊炎 35 例，均治愈。1~5 日愈者 33 例，8~14 日愈者 2 例。

【出处】《常见病特效疗法荟萃》

艾炷灸治慢性毛囊炎

【方法】用艾绒做成小宝塔形艾炷，大蒜切薄片，放每个患处上（患处先剃去毛），上放艾炷点燃，烧尽再换，连用 10 个。每日 1 次，10 日为 1 个疗程。

【验证】治疗慢性毛囊炎 54 例，均愈。一般 3~4 次即愈，重症 2 个疗程即愈。

【出处】《常见病特效疗法荟萃》

用五倍子治蜂窝组织炎

【荐方由来】我老伴突患左腿下肢蜂窝组织炎，皮肤红肿，内有硬块，且痛痒发烧，打针吃药效果不佳。我们商量后决定向《家庭医生报》求教。我们在 1994 年 1 月 17 日《家庭医生报》的第 3 版上找到了治蜂窝组织炎验方，按验方买回纯五倍子 50 克，研成细末，用米醋调成糊状，然后再按验方消毒，将药敷在红肿的皮肤上，连敷 2 次共 6 天。药还未用完，老伴的蜂窝组织炎就好了。

【荐方人】四川　雷安义

用马蜂窝大黄膏治蜂窝组织炎

【配方及用法】马蜂窝、酒制大黄各等份。取马蜂窝用砂锅稍焙研细过罗，大黄用黄酒闷后经砂锅焙干研细过罗。两味药末用蜂蜜调成糊状，放置在大小适宜的黑布上敷患处，每24小时换药1次。

【荐方人】天津　宋俊莲

【出处】《亲献中药外治偏方秘方》

第二十一节　各类型疮疾

枯矾猪甲等治下肢溃疡

【配方及用法】枯矾（研粉末）100克，猪甲（洗净炒炭存性研末过筛）300克，海螵蛸（研末）100克，冰片20克，麻油250克。上药调成糊状备用。溃疡创面用过氧化氢溶液清洗，去除脓性分泌物，将药均匀敷于疮面上，外用纱布包扎。1周后换药，第二次3天换药，以后每日换药1次，一般换药5~10次即可。也有少数病例需换药11~20次才能治愈。

【验证】共治疗患者12例，换药5~10次9例，换药11~20次3例，全部治愈。

【荐方人】江苏　赵应銮

【出处】《当代中医师灵验奇方真传》

用蛋黄油治下肢慢性溃疡

【配方及用法】蛋黄1个，松香3克。将蛋打破去清取黄，放入铁勺或铜勺内用文火熬化呈油状，放凉后把备好的松香研成末加入搅匀即可。用盐水清洗疮面，用棉签蘸药涂于患处，每日3次。疮口不必包扎，以暴露为宜。5~7天后疮面干净无渗出物时，去松香单用蛋黄油涂搽至疮口痊愈为止。

【验证】浙江季风山说："我村郑保林因下肢内踝外损伤引起感染，疮口久不收口，经当地医院治疗几个月，花钱数百元，也没有治愈。后来，经我用本条方治疗半个月痊愈，没花一分钱。"

【荐方人】福建　张香梅、何文通

【出处】《当代中医师灵验奇方真传》

枸杞子、白酒可治蛇头疔

【配方及用法】枸杞子15克，白酒、水各50毫升，煮烂后，捣成糊状，加入冰片0.5克，食醋一盅调匀，装入小塑料袋套于患指上，包扎固定12小时取下。加醋少许，拌匀再敷。用药一次肿痛大减，3日可愈。

【荐方人】戈杰

【出处】《老年报》（1997年12月4日）

用蒲公英治臁疮

【配方及用法】取鲜蒲公英（带根）50克，洗净，加适量水煮开，吃药喝汤，一次服用。每日2~3次，单吃。

【验证】江苏江国妹，女，44岁，中医。她说："我单位张云的母亲患臁疮腿8年，腿脉处有一鸡蛋大的孔，周围发黑，有臭味，在本地多家医院治疗一直未愈。后来我用本条方为她治疗45天，她的病痊愈。"

【荐方人】汪广泉

【出处】《老年报》（1997年9月16日）

当归、生地等可治臁疮

【配方及用法】当归15克，生地15克，防风10克，双花10克，连翘10克，透骨草15克，穿山甲15克，轻粉30克，五倍子30克，铜绿30克，乳香15克，没药9克，血竭15克，麻油500毫升，黄丹120克，槐枝、柳枝若干。将以上药（黄丹除外）放入麻油中，文武火煎至药枯去渣，入黄丹，炼制软膏，放罐内备用。将药膏涂在消毒纱布上，盖贴于疮面。换药时，先洗净疮面，脓腐较多2~3日换药1次。

【验证】重庆市邓明材说："江书祥患臁疮3年多，右下肢脚胫慢性溃疡，不断流黄水。他本人是医生（西医），自己用了许多西药，就是不能治愈。后经我用本条方为他治疗1个月痊愈。"

【荐方人】山东 霍爱民

【出处】《当代中医师灵验奇方真传》

枯矾、煅石膏等可治臁疮

【配方及用法】枯矾100克，煅石膏100克，红粉10克，铅粉30克，四药一起细研即成。先用白矾水将疮面洗净，然后上药，上药时若疮面湿（渗出物多），撒干药末于疮面；若疮面干燥，可用香油或凡士林调药末成膏状擦患处，1日1次。

【验证】用此方在10余年中治愈10余名臁疮患者，初患半月而愈，病久逾月而愈。

【荐方人】河南 王印坤

苍耳子可治臁疮

【配方及用法】苍耳子100~200克炒黄，研成细末；生猪膘油200~300克，放青石板上，用斧子砸如糊状，边砸猪油边掺入药末，使药末与油混匀后待用。用时先将疮面用生石灰水（生石灰500克，开水4000毫升，冲泡1小时，去渣用清水）洗净，然后将药膏摊贴在疮上，外用绷带扎好，冬季5~7天，夏天3日左右取下。

【验证】江苏江国妹，女，中医。她说："我用本条方为别人治好了已患8年的臁疮。"

【出处】《江苏中医》（1966年第3期）、《中医单药奇效真传》

用马勃粉治褥疮

【配方及用法】马勃适量研成极细粉末状，经干热灭菌后，置消毒容器中备用。以生理盐水清洗疮面，剪除坏死组织，拭干后将马勃粉均匀撒在疮面上，厚度约1毫米左右，上面敷盖消毒纱布，每日用药4~6次。

【验证】辽宁王安才，男，53岁，农民。他说："村民刘俭海的父亲因脑出血症瘫痪在床，时间一长得了褥疮。我按本条方为其治疗，他的褥疮 10 天就好了。"

【荐方人】福建　陈志英

【出处】《福建中医药》（1997 年第 1 期）

用螃蟹治漆疮

【配方及用法】发生漆疮，可捉活螃蟹几只，将其捣烂，用纱布滤汁，涂搽患处。每天早、中、晚各 1 次，一般 2 天可治愈。

【荐方人】贵州　胡定绥

用苦树皮蛋黄油治秃疮

【配方及用法】取苦树皮 30 克，鸡蛋黄 12 个。先把鸡蛋煮熟，取其黄，置铁勺内火煎出油，去渣，将苦树皮研细末，加入蛋黄油内调匀。把患者头发剃去，白开水洗净，然后抹此药，1 日换药 1 次。

【出处】《中医验方汇选》《中医单药奇效真传》

用川楝子猪油可治秃疮

【配方及用法】取川楝子（剖开、去核、取肉，焙存性）研极细末 15 克，用熟猪脂油（或凡士林）30 克，共调拌成糊状药膏。先将残余毛发全部清除，再将脓、血痂疤彻底洗净（用食盐水洗，或明矾水洗），拭干后涂上药膏，用力摩擦使之润透。每日清洗，每日换药，局部暴露，不戴帽子或绷扎。

【出处】《中医杂志》（1962 年第 9 期）、《中医单药奇效真传》

用三黄酒治疗疥疮

【配方及用法】黄连 5 克，栀子 10 克，黄柏 10 克，冰片 5 克，樟脑 10 克，苦参 20 克，柳酸粉 10 克，蛇床子 30 克，地肤子 30 克。以上药物用 75% 酒精 200 毫升浸泡 1~2 天，同时，先将患处用肥皂水洗净，再用棉球蘸酒液涂擦，每日 1~2 次。

【荐方人】四川　罗林钟、邓增惠

硫黄、百部等可治疥疮

【配方及用法】硫黄 20 克，百部 10 克，冰片 1 克。将上药研极细末，加适量凡士林拌匀，包装备用。温水洗浴全身，用力将上药涂擦患部，每日 1 次，5 天更换衣被，将用过的衣被消毒处理。

【验证】治疗疥疮患者 378 例，用药时间最短者 1 次，最长者 10 次，临床全部治愈。

【荐方人】四川 冷治卿

【出处】《当代中医师灵验奇方真传》

苦参、青蒿等可治疥疮

【配方及用法】苦参、青蒿、夜交藤、野菊花各 15 克，花椒 12 克，川芎、红花各 10 克。感染者，加黄柏、银花、蒲公英各 10 克，伴有湿疹者，加樟脑叶、荆芥各 10 克。加水 3~4 千克，旺火煎沸 25 分钟，每晚用药液进行全身洗浴，一次约 30 分钟，浴后及次日清晨外搽硫黄膏（凡士林 100 克，硫黄粉 20 克，调匀即成），连续治疗 3 日为 1 疗程。3 日更换内衣、裤及被褥 1 次，并用沸开水泡洗，烈日晒干。

【验证】本方治疗疥疮患者 319 例，用药 1~3 个疗程均治愈。

【荐方人】鲁达

水煎白矾、食盐等可治疥疮

【配方及用法】白矾、食盐各 62 克，苍耳子、蒺藜子、地肤子各 31 克。上 5 味水煎，加水 5 碗，煮沸半小时后，去药渣，倒入盆内，擦洗患处，1 日 3 次。

【荐方人】河南 冯茂林

用独头蒜治冻疮

【配方及用法】在伏天将独头蒜捣成蒜泥，浸半天，将患处洗净，蒜涂于患处，1 小时后洗去，涂 10 次左右。每日 1 次，也可隔日 1 次。

【出处】《晚晴报》（1996 年 8 月 3 日）

用茄秧秆煮水治冻疮

【方法】冬天的时候到地里将已摘完茄子、叶子也已掉光的光秃的茄秆连根拔起，回家后放脚盆中加水煮一会儿，等水温低点儿后泡脚。

【验证】黑龙江李永超，男，工人。他说："我用本条方仅 3 天就治好了自己的脚冻疮。"

【荐方人】高学冬

用黄芩、黄柏等治黄水疮

【配方及用法】黄芩、黄柏、双花、苦参各 5 克，野菊花 3 克，犀黄丸 6 克，白矾、冰片、青黛各 1 克，樟丹 0.5 克，呋喃西林粉 10 克，红霉素软膏 2 支，凡士林适量。先把黄芩、黄柏、双花、苦参、野菊花晒干压碎过筛，犀黄丸、白矾、冰片用乳钵研细，以上药物细粉加呋喃西林、青黛、樟丹再共同过筛，使之均匀，加红霉素软膏，再加适量凡士林调成稀膏状即可。用消毒棉棒蘸取软膏涂抹患处，1 日 2 次，治疗期间停用其他药物。

【验证】40 例患者全部治愈，经随访均无复发。一般用药后立即止痒，48 小时后脓水起干结痂，继日痂皮脱落，仅留淡红色斑，5 天后不留痕迹。

【荐方人】山东　姜延德

【出处】《亲献中药外治偏方秘方》

用龙胆紫等治黄水疮

【配方及用法】龙胆紫（结晶）2 克加适量酒精，使之溶解，硼酸粉 2 克加开水或蒸馏水适量煮沸、溶解，静置冷却，氯霉素 8 支（每支含 250 毫克）敲开安瓿。将上述三种药液同时倒入量杯中，然后加入温开水或蒸馏水至 100 毫升，搅匀、分装备用。用时先用消毒针头将水疱、脓疱挑破，除净疱壁，以温开水将皮损处清洗干净，然后搽上药水。每日可搽 8～10 次，至治愈为止。脓痂较厚者，外涂硫黄软膏或凡士林软膏除痂皮。

【荐方人】安徽　占保平

用苦杏仁治脓疱疮

【配方及用法】苦杏仁适量，火炙成炭存性，研成细末，用香油或豆油熬开调成稀糊状备用。用时先以淡盐水将污痂洗净，然后将上药涂患处薄薄一层，可用干净纱布或软布覆盖，以防药物脱落。每日或隔日1次，1~2次脱痂，3~4次痊愈。

【验证】治疗40余例，均愈。

【出处】《山东中医学院学报》（1980年第3期）、《单味中药治病大全》

用明矾治脓疱疮

【方法】用明矾粉干抹，待形成硬痂且不淌水后，在第二次抹药前，用热水坐浴数分钟，使硬痂软化剥离，再抹上明矾干粉即可。每天上药1次，只需7天就能痊愈。

【备注】明矾干粉制法：把整块的白矾放在炭火中烧成白色泡沫状拿出，待冷却后捣成细粉即可。

【荐方人】刘述礼

【出处】《家庭医生报》（1996年11月18日）

第二十二节　各类肿毒

山羊油可治丹毒

【配方及用法】新鲜山羊油适量。将新鲜山羊油洗净，煎炸出油去渣待冷成膏，贮瓶消毒备用。常规消毒患处，将油膏均匀摊于消毒棉垫上（视患处大小而定），外敷患处，日敷晚弃。7日一换，坚持2年。

【验证】经观察24例，4~5年未发者11例，6年以上未发者13例。

【荐方人】湖北　王介中

【出处】《当代中医师灵验奇方真传》

干木芙蓉花可治丹毒

【配方及用法】 干木芙蓉花或叶适量，研极细末，过 120 目筛，在粉中加入凡士林，按 1：4 比例配方，调匀贮瓶备用。用其涂敷患处，涂敷面宜超过患处边缘 1~2 厘米。涂后即觉清凉，疼痛减轻；患处明显变软。每天涂敷 3~4 次。

【验证】 此方治疗丹毒 23 例（其中 2 例加服中药），均痊愈。

【出处】《浙江中医杂志》（1991 年第 10 期）、《单方偏方精选》

大葱、蒲公英可治毒疮

【配方及用法】 大葱、鲜蒲公英、蜂蜜各等份。将大葱、鲜蒲公英切碎捣烂，加蜂蜜调和贴患处，3 日痊愈。

【荐方人】 黑龙江　胡立德

用赤小豆粉治疗热毒痈肿

【配方及用法】 赤小豆适量，研成粉末，用蜜糖或冷开水调敷患处。对于已溃烂的疮疡，要将赤小豆粉敷在疮口周围，暴露疮口以便排脓，每日 2 次。

【验证】 张某，女，50 岁。左手无名指内侧患有 3 厘米×1.5 厘米大脓肿，已溃，经服中药及外敷其他药无效而就诊。经用赤小豆粉外敷，约 2 小时后稠脓直流，肿痛热脓减，治疗 6 天疮口收敛而愈。

【荐方人】 四川　廖玉春

【出处】《新中医》（1976 年第 2 期）

酒精棉球治疖肿

【配方及用法】 75%酒精棉球。用上药棉球 1~4 个（视疖肿大小而定，不要挤干酒精）放在疖肿上面，然后再用胶布或纱布条固定。8 小时后取下，过 8 小时后再敷上酒精棉球。疗程 3~7 天，超过 7 天者为无效。

【验证】 治疗 54 例，治愈时间最短 8 小时，最长 3 天。

【出处】《实用西医验方》

枸杞子外敷治脑疽红肿

【配方及用法】 枸杞子适量。将该药放瓦片上焙焦研细，装瓶备用。临用时视脑疽红肿大小，取 10~20 克药粉，用菜油调成糊状敷于患处（范围比红肿面略大，厚约 0.2 厘米）。每日一换，连敷 3~5 次。

【验证】 治疗患者 100 余例，其中只有 4 例全身症状严重者配合抗生素治疗，其余均在 3~5 天内治愈。

【荐方人】 安徽　潘正夏

【出处】《当代中医师灵验奇方真传》

露蜂房治痈疽

【配方及用法】 露蜂房 50 克，大黄 6 克，轻粉 3 克，冰片 0.5 克，蜂蜜适量。将蜂房炒焦过罗，放入乳钵少许，加轻粉、冰片研面，再继续加大黄、蜂房过罗混匀，加蜂蜜调成膏。将此膏涂于纱布 0.2 厘米厚，敷盖患处。初用 1 天 2 次，2 天后间日 1 次，脓液排完后可间 2 日 1 次。

【验证】 治疗 200 余例，均痊愈。

【出处】《实用民间土单验秘方一千首》

山药鲫鱼膏治疖肿

【配方及用法】 石膏、鲫鱼、山药各等份。将上药共捣烂如泥敷患处，每日 1 次，外用纱布覆盖。

【出处】《实用民间土单验秘方一千首》

用蜈蚣油治痈疮疖毒

【配方及用法】 取一容量约 200 毫升的瓶，注入生桐油（不必装满），从野外捕 3~5 条大蜈蚣投入油中，拧盖密封。10 日后，蜈蚣自化，用小棒搅匀，即可长期用于痈疮疖肿、无名肿毒的治疗。以鸡毛掸药涂患部，每日 1~3 次。一般 3~5 天即可愈。

【备注】 此药有大毒，忌入口眼及接触健康皮肤。

【荐方人】安徽 冯甲婷

千锤膏可治痈毒

【配方及用法】杏仁40粒，桃仁40粒，生巴豆7个，陈铜绿9克，冰片6克，香油150克。将前3味药置于石槽内共捣（去皮）成泥状，再取出放板上用锤砸细加入铜绿和冰片，同时掺入香油搓揉，装瓶封闭备用。传日锤一千棒，故名千锤膏。用时敷于患处。

【出处】《佛门神奇示现录》

向日葵花蜜蜂可治大头瘟毒症

【配方及用法】向日葵花1块，蜜蜂7个，生姜3片，水煎服，服后出微汗。轻者1剂愈，重者2剂愈。

【荐方人】河北 杨述圣

【出处】广西医学情报研究所《医学文选》

第二十三节 各类咬伤

辣椒粉治狗咬伤

【配方及用法】成熟辣椒。将辣椒晒干，研成细粉。撒于患处并包扎固定，每日换1次。

【功效】杀菌，消肿，止痛。用治狗咬伤。

杏仁、雄黄治狗咬伤

【配方及用法】杏仁、雄黄等份。将鲜杏仁捣烂如泥，调入雄黄和匀。将伤口洗净，敷上药泥，包扎固定。

【功效】解毒，生肌。用治狗咬伤。

用白胡椒治蜈蚣咬伤

【配方及用法】将四五粒白胡椒（一定要白的）研成细末，干撒在咬伤处，即可药到病除。

【验证】江西赖和明，男，54岁，医生。他说："林场职工李俊清于2002年5月在山上刨山时被蜈蚣咬了一口，当即剧烈疼痛，被人送到卫生院治疗，经打针吃药、冲洗均无任何效果，丝毫没有止痛。我用本条方为她治疗，5分钟疼痛便止住，并开始消肿，半小时后一切恢复正常。"

【荐方人】江西　陈重信

红薯叶治蜈蚣咬伤

【配方及用法】红薯叶。将红薯叶洗净，以滚开水烫软叶片。敷盖伤处，数次可愈。

【功效】解毒，利尿，医疮。用治蜈蚣咬伤。

苎麻叶治蜈蚣咬伤

【荐方由来】张某，男，78岁，农民。1978年6月25在拔田埂草时，中指末端被蜈蚣咬伤，疼痛难忍。诊时已被咬3小时，诊见手指至肘关节肿胀光亮，面容痛苦，脸色苍白，冷汗淋漓。嘱采用家种苎麻叶若干，捣烂取汁，不时地搽抹肿处，2小时后疼痛消失，肿势由关节退至中指末端。复搽，次日退尽。

【出处】《上海中医药杂志》（1982年第4期）、《中医单药奇效真传》

羊奶治蜘蛛咬伤

【配方及用法】鲜羊奶适量，煮沸。尽量饮用。

【功效】解毒，利尿，消肿。用治蜘蛛咬伤。

【验证】据《医心方》记载，一人被蜘蛛咬伤，腹大如妊，遍体生丝，有人教饮羊乳，遂愈。

半夏治蝎蜇伤

【配方及用法】取半夏适量研成细末，加香油适量调成糊状。以蜇伤点为中心，用半夏膏均匀涂抹，面积超过肿胀部位外 0.5 厘米即可，每日换药 1 次。

【出处】《山东中医杂志》（1991 年第 4 期）、《单味中药治病大全》

用生烂山药治蝎蜇伤

【配方及用法】生烂山药（烂的有水者佳）用布包好，拧汁擦患处。
【荐方人】河北 贾洪福
【出处】广西医学情报研究所《医学文选》

夏枯草治蜂蜇伤

【配方及用法】夏枯草适量，捣烂敷患处，外用纱布包扎。1 次即愈。
【出处】《实用民间土单验秘方一千首》

唾液治蚊虫叮咬

【方法】当发现被蚊虫叮咬或局部痛痒起红丘疹时，把口内的分泌液唾在掌中或指上，在患处反复揉搓一分钟，以痛痒缓解为度。过一会儿再做，仍效前法，切忌抓挠患处，以防皮肤损伤而继发感染。对于某些原因不明的小面积皮肤瘙痒，此法亦可取效，还可用自己的唾液为他人治疗。

【荐方人】河南 李小周
【出处】《中国民间疗法》（1997 年第 3 期）

芸香粉防避臭虫

【配方及用法】芸香 31 克，研细末置于席下自去。
【荐方人】山西 邵观文
【出处】广西医学情报研究所《医学文选》

用蛇草可治蛇伤

【配方及用法】 用蛇草（异名叫徐长卿，土名叫赤芍）数叶，切勿用水洗，必须用口嚼碎对伤处涂之，可立即止痛，经 24 小时后痊愈。此草涂上后不可让它掉下来，一掉下来再涂就无效了；不经口嚼也无效。如蛇咬伤厉害，用草头煎水服之即愈。

【验证】 福建厦门市老中医用此祖传秘方治疗蛇伤患者几百例，无不痊愈。

【荐方人】 辽宁 王安才

【出处】 广西医学情报研究所《医学文选》

用佩兰叶治各种蛇咬伤

【配方及用法】 鲜佩兰叶 100 克。先按常规冲洗扩创排毒后，将洗净捣烂的佩兰叶摊平敷在伤口上，盖敷料后固定，每日换药 2~3 次，每次换药前均需冲洗伤口。等肿消康复即停用本药。伤口未完全愈合者可按外科常规换药，中毒重者辅以输液及对症治疗。

【验证】 共治毒蛇咬伤 30 例（蝮蛇咬伤 20 例，银环蛇咬伤 2 例，竹叶青咬伤 3 例，未明者 5 例），结果痊愈 20 例，好转 10 例。

【出处】《广西中医药》（1985 年第 4 期）、《单味中药治病大全》

七叶一枝花治土地蛇咬伤

【配方及用法】 白蚤休（七叶一枝花）60 克，研粉加陈醋浸泡 2~3 周，去渣。用时先将伤处洗净，再涂上药液，1 天涂 3~4 次（另内服：蛇母草 9 克，白蚤休 6 克，前胡 12 克，疗效更佳）。

【验证】 治疗 33 例，均于 2~12 天痊愈。

【出处】《湖北卫生》（1976 年第 2 期）、《单味中药治病大全》

用苍耳草治地皮蛇咬伤

【配方及用法】 苍耳草 1~2 棵，去子，清水洗净，用铁锤锤烂，敷于患处，以纱布（或青布、白布亦可）包扎好，顷刻止痛。

【出处】《江苏中医》（1959 年第 11 期）、《单味中药治病大全》

生草乌蘸酒磨汁涂治竹叶青蛇咬伤

【方法】取生草乌一枚蘸酒磨汁，于肿处上界绕手臂涂上一圈即可。

【出处】《长江医话》《中医单药奇效真传》

一点白等可治火毒蛇咬伤

【配方及用法】一点白、白茅根、半边莲各 30 克，白芷、东风菜、穿心莲各 15 克，八角莲、蚤休各 10 克。上药水煎 15~30 分钟，取汁 500 毫升，日服 3 次。重病员 1 日内频频内服以药汁当茶饮；若出现高热、心悸、抽搐、血尿者可用牛黄清心丸同服，每日 2 次，每次 1 粒。

【荐方人】江苏　魏学金

【出处】《当代中医师灵验奇方真传》

第二十四节　红斑狼疮、烧烫伤

土茯苓、金银花治红斑狼疮

【配方及用法】土茯苓 1000 克，金银花 2000 克，共研细粉，炼蜜为丸，每丸 3 克。每服 10 丸，每日 3 次，白开水冲服。一般用药 2~3 剂痊愈。

【出处】《实用民间土单验秘方一千首》

鲜牛奶治灼伤

【配方及用法】鲜牛奶适量。将消毒过的纱布浸于牛奶中。将纱布敷于伤口。

【功效】生津润燥。用治火灼致伤。

【验证】据国外报道，一中年妇女被火灼伤手臂，痛不可忍，遂将手入冷藏的牛奶里，其后医生观察，发现她的伤势意外地减轻了。此后，此方便在国外推广用于治疗火灼伤。

猪蹄甲治烧烫伤

【配方及用法】 猪蹄甲。将蹄甲烧制成炭，研极细面，以香油混合成膏。将伤面用凉水洗净，局部涂敷。

【功效】 解毒，收湿，敛疮。用治烧烫伤。

枯矾糊治水火烫伤

【配方及用法】 枯矾适量。将枯矾放入锅内熬至溶化不再冒气泡即成，待凝固再研为细末，装瓶盖封备用。用时根据伤面大小取适量枯矾末，加菜油少许，充分混匀调成糊状，涂敷患处，然后用消毒纱布包扎。2~3天换药1次。

【功效】 清热解毒，燥湿收敛。用治水火烫伤，皮肤感染糜烂、溃疡。

【出处】《四川中医》

大黄、生石膏治烫伤

【配方及用法】 大黄3克，生石膏3克，儿茶3克。上药共研细末，香油适量调成糊状，外敷伤处，稍干再敷，即可见效。

【备注】 使用此药无须纱布敷盖，配制药粉要精细，可避免瘢痕形成，勿与其他药混用。

【验证】 经临床25例验证，均有良效。

【荐方人】 天津　李彭柱

【出处】《亲献中药外治偏方秘方》

用地榆黄散治各种烧烫伤

【配方及用法】 地榆20克，黄柏15克，黄芩15克，大黄15克，乳香15克，没药15克，樟脑10克，冰片10克。上药共研细末，以香油调成糊状，外用涂抹伤面1~2次即可。

【荐方人】 内蒙古　于龙

【出处】《亲献中药外治偏方秘方》

老黄瓜液治石灰灼伤

【配方及用法】老黄瓜。将留种用的老黄瓜去瓤及削去外皮，切约3厘米厚的瓜片放入干净玻璃瓶中，密封置阴凉处，3个月后可化成水液。用时将此液外搽患处，并以消毒纱布盖住溃疡面湿敷，每1~2小时用此液浸润纱布1次。

【验证】毛某，女，52岁。双手被石灰灼伤多处，最大一处为4厘米×6.3厘米。经外搽并湿敷老黄瓜浸出液，3天即结痂而愈。

【出处】《新中医》（1976年第5期）、广西中医学院《广西中医药》增刊（1981年）

用女贞叶水剂治烧伤

【配方及用法】鲜女贞叶1500克。上药加水5000毫升，煎成水溶液500毫升左右。过滤除渣，继续煮沸浓缩成250毫升深棕色水溶液。新鲜配制不需灭菌。

治疗前先用1%新洁尔灭或生理盐水冲洗创面。清创后，渗出期渗液少时，直接用毛笔（灼伤面积大用排笔）把女贞叶水剂涂布在创面上，2~3次后创面即成薄薄的一层痂膜。若渗液多时，为了预防痂膜下积液，先不用女贞叶水剂外涂，创面用纱布绷带包扎12~24小时，待创面渗液减少或停止，再涂女贞叶水剂。一般治疗数次后即愈。

【验证】154例不同程度的灼伤均治愈。

【出处】《中西医结合杂志》（1987年第6期）、《单味中药治病大全》

第九章　肛肠外科疾病

第一节　痔疮

荆芥、防风等治痔疮

【配方及用法】荆芥、防风、土茯苓、使君子各9克，芒硝120克，马钱了6克。将上药放砂锅内加水煮沸。然后，倒入罐内，令患者蹲在罐上先熏后洗，每晚1次。

【验证】用上药治疗外痔患者100余例，一般熏洗1次后疼痛即可减轻，经2~5次后可以获得痊愈。

炉甘石、女贞叶等治痔疮

【配方及用法】炉甘石、女贞叶、艾叶各30克，冰片3克，芝麻油50毫升。将前四味药分别研为极细末，混合均匀，徐徐加入芝麻油中搅匀，贮瓶备用。用时，根据痔疮大小，取药膏1~2克，涂搽患处，用药前应排净大便，不需包扎。每晚用药1次。3次为1个疗程。

【验证】用本方治疗外痔患者125例，均于用药1~4个疗程后获治愈。

南瓜子煎熏治内痔

【配方及用法】南瓜子1000克。加水煎煮。趁热熏肛门，每日最少2次，连熏数天即愈。熏药期间禁食鱼类发物。

【荐方人】河南　牛全喜

茄子末治内痔

【配方及用法】茄子。茄子切片，烧成炭，研成细末。每日服 3 次，每次 10 克，连服 10 天。

【功效】清热止血，用治内痔。

蝎蚕蛋治痔疮

【配方及用法】全蝎 6 克，僵蚕 6 克，鸡蛋适量。全蝎、僵蚕（中药店有售）研成细末，共分为 15 份。每日早晨取新鲜鸡蛋 1 枚，在蛋壳上打一个小孔，将 1 份全蝎僵蚕粉从小孔内装入鸡蛋，搅匀后用面粉将鸡蛋上的小孔糊上，放入锅内蒸熟。服用时将鸡蛋去皮整个吃下，每日 1 个，连吃 15 天为一疗程。如一疗程未能痊愈，可再吃 1~2 个疗程，以巩固疗效。

【功效】理气血，除热毒。

【出处】《老年报》

喝猪苦胆汁治痔疮

【荐方由来】我被痔疮折磨了 30 余年，做过 2 次手术，年年就医治疗都无效果。后来从报纸上看到《猪苦胆治痔疮有显效》一文后，就按里面讲的方法，每次喝 1 个猪苦胆汁，隔 5 天喝 1 次，连续喝了 4 个猪苦胆汁后果有显效，现在我的痔疮基本痊愈了。

【备注】为了加强疗效，在喝猪胆汁的同时，还可以外涂胆汁。

【验证】四川李如俊说："我妹妹患痔疮 20 多年。长期服药不愈，先后花费 5000 余元，行走都很困难，十分痛苦。后来用本条方治疗，服用 2 剂药，痔疮就好了，再未复发。"

【荐方人】湖北　张士美

用五朵云等治痔疮

【配方及用法】将五朵云 62 克切碎（全株），酸江草 16 克切碎，鲫鱼 250 克，三样共煮不放盐，只吃熟鱼，喝点药汁送服，每天早饭前服 1 剂，轻者 3~5 剂痊愈，重者 7~10 剂必愈。

【验证】荐方人曾患 10 余年内痔，解大便时常出血，就是吃本方治愈的。（前面的药量是鲜草量，如用干草，量可减少一半。）

【荐方人】四川　周俞全

地榆、蒲公英等可治混合痔

【荐方由来】多年前，我患了混合痔，经常便秘，上厕所少则 10 分钟，多则半个多小时，十分难受。于是，常服用牛黄上清丸，非常麻烦。后来，一位同事告诉我，说她是用中药验方治好了痔疮，要我试试看。后来，我连续服了 5 剂中药，痔疮就逐渐痊愈了。

【配方及用法】地榆 30 克，蒲公英 30 克，地龙 15 克，当归 9 克，丹皮 9 克，甘草 9 克，大黄 9 克，连翘 9 克，槐米 12 克。将上药装入陶瓷罐内，先用凉水浸没并泡半小时后，用大火煮开，后降至微火煎煮 20~25 分钟。而后，用纱布滤出药汁入碗，再在药罐内加入适量凉水煮沸 30 分钟，将两次药汁混合在一起待服。每日 1 剂，上、下午各服 1 次。一般服用 4~5 剂中药，即有明显疗效，甚至痊愈。

【荐方人】罗茂莲

【出处】《家庭保健报》（1996 年 10 月 29 日）

用葡萄糖水治痔疮

【方法】每日早晚空腹喝一盅葡萄糖水，浓度以 2 汤匙糖拌大半茶盅温开水为宜。坚持喝 3~5 日，方能见效。

【验证】贵州李元发，男，52 岁，工人。他说："我患痔疮已有几年了，常常大便出血，烦恼不堪。按本条方治疗，并每次便后清洗肛门，痔疮完全好了。"

乌药、大黄等治痔疮

【配方及用法】　乌药、大黄、当归、血竭、地榆各 150 克，黄柏、菖蒲、红花各 75 克，黄连 15 克，冰片、枯矾各 50 克。上药共研极细末，过 120 目筛，加凡士林 1500 克调匀成膏，贮瓶备用（高压消毒）。先用 1∶5000 高锰酸钾液坐浴后，再将药膏涂敷患处，每日换药 2 次。

【功效】消热解毒，散血消肿。

【出处】《辽宁中医杂志》（1985 年）

吃香蕉皮可治痔疮

【荐方由来】我患痔疮多年，曾做过两次手术，但不能彻底解除病痛。后来有人告诉我，香蕉皮晒干后煨吃，用白酒做引，能治好痔疮。我觉得这个方法没有什么副作用，平时又可多吃香蕉，就去试验，几个疗程以后，果然见效。

【荐方人】谢毓铭

【出处】《云南老年报》（1996 年 12 月 12 日）

当归、黄芩等可治痔疮

【荐方由来】我患内外痔多年，严重时出血很多，在炕上一躺半月。后来，村里的老医生崔恒之子把祖传验方传给了我，按方连服 5 次去了根，20 多年未犯过痔疮病，干重活、吃辛辣食物也没有妨碍。故此，特将此方献给同病患者。

【配方及用法】当归 9 克，黄芩 7.5 克，连翘 9 克，地芋 6 克（出血用地芋炭），赤芍 6 克，白芷 9 克，蝉蜕 6 克（去头足），槐胶 12 克（蜜炙），生地 6 克，黄柏 4.5 克，炙甘草 4.5 克。上药水煎服。

【荐方人】河北　刘源海

用地锦草、大蒜辫治痔疮

【荐方由来】我患痔疮多年，严重时大便血流不止，虽用过一些药物，但疗效甚微。偶然的机会，朋友介绍一则偏方，仅治疗 2 次，现已痊愈。此方经一些患者使用，亦收到良好效果。

【配方及用法】地锦草干品 20 克或鲜品 200 克，加大蒜辫一个，放在盆内加水没过草药，煮沸 10 分钟后，用热气熏患处，待药液变温后用其洗患处。下次使用时将药液加热，方法如前。每日早晚各熏洗 1 次，连续使用 3~5 天，即可收到明显疗效。

【备注】大蒜辫即弃掉蒜头用大蒜茎、叶编成的辫。

【验证】湖北陈志宽说："陈巷村陈号和何楚雄均患痔疮多年，无钱去医院治疗，我用本条方仅几次就为他们治好了。"

【荐方人】陕西　曹雄

黄酒花椒可治痔疮

【荐方由来】我的挚友老高患痔疮病多年，多方求医治疗，始终未有明显效果。有一次，我去他家做客，老高却喜形于色地主动告诉我说他的痔疮病好了。他介绍说："我有位部队的战友用偏方治好了痔疮，我用了这个偏方以后果真很灵，几个月过去了，一点疼痛的感觉都没有了。"

【配方及用法】500毫升黄酒，50克花椒，混合在一起浸泡7天以后开始饮用，每天喝上一盅或两盅均可，如有酒量多喝点也无妨。有的喝500毫升花椒酒就好了，如不痊愈再往泡过的花椒里续500毫升黄酒接着喝就可以。

【荐方人】刘绍臣

【出处】《家庭保健报》（1997年8月8日）

生地、金银花等可治痔疮

【配方及用法】生地30克，金银花15克，地榆9克，猪大肠头（靠近肛门一段）450克，去肠油，洗净。共放砂锅内，加水适量，煮至肠熟脆，去药渣，分2次在饭前半小时吃大肠饮汤。每日1剂，连服1周。

【荐方人】江西　钟久春

用生石灰治内外混合痔

【配方及用法】生石灰块1000克，放在铁盆或瓷盆内，然后倒入凉水，石灰开始冒热气。病人蹲在盆上，用石灰水热气熏肛门，待石灰不冒热气为止，再用去掉针头的注射器向肛门内注射3毫升猪苦胆液，几分钟便止痛。连续治疗3个晚上为1疗程，治内、外痔有良效。

【荐方人】山东　石昌祥

用五倍子、地肤子等可治肛痔综合征

【配方及用法】五倍子、地肤子、蛇床子、黄柏、乌梅各30克，大黄

50 克，苦参 50 克，芒硝 50 克。以上诸药加水 2500 毫升合煎，煎至 2000 毫升，去渣，趁热熏洗坐浴患部 10～20 分钟，每日 2 次。

【备注】使用本方 3 天后若疗效欠佳，则应采取手术等治疗措施。运用本方时，应注重辨别寒热虚实，采用相应方药内服，应变而论治。治疗期间忌食煎炒、辛辣刺激之物，不宜饮酒。

【验证】本方药熏洗坐浴，容易吸收，使用方便，奏效迅速，安全可靠。治疗 394 例，其中，治愈 355 例，好转 39 例。

【荐方人】湖南　叶祚栋

【出处】《亲献中药外治偏方秘方》

用蒲公英能治痔核脱出

【方法】蒲公英 100 克，水煎服，每日 1 剂；另取蒲公英 500 克，水煎熏洗。

【出处】《陕西中医》（1987 年第 8 期）、《中医单药奇效真传》

鲫鱼治内外痔疮

【配方及用法】鲫鱼 1 条（重 200 克），韭菜适量，酱油、盐各少许。将鱼开膛去杂物留鳞，鱼腹内洗净，纳满韭菜，放入盖碗内，加酱油、盐，盖上盖，蒸半小时即成。食鱼肉饮汤，每日 1 次。

【功效】治疗痔漏、内外痔疮。

第二节　肛瘘、肛裂、肛门瘙痒

瓦松、朴硝等可治肛瘘

【配方及用法】瓦松 50 克，朴硝 30 克，黄药子 30 克。上药放入容器加水适量，然后用火煎煮近半小时，将药液倒入痰盂中（存药可再用），先用药物熏洗肛门部，待药液温热后，再倒入盛器坐浴。每次 15 分钟，每日2次。1剂中药可连续使用3天。

【验证】甘肃邓双喜，男，60岁，教师。他说："我肛门左侧曾长一条索状肿块，劳动或行走蹲卧时就疼痛，经医院检查确诊为肛瘘管发炎。医生说非手术不可，我没有同意，就以吃消炎药和贴膏药方法治疗，却毫无效果。后来我用本条方配药5剂治愈，免去了一刀之苦。"

【荐方人】江苏　庄柏青

枯矾、黄蜡可治肛瘘

【配方及用法】枯矾、黄蜡各50克。将黄蜡熔化，投入矾末，和匀，候冷，做成药条，将药条从外口插入深处。一般1~2次痊愈。

【出处】《实用民间土单验秘方一千首》

乳香、没药等可治肛瘘

【配方及用法】乳香、没药、儿茶、马钱子、五倍子各20克，轻粉10克，冰片、麝香各3克。将上药研为极细粉面，装瓶密封。取适量药粉，以醋调成糊状，涂于患处，每日3次。痔核肿痛者，每次涂药后最好局部热敷30分钟至1小时，以助药力。

【荐方人】内蒙古　董惠新
【出处】《当代中医师灵验奇方真传》

乳没膏治肛裂

【配方及用法】乳香、没药各20克，丹参10克，冰片5克，蜂蜜30克。先将前4味药共研细末，用75%乙醇适量，浸泡5天左右，加入蜂蜜调匀，即行煎熬加工成油膏状，贮瓶备用。用药前嘱病人排尽大便，以1:5000高锰酸钾溶液坐浴10分钟左右，再用双氧水溶液清洗创面裂口，再经干棉球拭干泡沫，再取药膏外敷创面处，然后覆盖无菌纱布，胶布固定。每日换药1次，直至裂口愈合。

【功效】活血止血，止痛生肌。
【出处】《百病中医青散疗法》

润肤膏治肛裂

【配方及用法】 当归、生地各 15 克，麻油 150 克，黄蜡 30 克。先将当归、生地入油内煎熬，药枯后去渣，投入黄醋，即成半液状油膏，备用。每天大便后，清洗疮面，然后取药膏适量涂敷于患处。每日换药 1 次。

【功效】 润肤生肌。

【出处】 《疡科妙方》

白及膏治肛裂

【配方及用法】 取白及 200 克置铝锅内，放入适量的清水（约药物体积的 3 倍），在煤炉上煮沸，待药汁呈黏稠状时，将白芨滤出，用文火将药汁浓缩至糊状，离火，再用煮沸去沫的蜂蜜 50 克，兑在一起搅拌均匀，待冷后放入膏缸内即成。患者于每日大便后用温水坐浴，取侧卧位，再用 1：1000 新洁尔灭溶液清洗肛门及裂口处，用小药签将白芨膏涂在患处，盖敷料，胶布固定，每天换药 1 次。如有便秘情况还需服用通便润肠药物。

【验证】 先后用白芨膏治疗 50 例肛门破裂患者，其中，男性 21 例，女性 29 例，病史最短的 15 天，最长的达 3 年之久。初期肛裂 27 例，二期肛裂 23 例，用药后疼痛逐渐减轻，一般涂用 5~10 次后肛裂全部愈合。

【出处】 《江苏中医杂志》（1980 年第 6 期）、《中医单药奇效真传》

花槟榔治肛门瘙痒

【配方及用法】 花槟榔 30 克，加水 200 毫升，煎成 30 毫升，每晚保留灌肠。再以雄黄粉 10 克，调成糊状后，外敷肛门周围。

【验证】 治疗 50 例肛门瘙痒症，全部治愈。

【出处】 《浙江中医杂志》（1982 年第 4 期）、《单味中药治病大全》

第十章 五官科疾病

第一节 眼疾

猪肝夜明汤治诸眼疾

【配方及用法】猪肝 100 克，夜明砂 6 克（中药店有售）。将猪肝切成条状，锅内放入一碗水，同夜明砂以文火共煮。吃肝饮汤，日服 2 次。

【功效】补肝养血，消积明目。用治小儿出麻疹后角膜软化，贫血引起的眼朦、夜盲、视力减退。

用黑芝麻治眼睛昏花

【荐方由来】人步入中老年，因肝肾逐渐虚弱，容易发生眼睛昏花。内经云："视物不明肾气衰。"就指出了眼睛昏花的致病原理。黑芝麻有补肝养血之功效，常吃可以补益肝肾。吃法是：将黑芝麻炒后研粉，早晨起床后以及晚临睡时，各服一汤匙（约 20 克）。1980 年初，我年逾 50 岁时，眼睛视物逐渐昏渺，不得不借助老花镜写字、看报。我经常吃黑芝麻，2 年后，不再戴眼镜，眼睛保持明亮，到 60 多岁时仍然如此。

【荐方人】四川 邓朝纲

唾液抹眼防老花眼

【荐方由来】山西有个 80 岁老人杜学智，从 60 岁那年开始，每天清晨坚持用自己的唾沫抹眼，不仅没有患过任何眼疾，而且连原来戴过的老花镜都扔掉了。即使晚上在灯下看报，最小的字也看得十分清楚。

【验证】云南普华，男，68岁，干部。他说："我从1998年10月10日开始，坚持每天早上起床后用自身唾液抹双眼，2年多来从未发生过眼疾。我现年68岁，看报、写字均不用戴老花镜。"

【出处】《老年健康报》

黑豆桑葚可治眼前黑影症

【配方及用法】先将桑葚熬汁，去渣，再将干净黑豆倒入桑葚汁中一起煮，火不要太大，使汁完全浸入黑豆中，最后晒干收藏备用。一天3次，每次用盐开水冲黑豆100粒。我共用黑豆2500克，桑葚2500克，服了3个月，眼前的黑影已完全消失，而且感到眼睛也比以前好了。

【验证】河北刘宣麟，女，医生。她说："本县妇女张春花，有一天感觉双眼中有黑圈，在医院检查为玻璃体混浊，服药几个月收效甚微。后来我告诉她用本条方治疗，效果颇佳，已接近痊愈。"

【荐方人】河南 吴甲南

睛明饮治眼前飞蚊症

【配方及用法】生地、茯苓、当归、青葙子、夜明砂各15克，山萸肉10克。每天1剂，水煎服。

【验证】倪某，女，51岁。自述2年来左目视区外侧，有一黄豆大阴影上下移动。诊见面红目赤，溲黄便秘，舌红、苔黄，脉弦有力。治宜滋肝阴、泻阴火。以上方加山栀子6克，牛膝9克，大黄15克。服11剂后，阴影缩小大半，目赤消失，二便如常，舌淡、苔薄，脉缓。再以上方加杞子10克滋养肝肾，服10剂后病愈。

【出处】《湖北中医杂志》(1990年第3期)、《单方偏方精选》

熟地、白芍等可治瞳孔散大

【配方及用法】熟地、白芍、当归、杞果、菟丝子、山萸肉、天冬、寸冬、盐黄柏、盐知母、粉丹皮、泽泻、菊花、草决明各9克，川芎1.5

克，五味子6克，青葙子13克，薄荷3克。清水煎服，每口早、晚各服1次。早期治疗有特效。

【备注】 服药期间禁食鸡、鱼、羊肉及辛辣之物。

【荐方人】 河北　张元衡

【出处】 广西医学情报研究所《医学文选》

六虫散治眼底病

【配方及用法】 土鳖虫、壁虎各10克，麝香0.1克，全蝎6克，蜈蚣2条，白花蛇1条。上药共研细末，每天服2次，每次5克，以温开水冲服。

【验证】 此方治疗视网膜静脉阻塞30例，治愈13例，显效16例，有效1例。

【出处】 《陕西中医》（1991年第111期）、《单方偏方精选》

苦黄汤治睑缘炎

【配方及用法】 苦参20克，黄连6克，黄柏10克。水煎，用棉球蘸药水洗涤眼睑缘患处，每剂洗2次，每天洗3次。若睑缘奇痒，加花椒3克。

【备注】 用药期间，注意眼部卫生，禁止揉擦，忌烟、酒、辛辣及其他发物。

【验证】 治疗215例，痊愈206例，显效8例。

【出处】 《四川中医》（1987年第4期）、《实用专病专方临床大全》

白蔻、藿香等可治结膜炎

【配方及用法】 白蔻、藿香、黄芩、连翘、薄荷各10克，茵陈、桑叶各15克，石菖蒲、木通各6克，滑石（布包）12克。将上药先用清水浸泡20分钟，再煎煮10~15分钟，每剂煎2次，将2次药液混合约300毫升，每日3次温服，并配以蒲公英50克煎汤熏洗眼部。

【荐方人】 甘肃　周斌

【出处】 《当代中医师灵验奇方真传》

白头翁、秦皮等可治急性结膜炎

【配方及用法】白头翁 30 克，秦皮 12 克，黄柏、黄连各 6 克。每天 1 剂，水煎 2 次，混匀，分早、晚 2 次口服。

【验证】此方治疗急性结膜炎 103 例，均治愈。服药最多者 5 剂，少者 3 剂。

【出处】《广西中医药》（1989 年第 1 期）、《单方偏方精选》

用花椒酒治红眼病

【荐方由来】江津县邱林，用花椒酒治疗红眼病，效果较好。1989 年 3 月，邱林患了红眼病，痛痒难忍。他买了氯霉素眼药水、金霉素眼膏点擦，均不见好转。后又买了病毒灵眼药滴眼，仍时时反复。邻居陈大娘告诉他用花椒泡酒治疗。老邱买了 25 克花椒放入 250 毫升白酒内泡 3 天后，用棉签蘸擦眼角，早晚各 1 次，2 天后红眼病就好了。

【验证】北京李淑秀，女。她说："邻居谢枝秀得了红眼病，我用本条方仅 2 次就为她治好了。"

【荐方人】四川　夏国忠

【出处】广西科技情报研究所《老病号治病绝招》

黄连片浸奶滴眼治急性结膜炎

【方法】黄连片 0.5 克，用奶汁浸泡，搽目内眦及滴入目中，每天 4～6 次，无须打针服药，忌食辛辣、荤腥等食物。

【出处】《黑龙江中医药》（1987 年第 6 期）、《中医单药奇效真传》

当归、大黄等治结膜炎

【配方及用法】当归、大黄、赤芍、甘草各 100 克。上药分别研末，混合均匀即成。每天服 3 次，每次 3 克，饭后温开水送服。

【验证】此方治疗急性结膜炎 80 多例，大多数服药 3 天痊愈。

【出处】《浙江中医杂志》（1986 年第 1 期）、《单方偏方精选》

黄柏、蜀葵子可治慢性泪囊炎

【配方及用法】黄柏 25 克，蜀葵子 18 克，硼砂 12 克，冰片 4 克。上药加蒸馏水 500 毫升煮 1 小时滤出药液，再以同法煎取第二次药液。将两次药液合并浓缩至半流质状态冷却，加入 95% 乙醇（为半流质状药液的 3 倍）静置 24 小时后，取上清液过滤 2 次，挥发至乙醇无味，加蒸馏水 1000 毫升，调 pH 值至 6，分装消毒备用。对慢性炎症者，先挤压泪囊部存留脓液，生理盐水冲洗后再注入上药 1 毫升；对单纯性泪囊狭窄者，可直接将上药注入泪道，每天 1 次。

【验证】本方治疗慢性泪囊炎 130 例，治愈 84 例，好转 44 例，无效 2 例。

【出处】《陕西中医》（1993 年第 2 期）、《单方偏方精选》

川黄连、山慈姑治电光眼炎

【配方及用法】川黄连、山慈姑各 2 克，人乳 20 毫升，猪胆汁 5 毫升。将黄连、山慈姑用人乳、猪胆汁磨汁，药汁澄清过滤滴眼，每天滴 3~10 次。

【备注】药液以鲜为佳，超过 2 天则不宜用。

【验证】此方治疗电光眼炎 20 余例，多在 3 天内痊愈。

【出处】《陕西中医》（1987 年第 4 期）、《单方偏方精选》

当归、红花治近视

【配方及用法】当归 1000 克，红花 500 克。上药加入 2000 毫升清水煎，煮沸 5 分钟后，取滤过液滴眼。每日 5~10 次，每次 1~2 滴，1 个月为 1 疗程。

【验证】治疗 200 余例，疗效颇佳。

【出处】《实用民间土单验秘方一千首》

蝉蜕治早期白内障

【配方及用法】蝉蜕 9 克。每天 1 剂，温开水或黄酒送服。

【验证】张某，男，62岁。患早期白内障，双眼视力均为0.4。经服本药2周，左眼视力增至0.7，右眼增至0.6。继服本药，视力继续好转，左眼增至0.9，右眼增至0.8。

【出处】《医药卫生》（1976年第6期）、广西中医学院《广西中医药》增刊（1981年）

黑豆、枸杞子治早期白内障

【配方及用法】黑豆500克，枸杞子50克，洗净混合倒入砂锅，加水1000毫升，煮沸至水干。取出分为20份，每天起床后和睡前各服1份，咀嚼后咽下。10天为1个疗程，连服3个疗程，有效者可继续服用。

【验证】退休干部徐修文，患老年性白内障。服用此方前，查双目视力均为0.8，服用本方3个疗程后，双目视力均提高到1.2。

【荐方人】河南 卫宣文

【出处】《老人春秋》（1997年第9期）

车前子汤可治青光眼

【配方及用法】车前子60克，加水300毫升，一次煎服。

【功效】用此方治疗青光眼有良好的疗效。

【出处】《浙江中医杂志》（1986年第1期）、《单方偏方精选》

香附、葶苈子等可治慢性青光眼

【配方及用法】香附、葶苈子、酸枣仁各10克，川芎5克，芦根25克，茯苓、夏枯草、车前子（布包）各20克，益母草15克，槟榔15克，生甘草3克，当归10克。上药水煎20~30分钟取汁约500毫升，分3次温服，每天1剂，30天为1疗程。肝肾阴虚及视力损害较著者加枸杞子15克，菟丝子20克，石斛15克；血压高者加石决明20克，菊花15克，丹参15克。

【验证】治疗患者60例，治愈（服药1个月后眼压控制在正常范围，视力有提高或保持原有视力）34例，好转（服药2~3个月，眼压接近正常或轻度偏高，视力保持治疗前水平或略减退）24例，无效（眼压无明显下降，需改用西药或手术治疗）2 例。

【荐方人】广东　叶宝祥

【出处】《当代中医师灵验奇方真传》

洁白皮硝能治新旧目疾云翳

【配方及用法】洁白皮硝 31 克，正梅花冰片、广丹各 1.5 克（广丹可用可不用）。先将皮硝入铜锅内炒枯，隔日加冰片和广丹同入擂钵内，擂成极细粉末，置瓶贮存，勿令泄气，夏令时放避光之处，以免溶化。将点眼器外头用少许清洁水弄湿，再蘸药粉少许，点入眼角内。其反应，点时有轻微刺激，过后立刻清凉光亮。

【备注】忌用手指点眼和食辛辣、鱼、鳝、葱、蒜、韭、酒醋等品。

【荐方人】江西　许伯熙

【出处】广西医学情报研究所《医学文选》

当归、怀生地等可治目中云翳症

【配方及用法】当归 10 克，怀生地 12 克，黄芩 10 克，栀子 6 克，蝉蜕 6 克，谷精 6 克，杭菊花 10 克，川羌 6 克，防风 6 克，柴胡 6 克，青皮 10 克，胆草 6 克，水煎服。口渴加麦冬 10 克，花粉 12 克；眼珠憋胀加石决明 10 克，杭芍 10 克，粉丹皮 6 克。

【验证】湖南曾社祥，男，51 岁，教师。他说："本村曾维突然嘴歪，下眼皮翻下，目中云翳，脸发肿。我用本条方为他治疗，吃 5 剂药痊愈。"

【出处】广西医学情报研究所《医学文选》

猪胆丸纳目中去白翳

【配方及用法】不落水猪苦胆 1 个，以小刀刮开取出苦水，弃去胆囊，将苦水置于铜勺内，在炭炉上煎令干，即为小丸如菜子大，候冷，纳入目中，遇热仍化为水，能去翳障。早晚各纳 2 丸，丸尽即愈，神效无比。

【出处】广西医学情报研究所《医学文选》

红番薯叶、羊肝治夜盲症

【配方及用法】红番薯叶 150~200 克，羊肝 200 克。薯叶洗净，切碎，羊肝切片，加水同煮。食肝饮汤，连服 3 日，每日 1 次。

【功效】补肝养血，表热明目。用治夜盲。

用苍术羊肝汤治夜盲症

【配方及用法】茅山苍术 30 克，鲜羊肝 100 克，谷精草 10 克，荠菜花 10 克（或鲜荠菜 50~100 克）同煮。每日 1 剂，每剂煎 2 次，饭后 1 小时左右服用，喝汤吃肝，可放少许香菜、酱油、食醋。

【出处】《中医药奇效 180 招》

胡萝卜汤防治夜盲症

【配方及用法】胡萝卜（选用紫红色胡萝卜更佳）、牛脑各适量，煮汤。可加调料服食。

【功效】养肝明目。防治夜盲症。

黑豆、黑芝麻可治迎风流泪症

【配方及用法】黑豆、黑芝麻各 50 克。将黑豆和黑芝麻研细成末，每日冲服 10 克，白开水送下，分 2 次服。

【备注】用本方时忌食生蒜、生葱、生姜、辣椒等刺激性食物。

【验证】杨某，女，56 岁。双眼经常流泪，见风更甚，尤其冬季流泪更为严重。检查泪道通畅，用本方治疗 12 天，流泪已止。

【出处】河北科学技术出版社《灵验偏方治百病》

食海带、黑木耳治迎风流泪症

【配方及用法】海带 250 克，黑木耳 50 克。将海带、黑木耳洗净，切成细丝，清水煮熟，每日食用 20 克。

【出处】河北科学技术出版社《灵验偏方治百病》

花椒可治沙眼

【配方及用法】花椒皮 10 克，花椒子 5 克，清油 10 毫升。上三味用烧瓶煮沸 30 分钟，过滤 2 次，备用。每日滴眼 2 或 3 次。

【功效】行癣、除湿、解毒。用治沙眼。

夜明砂、凤凰壳等可治沙眼

【配方及用法】夜明砂 3 个，凤凰壳 6 只，草决明 9 克，虫蜕 9 克。以米醋将药煎后洗眼，每天 2 次，7 天愈。

【荐方人】曾清泉

【出处】广西医学情报研究所《医学文选》

以木鳖子塞鼻法治倒睫

【配方及用法】木鳖子 1 粒，敲开皮把仁打烂如泥，将消过毒的棉花少许摊开，如 1 元硬币大小，放木鳖子粉于棉上少许，把棉包裹如长圆形，以塞入鼻孔内不胀，能呼吸为宜。临睡时纳鼻内，左眼毛倒塞右鼻孔，右眼毛倒塞左鼻孔。而眼毛全倒者，左右鼻孔皆放药。初起不久者，放一夜，天明即愈。

【验证】江苏蒯本贵，男，65 岁，退休医师。他说："我用本条方治愈 3 位老年患者的两眼倒睫症，他们是许井才、时照生、许太文，其中 1 人在医院做手术后仍倒睫。"

【荐方人】王德辅

用三黄汤治针眼

【配方及用法】黄连、生大黄各 10~15 克，黄芩 15 克。每天 1 剂，水煎，取 1/2 药液待温内服，余下药液趁热熏蒸敷洗患处。若热重者加金银花 30~60 克，血淤者加红花、赤芍各 10 克，眼痛牵引致头痛者加川芎、菊花各 10 克。

【验证】此方治疗麦粒肿 166 例，经 1~2 剂治愈者 61 例，3~5 剂治愈者 105 例。

【出处】《湖北中医杂志》（1990 年第 2 期）、《单方偏方精选》

蛛网丝入眼用明矾水熏

【方法】如果夜行之时不慎或遇风而使蛛丝入眼，其疼痛难耐之时，可将明矾放入盆中滚水内，俯首于盆上，以矾水之气熏之，则蛛丝便可落入水中。

【出处】陕西人民教育出版社《中国秘术大观》

石灰入眼白糖水可救治

【方法】如有石灰入眼，则不仅疼痛难耐，而且还有可能导致失明，不可轻心。遇此可用极细之白糖，化为清水之后，取其中浓而清者，将入灰之眼皮展开，并用糖水滴入之，便可救治。

【出处】陕西人民教育出版社《中国秘术大观》

第二节　耳疾

枯矾、冰片治中耳炎

【配方及用法】枯矾 5 克，冰片 3 克。共研极细末，装瓶备用。用时先以双氧水冲洗外耳，棉签吸干。再取本药少许，吹入耳内，每天 1 次，连用 3 次即愈。

【功效】主治急、慢性中耳炎，听力减退，有脓液外溢者。

用明雄黄、白矾治中耳炎

【配方及用法】明雄黄（雄黄）2 克，白矾 2 克，捣碎成粉末。用香油或菜油调均匀，然后用火柴棒缠上一点药棉，蘸上药将棉球放进耳朵内，不要轻易取出，待稍干后取出，这样放进 2~3 次见效。一般药棉球放进后，在鼓膜会结上药痂，感到不舒服，千万不要乱弄，实在不行，用手在耳外揉搓几下。

【荐方人】陕西　李事斌

用蜈蚣黄连治中耳炎

【配方及用法】蜈蚣 3 条，黄连 6 克，香油 50 克。先将香油倒入锅内，再将蜈蚣、黄连放入香油内，用小火慢炸，待药汁已浸入油，去药渣，把冰片 2 克加入香油内，溶解后滴耳。

【荐方人】王兆友

用明矾散治慢性中耳炎

【配方及用法】取猪胆 1 个（猪胆不能破裂，原胆汁要保留在内），在胆上部开一小口，塞入一些明矾（医疗、化工商店有售），使明矾全部浸没在胆汁里，然后用线在开口处扎牢，再把猪胆挂在通风处阴干。经过一段时间，待胆汁干了后，就把胆内的明矾倒出，研成粉末，即成"明矾散"。使用时，取一段空心麦草秆，在麦草秆中放入少许药粉，叫另一人把麦草管的一头伸进患者的耳道里，另一头用嘴吹，把麦草管内的药粉吹入耳道深处。每天吹药 2~3 次，直到耳内没有脓液、耳道内干燥为止。

【验证】江西叶礼忠，男，教师。他说："本村叶发成之子患中耳炎 4 年多，到医院治疗只能维持一星期左右。后来我用本条方为他治疗 2 次见效。我村邹叶华之子患中耳炎，也是用本条方治愈的。"

【荐方人】浙江　杜应松

【出处】广西科技情报研究所《老病号治病绝招》

蜈紫草治脓耳

【配方及用法】蜈蚣 1 条，紫草、五倍子、连翘、大黄、苦参各 10 克，冰片 3 克，枯矾 4 克，麻油 120 毫升。先把麻油倒入铁勺或铁锅内（视制备药量多少而定）放在炉火或柴火上加热，再加入蜈蚣、紫草、五倍子、连翘、大黄、苦参炸焦变枯捞出，待油冷却后，再将已研为极细粉末的冰片、枯矾放入，搅拌均匀，储瓶备用。用时，先用 3% 的双氧水将耳内脓性分泌物清洗干净，以棉棒将局部拭干，滴入药液 2~3 滴，外耳用棉球堵塞，以免药液外溢，每日 3 次。

【验证】治疗患者 300 例，疗效颇佳。

【荐方人】河南　熟延赞

【出处】《当代中医师灵验奇方真传》

以蛇蜕治耳流脓症

【配方及用法】蛇蜕 1 条，冰片 10 克。将蛇蜕、冰片分别碾成细末，再与核桃油调成液体，装入瓶内保存。为了使用方便，可找一个眼药瓶装入此液，睡觉时向耳内滴入 2~3 滴。此药不仅能治耳流脓，对中耳炎、耳流水、外耳道炎、耳部湿疹也有疗效。治疗耳部湿疹时，可用药棉蘸上药液涂于患处。

【验证】辽宁李树彬用此方治好了他外甥 10 多年的耳流脓病，现在听力已逐渐恢复。

【荐方人】陕西　王天福

第三节　鼻症

外用蒜液治鼻炎

【配方及用法】大蒜（选紫皮蒜最佳）。蒜洗净，捣烂如泥，过滤取其汁，与生理盐水配成 40% 大蒜液，或与甘油配成 50% 大蒜油。同时以棉卷蘸液涂布鼻腔内，每日 3 次。

【功效】治萎缩性鼻炎。症见头痛、鼻塞、嗅觉减退或消失、鼻腔内有黄绿色痂皮附着、鼻干、流涕或黄绿色鼻涕、出血等。

苍耳子、豆油可治鼻炎

【配方及用法】苍耳子 15~20 粒，豆油 50 克。将苍耳子炒后，再将豆油入锅，至沸腾无沫再放苍耳子，至苍耳子煎至黑色焦状为止，再用纱布过滤。将过滤后的药油浸泡纱布条（1厘米×4厘米）备用。取油纱条放置在双下鼻甲上，隔日或1日涂药1次，也可用此药油滴鼻，1日1次。

【功效】祛风、消炎、通窍。慢性单纯性鼻炎，过敏性鼻炎，及肥厚性鼻炎。

【出处】《黑龙江中西药》（1988年）

用霍胆丸配辛夷花、苍耳治鼻炎

【配方及用法】霍胆丸每天服3次，用量依照霍胆丸说明，重者需连续服10瓶。在开始服用霍胆丸时，取中药辛夷花、苍耳适量，每次各15克煎水当茶饮（此为1日药量）。辛夷花、苍耳水煎时间不宜久，药开后2分钟即可滤出药汤，然后用开水泡药渣。喝完原药汤后，再喝泡药渣所得的药液。辛夷花、苍耳当茶饮时，一定要配合服完霍胆丸为止。

【荐方人】河北 董德行
【出处】《老年报》（1997年9月18日）

桃树叶可治萎缩性鼻炎

【配方及用法】桃树嫩尖叶适量。将桃树嫩尖叶1~2片用手揉搓成棉球状，塞入患鼻（直达病处）10~20分钟，待鼻内分泌大量清鼻涕，不能忍受时再弃药。每日4次，连续用药1周。

【验证】共治40例萎缩性鼻炎，痊愈37例，好转3例。

【出处】《广西中医药》（1981年第6期）、《单味中药治病大全》

猪胆、冰片治慢性鼻炎

【配方及用法】猪胆1个，冰片15克，麝香0.2克。将冰片、麝香二药装入猪胆内，阴干后，去掉胆皮，研为极细末，装入小瓶封闭备用。用时将脱脂棉捻成细条，沾药末少许，放入患侧鼻孔内，或将药末吹入鼻孔内。

【备注】本药芳香走窜，活血散淤。

【验证】本方治疗慢性鼻炎53例，全部治愈；治疗慢性副鼻窦炎74例，痊愈69例，显效5例。

【荐方人】黑龙江　刘玉春

【出处】《亲献中药外治偏方秘方》

白芥子、玄胡等可治过敏性鼻炎

【配方及用法】白芥子 2 份，玄胡、甘遂、丁香、白芷、细辛各 1 份。上药共研成细末，过 80 目细筛，用新鲜生姜汁调匀成糊状，贮罐备用。用小匙取出一定量药膏放于 4 厘米×4 厘米的纱布棉垫中央，贴敷于大椎、肺腧（双）、膏肓（双）、肾腧（双）、膻中穴上，用胶布固定。每次贴敷 3 小时，5 天贴 1 次，3 次为 1 疗程。

【功效】散寒逐饮，理气化痰，祛风抗敏。治过敏性鼻炎。

【出处】《外治汇要》

黄芪、诃子肉等可治过敏性鼻炎

【配方及用法】黄芪、诃子肉、干地黄、乌梅、豨莶草各 10 克，柴胡 3 克，防风 6 克，蜂蜜 30 克（兑服）。见畏寒怕冷、苔白、脉细等寒象者，加细辛、荜拨；清涕甚多者，加石榴皮、益智仁，反复发作，难以根治者，加重黄芪、柴胡、防风 3 药用量。水煎服。

【荐方人】河南　张小英

辛夷花、白芷等可治鼻窦炎

【配方及用法】辛夷花 15 克，白芷、苍耳子各 10 克，桂枝 5 克。将上药烘干研末过筛，装瓶备用。每天晚饭后取药末 1 克，以三寸见方双层纱布 2 块，将药末分包成 2 个药球，以棉纱扎紧，并留线头一寸左右，先塞 1 个药球于一侧鼻孔，用另一鼻孔呼吸；1 小时后将药球拉出，将另 1 药球塞入另一侧鼻孔。一般 5 天左右即见好转。10 天为 1 疗程，轻者 2 疗程可愈，重者亦可减轻诸症。

【备注】使用上药容易出现打喷嚏及弃涕增多现象，药球每随喷嚏而出，重新塞入即可。

【验证】吕某，女，50 岁，1987 年 6 月诊。鼻塞、头痛、语音重浊 10 余年，经多方治疗无效，经用上药塞鼻，当即显效，塞鼻 2 小时后取出，即感鼻腔通畅，头痛明显好转，坚持治疗 1 月而愈。

金银花、夏枯草等可治鼻窦炎

【配方及用法】金银花、夏枯草、桔梗各 15 克，藿香 15~20 克，白芷、菊花、赤芍、川芎、苍耳子、炒防风、辛夷花各 10 克，生苡仁、蒲公英各 30 克，升麻 10~15 克，生甘草 6~9 克，水煎服，每日 1 剂。气虚者加黄芪 30~60 克；血虚者加当归 10~15 克，丹参 20~30 克。久治不愈的鼻窦炎患者不妨一试。

【验证】广东陈三兴说："我爱人的姐姐患有慢性鼻窦炎，5 年来，去过多家医院治疗，鼻侧两面打过多次针，中药、西药服了不少，病况还是依然。后来我用本条方给她试治，服药 17 天病情好转，连服 5 剂治愈。"

【荐方人】常怡勇

用鹅不食草治鼻窦炎综合征

【荐方由来】我患鼻窦炎，久之出现综合病症：鼻塞、胀酸、流涕，咽喉常发炎。用鹅不食草粉塞入鼻腔 30 余日，每日 3~5 次，每次少许，后鼻镜检查鼻内炎症消除，困扰多年的综合病症全无。

鹅不食草长在房前屋后，夏秋采集全草洗净晒干成细粉即可用，既经济有效又方便。

【荐方人】广西　肖铭新

用雄黄、冰片等治鼻息肉

【配方及用法】雄黄 15 克，冰片 6 克，卤砂 15 克，鹅不食草 15 克，共研粉贮瓶备用。棉球蘸湿拧干，蘸药粉塞入鼻孔内，左右交替，塞后 5 分钟流涕、打喷嚏。配合内服桑叶、甘菊各 9 克，龙芽草 15 克，水煎服。

【验证】广东林顺余，男，62 岁，乡医。他说："李宝莲患鼻息肉 10 多年，在镇江人民医院手术 2 次，回家后不久又复发。我用本条方为她治疗 20 多天痊愈，未再复发。"

【荐方人】福建　马长福

【出处】广西医学情报研究所《医学文选》

用乌梅肉、冰片治疗鼻息肉

【配方及用法】个大肉多乌梅适量，冰片少许。将乌梅用清水浸透，把肉剥下，焙干研为极细末，加冰片混匀贮瓶备用。用时以消毒棉签或棉球蘸药末敷撒患处，每天3~4次，至息肉脱落为止。

【验证】河南张志宽，男。他说："我老伴患鼻息肉，曾在市第一人民医院做过手术，现在又复发。息肉堵塞鼻腔，造成呼吸困难，花1000多元也未治好。后来我用本条方为她治疗，用药后呼吸畅通，鼻腔舒适，连用一星期后鼻息肉脱落痊愈，共花2.5元钱。"

【出处】《国医论坛》（1989年第6期）、《单方偏方精选》

大蓟根、白茅根等可治顽固性鼻流血

【配方及用法】大蓟根100克，白茅根、朝天罐各65克，倒触伞、岩桑根各45克，枇杷叶、棕榈芯各30克，皆为鲜草。煨水服，直到色淡汤清。若效果不明显，可连服2剂。

【验证】陕西张南勇，男，农民。他说："我村一位老太太患鼻出血半年多，如果用力过猛或稍加劳累就鼻出血，看了几个医生，花了300多元钱也没有治好。后来我让她用本条方治疗，她连服3剂药就好了。"

【荐方人】贵州　陶昌武

人发灰入鼻可治鼻衄

【配方及用法】用人头发50克烧成灰，吹入鼻孔内，可立即止血。

【验证】江苏余连生，男，77岁，教师。他说："我村李娟鼻子经常出血，到医院用止血药，吃消炎药，也是时好时坏不能去根。后经我用本条方为她治疗，仅用几次就好了。"

【荐方人】湖北　鲍明智

用白茅根治鼻衄

【方法】挖取白茅根一大把（也可用干根），扒去根外包衣，洗净后用棒敲击一遍，使白茅根中汁液易溶于水中，加水1.5~2千克，煮沸15分钟后捞去根渣，取汤当茶饮，随时服用，服完为止。

【验证】贵州刘振山，男，66岁，退休。他说："我用本条方治鼻衄患者4人，均当天痊愈。"

【荐方人】周永昌

【出处】广西科技情报研究所《老病号治病绝招》

丹皮、仙鹤草等治各种鼻出血

【配方及用法】丹皮6~9克，仙鹤草6~12克，香附6~12克，阿胶6~9克，水煎服，每日1剂，5天为1疗程。另外，鼻出血局部可以给予凡士林纱条填塞，压迫止血。

【验证】治疗88例，治愈87例，有效1例。

【出处】《中医杂志》（1991年第6期）、《实用专病专方临床大全》

香附花煮鸡蛋治鼻出血

【配方及用法】香附花（土名棱草花）7朵，鸡蛋4个，红糖适量。把香附花放入锅内，加水一碗半，煮沸2分钟，再把鸡蛋打入，煮3~5分钟后，加入适量红糖，熬至一碗汤时，待温服下。每天1~2次，连用3~4天即可见效，并可根除。

【荐方人】河南　盛昌秋

鲜韭菜、青蒿治鼻出血

【配方及用法】鲜韭菜100克，青蒿50克，鱼腥草100克，混合熬水喝。

【荐方人】甘肃　全彬华

向耳内吹气可止鼻血

【方法】施术者用手将患者的耳朵口适当张大，嘴巴对准患者耳朵口，用力缓缓地向内吹气，两耳各连续吹三口气即可。若血未完全止住，待1~2分钟后，再吹1次。

此法之所以能止血，其原因可能是因气流刺激内耳神经反射弧及交感神经，使鼻黏膜血管收缩，达到促进凝血的效果。

【验证】四川蒋康健，男，农民。他说："我用本条方治好 3 人的鼻出血症，均未花钱。"

【荐方人】辽宁　张文西

高举手可治鼻出血

【方法】左鼻孔出血举右手，右鼻孔出血举左手，两鼻孔出血举双手。举手时身体要直立，手与地面垂直，与身体平行。

【荐方人】甘肃　王忠华

杏仁末加乳汁敷患处治鼻疮

【荐方由来】张某鼻中生疮 20 余日不愈，鼻中疼痛刺痒，痛苦万分，经口服抗生素及局部涂用抗菌软膏无效。后用杏仁研末，乳汁调敷，1 次即愈。

【出处】《浙江中医杂志》（1990 年第 1 期）、《中医单药奇效真传》

桑地藿草汤治嗅觉丧失

【配方及用法】桑白皮 24 克，地骨皮 12 克，藿香叶（猪胆汁拌）16 克，炙甘草 10 克，粳米 1 撮。每天 1 剂，水煎服。病好转则以本方 4 倍量研细末，水泛为丸服之。

【功效】此方治疗嗅觉减退或丧失者有效。

【出处】《浙江中医杂志》（1991 年第 9 期）、《单方偏方精选》

第四节　喉疾

用蜂蜜浓茶治咽炎

【配方及用法】取适量茶叶用开水泡成茶汁，再加适量蜂蜜搅匀。每隔半小时用此液漱喉并咽下，一般当日可以见效，2天即痊愈。

【验证】辽宁倪殿龙，男，70岁，离休。他说："我村郭洪艳患扁桃腺炎，打针吃药治疗1周，病情不见好转。后用本条方治疗，很快见效，疼痛基本消失。"

胖大海、玄参可治咽炎

【配方及用法】胖大海、玄参、桔梗各10克，生甘草3克，泡水代茶饮。

【验证】河南常正光说："我老友张浩由于感冒引起咽喉肿痛，吃饭喝水都有障碍。我用本条为他治疗，服药3剂，仅花5元钱，咽喉炎即愈。"

【荐方人】安徽 石月娥

【出处】《安徽老年报》(1996年12月11日)

干桑木柴可治咽炎

【荐方由来】我老伴患咽炎，症状是嗓子紧，像贴片树叶，声音嘶哑，说话费劲，病顽持久。7年来，总是麦梢黄开始，立秋后渐轻。为治病，请中医，拜西医，远近医院去了不少次，结果疗效甚微。

一次，朋友来家言传秘方，用药后，2天见轻，3天痊愈。以后此方传递几人，皆药到病除。

【配方及用法】干桑木柴500克，开水500毫升，白砂糖50克。将烧成的火炭（桑木）放进盆或锅内后，立即把开水浇到火炭上，并加盖闷气。待水温时去渣兑糖，一次饮完，每日1剂。

【验证】江苏陆红菊，女，她说："我患咽喉炎2年多，说话嘶哑费劲、咽痛。去医院治疗过，输过液，吃过中药，结果是当时有好转，过后就复发。后来我用本条方自治，3天便见轻，4天痊愈。"

【荐方人】河南 林齐庆

八角茴香、蜂蜜等可治咽炎

【配方及用法】白砂糖、蜂蜜、芝麻油各500克；八角茴香7个，碾碎；鹅蛋1个，去壳与上药混在一起拌匀，如蒸馍一样蒸熟备用。每日3次，每次三小勺，开水冲服，服完为止。轻者 1 剂治愈，重者连服 2 剂即愈。

【验证】新疆孙占武，男，56 岁，干部。他说："酒厂退休工人马梅患咽喉病多年，复发时，吃饭饮水特别困难，疼痛难忍。经团医院诊断为咽炎，服消炎药阿莫西林和注射青霉素等均无效，花药费百余元。后按本条方治疗，只服 1 剂药就治好了她多年的咽炎。"

【荐方人】河南　张伯揆

【出处】《老人春秋》（1997 年第 4 期）

天冬、生地等可治慢性咽炎

【配方及用法】天冬 15 克，生地 30 克，玄参 25 克，党参 20 克。每天 3 次，每剂煎 3 次，连续服 40 剂。

【荐方人】湖北　李开来

槐娥、急性子治慢性咽喉炎

【配方及用法】槐娥（槐耳）、急性子（吉星子）、硼砂（月石）各等份，白糖适量。先将前 3 味药研细面，再用开水把白糖溶化到饱和程度，然后与药面拌和成丸（每丸重约 10 克），每日 2 次，每次 1 丸，含化。一般用药 2 天后病情好转，5~7 天痊愈。

【荐方人】河南　陈志安

【出处】广西科技情报研究所《老病号治病绝招》

酢浆草当茶饮治急性咽炎

【配方及用法】鲜酢浆草 30 克（干品 9 克）。上药加水煎服，少量多次频饮当茶。

【验证】共治疗 40 例，服用本品后，全部病例于 2 天内好转，经 3~5 天全部治愈。

【出处】《赤脚医生杂志》（1975 年第 3 期）、《单味中药治病大全》

草河车、元参等治急性咽喉炎

【配方及用法】草河车（又名蚤休）、元参各 9 克，桔梗、牛蒡子各 6

克，甘草 4.6 克，薄荷 3 克。上药用水三杯煎取一杯半，渣再用水二杯煎取一杯，混合 2 次药液徐徐服下。

【荐方人】 福建　许少麟

【出处】 广西医学情报研究所《医学文选》

藕节可治急性咽喉炎

【配方及用法】 藕节 1 枚，将生藕节去毛洗净，放入食盐里贮存 2 周以上备用。用时取出藕节，以开水冲洗后放入口中含服。每天 2 次，每次 1 枚。

【验证】 本方治疗急性咽喉炎 26 例，均痊愈。少则含 1 枚，多则含 4 枚病愈。

【出处】《广西中医药》（1989 年第 3 期）、《单方偏方精选》

麝香散治咽喉肿痛

【配方及用法】 麝香 2 克，冰片 25 克，青黛 30 克，硼砂 100 克。先取硼砂与麝香研细末，再加青黛、冰片研细，和匀，瓶装，密封备用。用时用吹药器吹入咽喉，每 4 小时 1 次。

【验证】 用于临床 10 余年，对咽喉肿痛等确有良效。

【出处】《四川中医》（1991 年第 2 期）、《实用专病专方临床大全》

二根汤治急性扁桃体炎

【配方及用法】 板蓝根 20 克，山豆根 15 克，土茯苓 20 克，射干 12 克，银花 12 克，蒲公英 10 克，黄芩 10 克，防风 10 克，甘草 4 克，每日 1 剂，水煎，分 2 次内服。

【验证】 观察 111 例患者，全部治愈。其中，1~3 天内治愈者 76 例，4~7 天治愈者 35 例，治愈平均天数为 3.21 天。

【出处】《湖南中医杂志》（1987 年第 5 期）、《实用专病专方临床大全》

红根草治扁桃体炎

【配方及用法】 鲜红根草 100 克（干品 50 克），加水 500 毫升，煎成

250 毫升，每天 2 次分服。

【验证】共治疗 80 例，全部治愈，治愈平均天数为 3.1 天。而对照组（青、链霉素治疗）治愈天数为 4.4 天。

【出处】《人民军医》（1983 年第 8 期）、《单味中药治病大全》

苏梗、杏仁等可治外感失音

【配方及用法】苏梗、杏仁、桔梗、前胡、蝉蜕、木蝴蝶各 10 克，牛蒡子、诃子各 6 克，甘草 3 克。上药日煎 3 次服，日服 1 剂，每次煎 15~20 分钟，取汁约 200 毫升温服。兼咽痒咳嗽者加麻绒（炙）10 克，细辛 3 克；喉干舌燥者加芦根 15 克，槟榔 10 克；咽痛者加射干 10 克，赤芍 15 克。

【验证】治疗 200 例，均属外感所致。其中，88 例单纯声音嘶哑，咽喉不适，用本方 1~2 剂立效，声音恢复正常；74 例兼咽痒咳嗽，38 例并喉间干燥灼辣，按前述随症加味，服 3~5 剂痊愈。

【荐方人】云南 马显忠

【出处】《当代中医师灵验奇方真传》

用醋煮鸡蛋治不能发声

【配方及用法】用搪瓷器皿盛普通食醋 250 克，加入鸡蛋 1 个，煮 10~15 分钟，然后去蛋壳再煮 10~15 分钟，将鸡蛋连同食醋一起服下。通常吃 1 个鸡蛋即可痊愈，不愈可再服 1 个。醋煮鸡蛋可治各种原因引起的急性喉炎、声带发炎，对因剧烈咳嗽而引起的声音嘶哑亦有效。

【验证】黑龙江欧日超，男，67 岁，退休教师。他说："我有一次突然说不出话来，口腔内干得厉害，于是按本条方治疗，没用多长时间就恢复了正常。隔几日又治 1 次，未再犯。此方还使我的耳鸣消失了。"

【荐方人】山东 孙梅香

【出处】《中国民间疗法》（1997 年第 3 期）

苍耳根茎调盐频饮治失音

【荐方由来】潘某，男，50 岁。自述咳嗽声音嘶哑 3 天，曾服西药不

效。诊见声嘶咽痛，咳痰不爽，咽部潮红，诊为失音症。取鲜苍耳根茎
250 克洗净，加水 1000 毫升，煮沸 20 分钟，加食盐适量调味，日服 1 剂，
代茶频饮。1 日后语音嘶哑减轻，续服 2 剂后，语音清晰。

【出处】《广西中医药》（1988 年第 3 期）、《中医单药奇效真传》

服鸡心粉治声音嘶哑

【配方及用法】鸡心 7 个。焙黄研成细末，分成 7 包，第一次服 1 包，
以后 2 次各服 3 包，黄酒送服，每日 1 剂。一般 1~2 剂即愈。

【出处】《实用民间土单验秘方一千首》

皮蛋、冰糖同煎可治声音沙哑

【配方及用法】皮蛋（俗名变蛋）2 个，冰糖 31 克，同煎一大碗汤服
之，早、晚各服 1 次，1~2 剂可愈。

【出处】广西医学情报研究《医学文选》

橄榄核散解骨鲠

【配方及用法】橄榄核。捣碎研成细粉末。饮服。

【验证】据《本草纲目》载：一富人食鳜鱼被鲠在胸中，不上不下，
痛声动邻里，半月余几死。忽遇渔人钱九，令取橄榄与食，时无比果，以
核研末，急流水调服，骨遂下而愈。

双白可治鱼骨卡喉症

【配方及用法】白灰面 120 克，白砂糖 60 克。先将白灰面用冷水调敷在
两膝头上，再每隔 20 分钟含一满口白糖，令其自消。连含 3 次，其骨立化。

【验证】云南黄代祥，男，60 岁，退休干部。他说："杨洪龙因吃鱼
被鱼刺卡喉，用多种方法都不能去除。我用本条方施治，半小时后鱼刺便
自然消失了。"

【出处】《中医药奇效 180 招》

蒜塞鼻治鱼骨卡喉

【配方及用法】大蒜 1 瓣，白糖适量。大蒜去皮，由横捏断，塞入双鼻孔勿漏气，干咽白糖 1 匙勿饮水，如不见效再咽 1 匙可愈。

【功效】用治鱼刺卡在咽喉部，疼痛难忍。

荸荠核桃仁治误吞铜物

【配方及用法】荸荠 250 克，核桃仁 120 克。上两味生嚼食之。

【功效】用治误吞铜钱、铜物。

【验证】据《河北省中医中药集锦》介绍，郭忠弼大夫用此方治 25 例患者，全部获愈。又据《家庭食疗手册》介绍，"荸荠配胡桃肉吃 1~2 斤"见效。

韭芹制剂治误吞金属

【配方及用法】鲜韭叶 30 克（去白不切），鲜芹茎 30 克（去叶不切），藕粉（干）30 克，莲房炭 50 克。以上四味，加水四碗以煮熟为度，将莲房取去。每日 3 或 4 次。

【功效】行淤破滞。用治小儿误吞金属异物。

【验证】据《广东医学》1964 年第 3 期介绍：用此法治疗误吞军官领章小国徽 1 例，误吞大别针 1 例，军官棉衣大扣 1 例，马口铁片 1 例，壹分硬币 1 例，5 例分别在服药后 24~72 小时内排出金属异物，疗效满意。

第五节　牙痛

白信、川黄柏治牙痛

【配方及用法】白信、川黄柏、甘草各 5 克，红枣 50 克，青黛 10 克，硼砂 20 克，乳香、没药各 2.5 克，冰片 7.5 克。先将红枣去核切片，白信研末加入拌匀于瓦上，以炭火炙至信枣烟尽为度，取出候冷研细，其他各药则分别研细除冰片外皆调匀后收藏，先将患部洗净，然后把收藏的药加入冰片后，取少许撒敷患处，每日5或6次。

【功效】清热解毒，化痕止痛，祛腐生肌。牙疳。

【出处】《浙江中医杂志》(1959年)

防风、细辛等可治各种牙痛

【配方及用法】防风、细辛、荜拨、荆芥、硫黄各6克，冰片33克。上药共研细末，取玻璃杯1只，砂纸1张，将砂纸包在杯口上，系之，将药粉放在砂纸上，堆成圆柱形，然后在顶上点火，令药粉慢慢燃烧，待烧到药堆到底部（注意不要烧到砂纸）把药灰和砂纸除去，刮下玻璃杯内壁上的降丹，贮瓶备用。取降丹少许放在棉花中，再将药棉贴于牙痛处，咬紧即可。

【功效】祛风、消炎、止痛。各种牙痛。

【验证】临床应用多年，治疗各种牙痛均有较好的止痛效果。一般用药1次，8分钟后即可止痛，效佳。

【出处】《百病中医诸窍疗法》

韭菜根、花椒止龋齿痛

【配方及用法】韭菜根10根，花椒20粒，香油少许。洗净，共捣如泥状，敷病牙侧面颊上。

【功效】止痛。

【验证】据《千金方》载，敷此方"数次即愈也"。

胡椒、绿豆治牙痛

【配方及用法】胡椒、绿豆各10粒。将胡椒、绿豆用布包扎，砸碎，以纱布包作一小球，痛牙咬定，涎水吐出。

【功效】清热，止痛。用治因炎症和龋齿所引起的牙痛。

用花椒粒止牙痛

【方法】用干花椒 1~2 粒，去子放在患处（如手放不方便，可用舌尖舔到患处）。花椒放在患处约 1 刻钟，即发挥效用，感觉患处及患处附近肌肉有麻木感，此时疼痛即减轻，随着药效继续发挥，疼痛即可停止。花椒入嘴后产生的唾液，可以吐出也可咽下，对人体均无妨碍。我用此单方，每次都有效。

【荐方人】安徽 连方

生地、元参治牙痛

【配方及用法】生地、熟地各 30 克，元参、二花各 15 克，骨碎补 9克，细辛 3 克。每日 1 剂，水煎服。

【验证】杨某，男，干部。左下第二白齿疼痛十分剧烈，但痛牙之局部又无明显之炎症现象，经用杜冷丁 50 毫克肌注，缓解不到半小时，仍疼痛难忍。予以上方治疗，服药 2 剂而痊愈。

【出处】内蒙古科学技术出版社《中国验方全书》

用枸杞、蒺藜治牙痛

【配方及用法】枸杞、蒺藜各 30 克，生、熟地各 15 克，全虫、骨碎补各 10 克。每日 1 剂，水煎，分 2 次服。苦偏头痛者，加蜈蚣 2 条，僵蚕10 克，赭石 30 克；若胃火牙痛者，加生石膏 30 克；若牙宣者，加马鞭草30 克，人中白、黄柏各 10 克；若虫牙患者，加花椒 5 克，乌梅 10 克；若牙痛者，加黄芪 30 克，白芷、王不留行各 10 克。

【验证】用此方治疗牙痛患者 70 例。其中，治愈 59 例，显效 11 例。

【出处】内蒙古科学技术出版社《中国验方全书》

第六节　口疮

儿茶治口疮

【配方及用法】 用消毒棉签蘸适量儿茶粉末涂抹患处，每日涂抹 2～3 次，吞下无碍。

【验证】 治疗 162 例，全部治愈。其中，涂抹 1 次痊愈者 106 例，涂抹 2 次痊愈者 42 例，涂抹 3～5 次痊愈者 14 例。

【荐方人】 吉林　孔令举

【出处】 《当代中医师灵验奇方真传》

细辛治口疮

【配方及用法】 细辛（江南地区产的土细辛无效）9～15 克。将细辛研为极细末，加适量的蜂蜜调和成糊状，捏成一个如硬币大小的小药饼。先用温水洗净肚脐孔及周围，用一层纱布裹住药饼，贴于脐中央，外以麝香止痛膏覆盖固定，3 天一换。一般初发病人 1 剂即愈，顽固性复发病人也不超过 5 剂即愈。

【备注】 在治疗期间，要保证足够的营养、睡眠，避免恣食辛辣、刺激食物，讲究口腔卫生，保持大便通畅。

【荐方人】 江西　俞瑜

用吴茱萸治口疮

【配方及用法】 取 62 克吴茱萸，研为细末，以少量食醋煮开 2～3 分钟，凉后用醋将吴茱萸调成泥状，晚寝前贴到两只脚心上，用绷带缠起来。次日可揭下，口疮基本痊愈，轻微患者使用 1 剂即愈。

【荐方人】 河北　李宏发

【出处】 《老年报》（1997 年 10 月 14 日）

用冰茶散治口疮

【配方及用法】冰片 75 克，儿茶 100 克，枯矾 50 克，混合研成粉末装入瓶中备用。取少许冰茶散药粉，涂于口腔黏膜溃疡面，30 分钟局部保持干燥，而后可漱口，每天 2~3 次，2~3 天可治愈。

【功效】冰茶散具有清热收湿、敛疮止痛的作用。外用对黏膜溃疡有独特疗效。

【备注】药无毒副作用。

【荐方人】黑龙江　李祖烈

【出处】《老年报》（1998 年 9 月 3 日）

大枣、白矾治口疮

【配方及用法】大枣 10 枚（去核），白矾 20 克（打碎），干苦瓜叶、青黛各 10 克，冰片 3 克。将矾放枣内，煅至矾枯白、枣焦黑，冷后加苦瓜叶研末，再入后 2 药研细，装瓶。冷盐水漱口后，涂抹药，每日 1~2 次。

【验证】经治 400 余例，轻症 1 日，重症 2~5 日即愈。

硼砂、玄明粉治口疮

【配方及用法】硼砂、玄明粉各 1.4 克，青黛 4 克，煅炉甘石、煅石膏各 1 克，雄黄 0.6 克，煅人中白 1 克，冰片 0.4 克。上药共研极细末，贮瓶备用。先用茶水漱口，取药粉撒敷患处疮面，日 1 或 2 次。

【功效】清热解毒，敛疮止痛。

【出处】《外治汇要》

板蓝根、连翘可治顽固性口疮

【配方及用法】板蓝根 12 克，连翘 10 克，茵陈 6 克，叶柄 10 克，蒲公英 12 克，炒枳实 6 克，生石膏 30 克，黄芩 10 克，忍冬藤 12 克，栀子炭 10 克，知母 10 克，生地 15 克，桔梗 6 克，生甘草 6 克。水煎服，每日 2 次。

【荐方人】湖北　张思哲

青黛、硼砂治口腔溃疡

【配方及用法】青黛30克，硼砂30克，薄荷15克，人中白30克，玄明粉15克，粉口儿茶30克，马勃15克，冰片6克。上药共研粉过细筛，装瓶密封备用。用冷盐开水口腔含漱后，将药粉撒布患处。每日3次，不易涂布之患处可用芦管吹之。

【验证】江苏韩志，用本方给病人治疗1次痊愈。特别对牙床红肿患者，药到即消。

用蜂蜜治口腔溃疡

【方法】晚饭后，先用温开水漱净口腔，再用一勺蜂蜜（最好是原汁蜂蜜）涂敷在口腔中的溃疡面处，待1~2分钟后吞下，重复2~3次。用此方法治疗后，第二天疼痛感减轻，连续使用2~3天，口腔溃疡即可痊愈。

【验证】黑龙江李再国，男。他说："本单位一位老职工患口腔溃疡半个多月不见好转，后用本条方治疗，3天痊愈。"

【荐方人】四川 唐德江

用黄柏治口腔溃疡

【荐方由来】我已年逾古稀，几个月前患了口腔溃疡，曾去知名大医院医治2个多月，没有效果。我从《老年报》上看到介绍用黄柏治疗口腔溃疡的方法后，便到中药店买了30克黄柏，放到家用小电烤箱中烘烤。待黄柏呈淡焦色便取出晾凉，粉碎后添加三四匙蜂蜜调成糊状存放在小一玻璃罐中，每日涂溃疡处3~5次，仅1周时间，口腔溃疡就治愈了。

【荐方人】黑龙江 陈继伦

【出处】《老年报》（1997年9月4日）

西瓜硝、西月石等可治口腔炎

【配方及用法】西瓜硝120克，西月石120克，朱砂3.3克，龙脑（冰片）0.3克。先将西瓜硝、西月石共研极细末，过120目筛，再放入朱砂同研极匀，最后再加龙脑末和匀，密封放阴暗处保存。取少量药末喷于患部，每日 3~4 次，重症可每 2 小时 1 次。

【备注】西瓜硝制法：夏季收西瓜放置阴凉透风处，大寒季节取完好无损者 15 千克，连皮切块，另取含水分较多的白萝卜 15 千克，切法同上。先加水 30 千克煎煮西瓜 1 小时后，加入萝卜继续同煮 1 小时，过滤去渣。加入朴硝 5 千克，搅拌溶尽，移置阴暗处，液面上用干净麦秆纵横覆盖，候溶液冷却，麦秆上即出现白条状结晶附着，取下平摊竹匾上，风干即成。

【荐方人】江苏　陈起云

【出处】广西医学情报研究所《医学文选》

用蜂糖冰硼散治烂嘴角

【配方及用法】用棉球蘸蜂糖，再沾上冰硼散涂患处，每日饭后睡前将口角洗净，涂抹 2~9 次，连续几天即愈。

【荐方人】广西　林贞元

蛋黄油治嘴唇干裂

【配方及用法】用熟鸡蛋黄 1 个，放入勺中，边加热边碾碎，使出油成焦黑色，加适量香油调匀，涂在患处。每天 2~3 次，多次更好，特别是夜间，几天便愈。

【荐方人】辽宁　汤洪贵

第十一章 骨伤科及风湿性疾病

第一节 风湿性关节炎

桂枝、白芍治风湿病

【配方及用法】桂枝 15 克，白芍 15 克，甘草 3 克，知母 12 克，附片 9 克，麻黄 6 克，防风 15 克，生姜 3 片。上药冷水浸泡半小时，熬开后文火煎煮 10 分钟。日服 3 次，饭前服 200 毫升，每日 1 剂，10 剂为 1 疗程。

【功效】主治风湿引起的多种病症。

【备注】服药期间忌食笋子、醪糟，尽量少在水中作业。

【荐方人】四川　郭桂明

用酒烧鸡蛋法治风湿病

【荐方由来】我患风湿病 5 年，起初是浑身瘙痒，后来发展为腰、膝盖、肩部关节又凉又痛，冬春更甚。吃过大活络丸、人参再造丸，可疗效甚微，病情愈加严重。岳母给我提供了一个偏方——酒烧鸡蛋。具体做法是：将 3 个红皮鸡蛋洗净擦干，放入铝盘（瓷盘也可），再倒入 50 度以上的白酒适量（以不浸没鸡蛋为宜）。盘底先加热一会儿，再点燃白酒，至自行灭火。然后将鸡蛋和残酒一同吃完，上床蒙头发汗（时间在晚上）。轻者吃 1 次，重者吃 3 次。

经此方治疗，我腿不疼了，腰不凉了，肩也好了。以后又有几位多年的风湿病患者试用此方，都有显效。

【荐方人】河北　宋瑜

【出处】广西科技情报研究所《老病号治病绝招》

牛膝、甘草等可治风湿病

【配方及用法】牛膝、甘草、苍术、麻黄、乳香、没药、全蝎、僵蚕各38克，马钱子30克（要生的），此为1料。牛膝、甘草、苍术、麻黄、全蝎、僵蚕用砂锅炒成黄色。乳香、没药用瓦（瓦洗净）炒去油（将油渗入瓦内），炒至基本没泡沫为度。马钱子先用砂锅煮，内放一把绿豆，绿豆煮开花时即为煮好，然后剥去黑皮，切成薄片（热者易切），经两三日晒干后，再用砂锅掺沙土炒至黑黄色。以上诸药合碾成面，即可服用。一般成人每次2.4~2.8克，6~15岁小孩每次0.6~1.2克。每日1次，黄酒100毫升或白开水送下。睡前空腹服，服后应坐半小时再睡。

【备注】如中毒发生牙关紧闭时，饮几口温水即可好转；用药期间及用药后3~4日内，忌腥荤、茶叶、生冷食物、绿豆等，并避冷风冷水浸身；身体生疮疖或有伤口时要忌用。

【验证】辽宁李树彬，男，54岁。他说："我妻子患风湿病，疼痛时睡不好觉，我按本条方为她治疗，仅服用2剂药就治好了她的风湿症。"

【荐方人】河北　辛龄香

【出处】广西医学情报研究所《医学文选》

红花、防己等可治风湿性关节炎

【配方及用法】红花、防己、川芎、甘草、牛膝各18克，草乌、川乌、当归、木瓜、五加皮各30克。用黄酒或白酒1000~1500毫升，和药共同放入罐内，封好口深埋地下，8天后取出过滤。药渣用水煎服2次。药酒每日服2次，一次1~2酒盅。一般1剂药即可治愈。

【验证】黑龙江任凤舞，男，69岁，退休教师。他说："我于1950年患风湿性关节炎，严重时关节发热、发痒、水肿、走路困难。多年来，几乎各种风湿药都用过了，但都只能缓解。我曾买过虎骨酒3瓶，也采用过注射、烤电、火罐等治疗措施，后来又用万通筋骨片治疗3个月，效果都不明显。2003年7月，我用本条方泡药酒治疗，不到10天，疼痛就明显减轻，1个月后不知不觉就好了。"

【荐方人】河南　褚光思

姜辣药汁熏敷治风湿性关节炎

【配方及用法】干姜60克，干辣椒30克，乌头20克，木瓜25克，水2000毫升。将上药四味放入水中煮30~40分钟。用煎好的药乘热熏患部，药凉再加热，将药汁倒出，用干净毛巾蘸药汁敷于患部。如此反复2或3次，每日早晚1遍。

【功效】温经散寒，除湿止痛。用治风湿性关节炎或慢性关节炎之遇寒痛甚、屈伸不利，伴有脚趾麻木。

【备注】乌头（中药名），含乌头碱，有剧毒，主根经加工炮制后毒性减低，中医用作温经散寒、止痛药品。为此，蘸药汁使用过的毛巾，建议不再使用时应当丢弃，以防发生中毒。

【出处】《健康报》

做叉手操治风湿性关节炎

【荐方由来】1984年我55岁时，小指关节突然肿痛，经治疗无效，结果关节僵直、扭曲。到1992年，我已有四个手指活动不灵，到友谊医院就诊，医生说可能是类风湿，但检查是阴性，否认了此病。因我患有牛皮癣，医生又判断是牛皮癣型关节炎，这等于给我的手判了死刑。从此，我每次一摸冷水就犯病。

后来我听一位老同事讲，经常叉手对治疗关节炎有好处，从此我便每天做叉手操。做法：十个手指自然张开，用力交叉插入手指缝中，共做32遍。再一个一个手指相交叉，即先将左手心向下，右手掌与左手成垂直状，手心向内，然后右手拇指与左手拇指相叉，做32遍，食指、中指、无名指、小指再做同样的动作。五个手指各做32遍。接着换手，右手在上，手心朝下，左手手心朝内，做同样动作。每天做一次此操。

坚持1个月后，我的关节痛明显好转，3个月后用冷水洗手也不犯病了。想不到，简单易行的叉手疗法治好了我的手关节炎。

【荐方人】北京　刘振民

每日喝薏米粥可治风湿性关节炎

【荐方由来】郑某，女，患风湿性关节炎已有数年，用多种中西药治疗皆无效。后用薏米煮粥吃，每次 60～250 克，能多吃更佳，每日 3 次。服用 3 千克后，症状消失。

【出处】《中医灵验方》《中医单药奇效真传》

用五枝煎治风湿性膝关节炎

【配方及用法】桃枝、桑枝、柳枝、竹枝、酸枣枝各 30 克。上述五种枝以新枝为好，不能用干枝，精细似筷子，切成一寸长短，放水 3000 毫升煎煮。煎成的五枝液，趁热放入盆中。让病人躺下并用棉被盖严，不得漏风，双膝屈曲，盆放双膝之下，让蒸气蒸熏膝关节，以膝关节及下肢发汗为宜，时间约 1 小时左右。同时内服中药和西药。每天 1 次，连续 10 天为 1 疗程。

【出处】《偏方治大病》

白芍、桑寄生等治半边手足麻痹症

【配方及用法】白芍 24 克，桑寄生 15 克，山羊角（家畜羊角亦可）、甘草各 9 克。用水 3 碗，先煎山羊角至 2 碗，再纳诸药煎取 1 碗，每日分 2 次服，每日 1 剂。

【验证】曾治愈几十人，3 剂病减，10 剂痊愈。

【荐方人】广西　魏守疆

【出处】广西医学情报研究所《医学文选》

当归、台参等可治风湿骨痛

【配方及用法】当归 15.5 克，台参 31 克，防风、川芎、桂尖、秦艽、炙甘草各 15 克，焦白术、牛膝、苍术各 18 克，寄生、白芍、木瓜、茯苓、钩藤、元肉、红枣各 31 克，熟地 62 克，三花酒泡 1 个月。每日早、晚服用，每次 30～60 克。

【荐方人】广西　易新

【出处】广西医学情报研究所《医学文选》

八虎通痹搽剂治寒湿痹症

【配方及用法】生川乌、生草乌、生南星、生半夏、当归、鸡血藤、路路通、生黄藤各等份。将上述 8 味中药在适量的 50%酒精中浸泡 1 周，然后取出浸泡液适量搽患者痛处，同时用电吹风烤患处 3 分钟左右，每日 2 次。

【验证】用八虎通痹搽剂治疗千余例类风湿疼痛患者，疗效颇佳。该方一般搽 1 次就可减轻或消除疼痛，对跌打损伤瘀肿有特效。

【荐方人】湖北　曾小平

【出处】《当代中医师灵验奇方真传》

羌活、秦艽治风湿性腰腿痛

【配方及用法】羌活、秦艽、黄精各 30 克，独活、寻骨风、活血藤、石楠藤、伸筋草、牛膝各 20 克，细辛 10 克，杜仲 15 克。将上药用干净布包好，浸入纯谷酒中，7 天后即可饮用。如患者骨节疼，加松节 20 克劈开浸入白酒内。每日饮用 2~3 次，每次 3~5 盅。

【验证】治疗风湿腰腿痛 10 例，患者饮用白酒 5~7 天后，临床症状消失而痊愈。

【荐方人】湖北　李旺龙

【出处】《当代中医师灵验奇方真传》

用川芎、全虫等治风湿关节肿痛

【配方及用法】川芎、全虫、牛膝各 6 克，木瓜、苍术各 12 克，乳香、草乌各 4 克，防风 7 克，威灵仙 7 克。将上述中药配好，粉碎成粉末，用 100~150 目筛过细，装成 3 克一小包即可。每次服用一包，每天服用 2~3 次。

【验证】四川曹鸿根，男，65 岁，退休。他说："亲属徐芝英患风湿病 20 多年，在医院住院治疗，打针吃药不见效，花药费 2000 多元。我用本条方为她治疗，目前已初见效果，以前拄的拐棍现在已不再使用，她的心情非常舒畅。此方治风湿病果真有效。"

【荐方人】湖南　杨晚生

用蓖麻子灸治风湿疼痛

【配方及用法】取干蓖麻子去掉外硬壳，再配以 1/3 的生草乌。将蓖麻子（整粒）和生草乌浸入三花酒中 7 日后把蓖麻子取出晒干备用。使用时，在患者痛处贴上生姜片，再以钳子夹取制好的蓖麻子，点火在患者贴有姜片的患处上来烧灸，使热透入患处。通常灸后症状可马上减轻，轻者一次即告痊愈。

【荐方人】广西　唐汉章
【出处】《当代中医师灵验奇方真传》

两面针煮鸡蛋祛风止痛

【配方及用法】两面针（入地金牛）10 克，鸡蛋 1 个。将两面针与鸡蛋同煮，蛋熟去皮再煮片刻。饮汤食鸡蛋。

【功效】定痛。用治风湿骨痛、胃痛、牙痛以及挫伤疼痛等。

【备注】虽然两面针有较好的止痛作用，但过量可致头晕、眼花、呕吐。

【出处】《临床杂志》

樟脑燃灸治风寒湿疼痛

【配方及用法】天然樟脑。①取天然樟脑 1 克，用少许脱脂棉包裹，搓紧为樟脑棉球。②用 40 厘米×24 厘米细草纸一张对叠 3 次成为 8 层正方草纸垫。③用清水将草纸垫完全浸湿后，夹在干毛巾中将水挤干，使之成为湿润草纸垫备用。④将湿润草纸垫置于所需燃灸穴位处，在草纸垫中心放樟脑棉球一个点燃。⑤当温度随樟脑棉球燃烧升高，患者感到皮肤微烫时，术者即用手指将樟脑棉球按熄，并略加压力数秒钟。一个樟脑球可反复燃灸 5 次。注意在燃灸时不要烫伤患者皮肤。⑥若治疗需大面积燃灸，可用毛巾浸湿拧干，将天然樟脑用白酒调化均匀撒在毛巾上置患处，点燃后温度升高使患者感到微烫时，术者即用手掌扑按至熄，并略加压力数秒钟。

【验证】治疗肩关节周围炎 28 例，燃灸肩井、肩贞穴，3 次治愈 15 例，疼痛缓解 13 例。

【荐方人】四川　胡华建

【出处】《当代中医师灵验奇方真传》

蒸气治疗关节疼痛

【荐方由来】自去年秋开始，我感到右手指掌关节轻微疼痛，使筷运笔不太灵活。开始不怎么在意，但渐渐严重，于是我就开始自行用药，活络油、狮子油、跌打膏等都各用过好长一段时间，但就是不见效。春节期间，天气特冷，有一晚看书时我用右手罩在刚注满滚水的杯子上取暖，不经意间发现指掌渐舒，疼痛减轻。于是，我就改用蒸汽治疗关节疼。办法是，用大杯注满滚水，把疼痛的指掌罩在杯口上，让蒸汽烘。每天早、晚各一次，每次约 20 分钟，持之以恒。约 3 个月过去了，关节就不疼了，使筷运笔也灵活自如了。

【荐方人】王炳振

【出处】《老人报》（1996 年 9 月 17 日）

曼陀罗果治关节疼痛

【配方及用法】曼陀罗果实适量。将曼陀罗果晒干研末撒在普通膏药上贴患处，2 天为 1 疗程，每疗程间隔 3 天。

【验证】所治 100 例患者大多数在 1~5 个疗程内痊愈或减轻。

【出处】《河北中医》（1986 年第 1 期）、《单味中药治病大全》

第二节　类风湿

用黄芪、党参等治类风湿

【配方及用法】黄芪 50~100 克，党参、苍术、茯苓、秦艽、松节、桑枝、蚕砂、忍冬藤各 15 克，当归 10~20 克，白术、路路通、蜂房、防己、赤芍各 10 克，甘草、草乌、川乌、乳香、没药、红花、土鳖、附子各 6 克，灵仙 15~30 克，白芍、虎杖各 20 克，蜈蚣 3 克。每天 1 剂，其中除蜈蚣、蜂房、土鳖研成粉外，余药水煎服，日服 2 次。在服煎剂的同时，把蜈蚣、蜂房、土鳖粉分 2 次服。

【备注】服药期间忌食腥、酸、辣的食物。服药初期可出现腹胀、纳差、轻微腹泻，有的患者还可出现疼痛加剧。

【荐方人】广西　李元龙

用雷公藤、生二乌治类风湿

【配方及用法】雷公藤 250 克，生二乌各 60 克，当归、红花、桂枝、羌活、地榆各 18 克。首先将诸药用水浸泡一会儿，然后添水 2500 毫升，煎成 1000 毫升，过滤弃渣，加糖 250 克。待药汁冷却后，再兑入 55 度左右的白酒 2000 毫升搅拌均匀，装瓶备用。中年人每次服 30~50 毫升，每日 3 次，老人酌减。

【备注】因本方毒性大，有胃、心、肝、肾病者禁用，其他人也应慎用。

【荐方人】河南　黄福林

【出处】《老年报》(1991 年)

祛风止痛散治类风湿

【配方及用法】西红花 18 克，血竭 95 克，桂枝 25 克，制首乌 30 克，木香 25 克，独活 25 克，三七 14 克，骨碎补 20 克，海风藤 30 克，牛膝 25 克，土虫 40 克，龟甲胶 15 克，制马钱子 20 克，冰片 20 克，自然铜 20 克。分别将上述 15 味药干燥后粉碎，并分别过 100 目筛，然后一同混合均匀，分装成每包 5 克，即成祛风止痛散。治风湿痹痛病，每天可服 10 克，分 2 次服。

【荐方人】湖北　陈志超

第三节　腰腿痛

谷子秆烧灰治腰腿痛

【配方及用法】 谷子秆（茎）。用谷秆烧灰熏烤，并以热灰敷于患处，每晚1次，8次见效。

【功效】 祛寒湿，舒筋骨。治寒湿性腰腿痛、肩背痛、关节痛。

【验证】 江西一农民，患腰腿痛多年，久治不灵，后经用上方后，疼痛减轻，再治疗后，腰腿痛基本消失。2年未见复发。

【出处】 《卫生报》

马钱子、地龙治腰腿痛

【配方及用法】 制马钱子30克，地龙20克，全虫、川木瓜、制乳香、制没药、川牛膝各10克，共研细末，用黄酒或白开水冲服。每日1次，每次2.5~3克。

【备注】 本品主要含有番木鳖碱和马钱子碱，番木鳖对脊髓神经有强烈的兴奋作用，可引起强直性惊厥。

【验证】 辽宁刘志厚用此方治好了自己的腰腿痛和坐骨神经痛。

【出处】 《商丘科教》

花旗参蒸猪肉治气虚腰痛

【配方及用法】 花旗参3克，猪肉酌配，将花旗参切片，蒸猪肉食尽。

【荐方人】 辽宁　李峻峰

【出处】 广西医学情报研究所《医学文选》

葵花头可治肾阳不足腰痛

【配方及用法】 将葵花头（盘）除去内外皮，只要中心层，放在瓦片上，在明火处烘干（发黄存性）后研成细末，加少量水和红糖煎汤喝，连服 2 次即愈。

【荐方人】黑龙江　高洪川

用羊肝汤治腰痛病

【配方及用法】羊肝 1 具，肉桂 20 克，附子 20 克。上三物用水煎，不放盐，吃肉喝汤。

【验证】广西李素玲说："我用本条方治好腰痛患者 5 人，多者用药 3 剂治愈。"

【荐方人】河南　王明山

用双乌、川木瓜治腰腿神经痛

【配方及用法】川乌、草乌、川木瓜、金银花、川牛膝、川芎、当归、防风、乌梅、秦艽、全蝎各 9 克，杜仲、白术各 13 克，蜈蚣 3 条，白糖 200 克，白酒 2000 毫升。找一个能装 2500～3000 毫升水、里外有釉的坛子，并按坛子大小在室内阴凉处挖一个坑，准备埋藏。把药全部装入坛子后，倒入白糖和白酒，用干净白布封紧坛口，然后坛口向上放入添好水的锅里，锅水深要浸没大半个坛子。煮 1 小时后，将坛子取出，立即放入挖好的坑内，用一只碗口朝下盖住坛口，再用土埋好、踩实。埋 24 小时即将坛子取出并服用药酒。每日服（冷天加热后再喝）3 次，每次服 50 毫升左右，一般患者服 1 剂药酒即愈。

【荐方人】黑龙江　成水临

艾叶炭、鸡蛋等治腰痛

【配方及用法】艾叶（野生）炭 15 克，鸡蛋 3 个，水 3 碗，红糖适量。①将干艾叶用火点燃后用碗扣灭成炭备用。②将鸡蛋 3 个放铁锅内，加水 3 碗，煮剩 1 碗水，然后捞出鸡蛋，剥去蛋壳，再放锅内轻煮。③将鸡蛋、红糖、艾叶炭同时放入碗内，用锅内煮蛋汤冲之，蛋汤全部服完。④每晚睡觉前服用，连服 3 天即可痊愈。

【荐方人】河南　谭志强

【出处】《老人春秋》（1997 年第 9 期）

用醋精治老寒腿

【荐方由来】我患老寒腿多年，起初用酒精止痒，后改用核桃树叶水清洗，但都未去根。最后，我就试着用浓度 30% 的醋精洗腿。这样连洗 3 天，即有效果，既不痒也不痛了。我连洗半月病愈，3 年没犯。

【荐方人】辽宁　衣裳

用蛇蜕煎鸡蛋治风寒腿痛病

【荐方由来】我是一位地质科研工作者，由于多年来在野外工作中受风湿、风寒的影响，退休后我的左小腿经常疼痛，尤其以秋、冬季为甚。最近一友人介绍一偏方给我，经过几个月的服用，已基本治好了我的腿病。现介绍如下：

（1）把适量的干净蛇蜕用剪刀剪细、剪碎，剪得愈碎愈好。

（2）将一个新鲜鸡蛋打入碗中。

（3）将剪碎的蛇蜕和鸡蛋放在一起，搅拌均匀。注意其中不要加盐或其他东西。

（4）大勺放荤油（植物油也可）适量，烧热后，把搅拌好的鸡蛋和蛇蜕一起倒入油中，煎熟（注意不要煎煳了）后服下即可。此方每天服一次，连续吃 1~2 个月，一般均可见效。

【荐方人】杨学增

【出处】《辽宁老年报》（1997 年 3 月 3 日）

马钱子、血竭花治风寒麻木腰腿痛

【配方及用法】马钱子 30 克去皮，血竭花（血竭花是血竭的上品，即麒麟竭之别称）120 克。马钱子用香油炸至焦黄色（也别过火，以捞出来仁不带油、色焦黄为度，挂油未熟吃了有危险，过火就失效了），捞出来同血竭共研为细面。分 60 次用水送服，每日早晚各 1 次，服一料或半料即愈。

【备注】服药后如有头晕感觉，必须减量。

【验证】四川李俊如，男，75岁，退休干部。他说："我老伴突患腰腿痛，行走困难，不能下蹲。我用本条方为她治疗，服药15天，腰腿痛痊愈，行走、下蹲都正常了。后来我又用此条方治好4位亲友的腰腿痛病。"

【出处】广西医学情报研究所《医学文选》

第四节 肩周炎

黄芪、桂枝等治肩周炎

【配方及用法】黄芪30克，桂枝、赤芍、羌活、姜黄各6克，桑寄生9克，地龙10克，当归6克。水煎服，每日1剂。

【功效】益气补血，温经和营，祛风利湿，活血通络。

【备注】在治疗过程中，配合肩锅、曲池、外关、合谷穴针刺治疗，效果甚佳。

五角星根可治肩周炎

【配方及用法】五角星根40克，倒崖根20克，韶叶细辛、桂皮、川芎、茜草、指甲花各15克。这7味药无毒。五角星根、倒崖根可到山上采挖，指甲花又名凤仙花（其子又名急性子，但子不能代替）。这7味药用50度以上白酒浸泡1周后，每日服3次，每次50毫升。服药时倒一点药酒加热后擦患处至发热。最多2剂即可根除病痛。该药方还可治风湿性关节炎。

【荐方人】湖南 汪家荣

忍冬藤泡白酒可治肩周炎

【配方及用法】忍冬藤250克，白酒250毫升。用时将上药兑入两倍量净水中浸泡，晚上7~9点（戌时）用文火炖至忍冬藤烂熟。晚上9~11点（亥时）滤出药液，趁热一次服下；将药渣用生白布包好，热敷患侧肩部，使其微有汗出。此时患者自觉疼痛减轻，可令其安睡，待1~3时（丑时）醒来就会疼痛消失，活动自如。

【验证】湖南高新苗说："我市技工刘应和，男，55岁。患肩周炎5年，左肩部肌肉部位有针刺样疼痛，活动时或夜间疼痛更甚，不能外展上举。我用本条方为他治疗，只用药2剂，6天时间，便活动自如。"

【荐方人】河南　庞士统

【出处】《当代中医师灵验奇方真传》

用耸肩法治肩周炎

【荐方由来】我患左侧肩周炎多年，左前臂和左手麻木，经过针灸、按摩和内服中西药物等多种方法治疗，效果不显著。后来一位经常扭秧歌的老年朋友介绍说，扭秧歌耸肩能缓解肩臂疼痛，以后我也学着他的样子经常做耸肩运动，不到3个月，我的左侧肩周炎和左臂左手麻木等症状基本消失了，高举和前后运动不疼了，恢复了正常活动。

【方法】每天晨起到公园活动时，边走边做两肩上提，颈微缩，腿脚和腰部都一齐扭起来，两手随着也前后左右摆动起来，形似扭秧歌的姿势，但不管你怎么扭怎么动都别忘了耸肩。除早、晚定时去公园活动外，其他时间地点场合也做，比如坐办公室累了，可放下笔，站起来耸耸肩伸伸腰活动活动，可提高工作效率。又如在家闲时或临睡觉前，都可做一些耸肩活动。建议有肩周炎和上肢麻木的人坚持下去，必有好效果。

【荐方人】润生

【出处】《晚晴报》（1997年2月5日）

用抡臂法治肩周炎

【荐方由来】几年前，我患有肩周炎，臂既不能高举，也不能后伸，活动受限。经过服药和理疗，症状虽有缓解，但仍不能痊愈，给生活带来诸多不便。

后从一本杂志上看到"自我抡臂内旋外转活动方法"，于是照此方法进行练习，做了一段时间后，我的肩周炎痊愈了。此后，我每见到患有此病的老同志，都向他们介绍此法，经试用都反映疗效显著。这种方法简便，患病者可治病，没病可防病健身。

【方法】患病肩做上臂内外旋转活动（或反复上伸），每次内外各旋转50圈。反复锻炼，每天可多做几次。开始时有疼痛感，可缓慢进行，如能坚持，很快会缓解或痊愈。

为了预防肩周炎，平时可双肩轮换旋转上臂。经常坚持锻炼，可防止复发。

【验证】福建吴鹏飞，男，68岁，退休干部。他说："我患肩周炎已经有15年了，发作时疼痛难忍，行动不便，很苦恼。自从用本条方治疗半个月后，疼痛有所缓解，又坚持治疗1个月，肩周炎基本治愈了。我老伴也有肩周炎，用此条方自疗后，也收到同样好的效果。"

【荐方人】辽宁　王本义

用头压手掌法治肩周炎

【方法】晚上睡前和早上起床前，仰躺在床上，两腿直伸，手掌向后伸至头下，手掌心向上，手掌背向下；用头紧紧压在手掌中心（哪边肩周疼就压哪边手掌），每次压20分钟。开始做的头几天，肩周还痛，手臂不能变度过大，手臂很难向后伸至头下，可先用手臂变度较小、侧睡头压手掌的办法，经多次锻炼后，才能用仰睡头压手掌的办法。只要依此方法认真去做，定能收到良好的效果。

【出处】《老年报》（1995年8月）

第五节　跌打损伤、腰肌劳损

乳香、没药等可治软组织损伤

【配方及用法】乳香、没药、三棱、莪术、木香、延胡索各250克，当归、羌活、丁香、甘松、山奈各200克，地鳖虫、生川乌、生草乌、红花各300克，血竭400克，煅自然铜500克，冰片100克。上药除冰片外，全部晒（烘）燥后，碾成粉末，拌入冰片细末和匀。用适量液状石蜡油（或凡士林、鸡蛋清均可），将药末调成糊状（不松散为度），装入药罐内备用。根据伤痛部位大小，将软膏均匀地摊在棉垫上，表面再放入适量的冰片粉末。纱布外层最好衬上一层塑料薄膜，以免药液渗出。一般 2~3 天换药 1 次，直至病愈。骨折、脱位患者，应先行复位固定，再使用软膏为妥。

【功效】主治软组织损伤。

【验证】共治 200 例，其中 135 例痊愈（红肿疼痛消失，肢体活动功能恢复正常，恢复原工作），42 例显效（红肿疼痛基本消失，恢复原工作），19 例有效（症状减轻，但换药 10 次后仍不能恢复原工作），4 例无效。

羌活、桂枝治软组织损伤

【配方及用法】羌活、桂枝、荆芥、防风、川芎、炒赤芍、苏木、当归、枳壳、泽兰、葱头。水煎服，加白酒 60 毫升兑入。

【功效】治跌打损伤。

红花、赤芍治软组织损伤

【配方及用法】红花、赤芍、白芷、栀子、桃仁、乳香、没药各 15 克，大黄 30 克。上药共研细末，用酒调匀成糊状，备用。外敷患处。为防止药物脱落，减少蒸发，外用塑料纸包扎，如干燥后，可取下再加酒调敷，连续敷用 3~4 天后去除。若尚未治愈，可用第 2 剂重新调敷。

【功效】活血化瘀，消肿止痛。

【验证】治疗 302 例，一般用药 2~4 日即愈。

【出处】《陕西中医》（1984 年）

用泽兰、苏木治软组织挫伤

【配方及用法】泽兰 8 克，苏木 10 克，丹参 30 克，川楝子 12 克，枳壳 10 克，黄芩 12 克，虎杖 18 克，五指毛桃 30 克。将上述药水煎，每日 1 剂，饭前服，每日 2 次，连服 5~10 剂；病久者需服 20~25 剂。

【荐方人】福建 戴义龙

【出处】《当代中医师灵验奇方真传》

蓖麻叶、七叶一枝花治软组织挫伤

【配方及用法】蓖麻叶 500 克，七叶一枝花 1000 克，旱烟丝 1000 克，金盏银盘（又名方枝苦楝）1000 克，鹅不食草 1000 克，山枝子 1000 克，两面针 500 克，厚香草头 500 克。以上均为干品，烘干碾细末袋装备用；根据损伤情况，如系关节或肌腱错位者，需先纠正关节位置及理顺肌筋后，按损伤范围的大小，取药粉适量，用酒、醋各半调药末成糊状涂于纱布或绵纸上，厚约 0.5 厘米，敷于患处，再用绷带包扎，每日换药 1 次。

【功效】本方具有消肿散淤快，止痛效果好，药源广，经济简便，无副作用等优点，适用于急性闭合性软组织挫伤、关节扭伤、热毒痈肿等。

【荐方人】广东　陈培龙

土鳖、川芎等治软组织损伤

【配方及用法】雄土鳖、川芎各 12 克，胆南星、血竭、红花、防风、白芷、升麻各 15 克，没药 24 克，马前子（微炒）9 个，龙骨、羌活、螃蟹壳、当归、菖蒲各 9 克，净乳香 30 克。将上药共研为极细末，装瓶内贮藏备用。用时，以凡士林适量将药末调成糊状，根据损伤面积大小及不同部位，将软膏摊在油纸或纱布上，厚约 0.2~0.3 厘米，敷于损伤部位，每 3 天换药 1 次。

【荐方人】河北　侯健

大黄、丹参、红花等治软组织损伤

【配方及用法】生大黄 100 克，丹参、红花各 60 克，延胡索 40 克，冰片 10 克。将上药共研为细末，装入瓶内备用。用时，取药末适量用蜂蜜和 75%酒精各半调成糊状，均匀地敷于患处，再用绷带包扎固定，每日换药 1 次。

【验证】用上药治疗软组织损伤患者 550 例，均获得痊愈。其中经 1 次治愈者 97 例，2 次治愈者 304 例，3 次以上治愈者 149 例。

川乌、草乌等治跌打损伤

【配方及用法】 黄栀子 60 克，川乌、草乌、生姜各 15 克，柑子树叶 30 克（鲜品、捣烂），香附子 15 克（鲜品、捣烂）。将上药共研为细末，以酒、面粉适量调和敷于患处。

【备注】 一般仅敷用，忌内服。

硼砂、土鳖虫等可治跌打损伤

【配方及用法】 硼砂、土鳖虫、自然铜（醋淬 7 次，醋淬指将煅红透的药材迅速投入醋中待凉取出）、血竭各 24 克，木香 18 克，当归 15 克，桃仁 9 克，白术 15 克，五加皮（酒炒）15 克，猴骨（醋制）15 克，延胡索（醋炒）12 克，三棱（醋炒）12 克，苏木 12 克，五灵脂（醋炒）9 克，赤芍 9 克，韭菜子 9 克，生蒲黄 9 克，熟地 9 克，肉桂 6 克，补骨脂（盐炒）9 克，广陈皮（炒）9 克，川贝 9 克，朱砂 9 克，葛根（炒）9 克，桑寄生 9 克，乌药 6 克，羌活 6 克，麝香 1.5 克，杜仲（盐水炒）6 克，秦艽（炒）6 克，前胡（炒）6 克，蛴螬 6 克，青皮（醋炒）6 克。以上 33 味药，先取麝香、硼砂、血竭、自然铜分别研细，再将其余 29 味药共研成细粉，掺入麝香等细粉调匀，然后取黄米粉 120 克煮糊，泛药粉制丸如豌豆大，晾干，装瓶备用。每日 3 次，每次 9 克，用黄酒冲服。

【功效】 活血祛瘀，通经活络，消肿止痛，舒筋壮骨。对于一切跌打损伤、毒邪恶疮、风湿腰腿疼、四肢麻木、偏瘫，均有良效。

【出处】《佛门神奇示现录》

三七、大黄可治尾骨跌伤

【配方及用法】 三七、大黄、丹皮、枳壳、大蓟、小蓟各 15 克，当归、白芍、生地各 25 克，红花 5 克，桃仁 14 枚，用水酒各半煎服；再另取 6 克水蛭切碎，以烈火炒至焦黑，研末，放入上药中口服。最多 3 剂，不再疼痛。

【备注】 水蛭必须炒黑，万不可半生，否则对人体有害。

【验证】 河北韩芹在秋收时，因不慎被牛车拉倒在地，车从肩头压了过去。虽未骨折，但疼痛难忍，吃一顿饭都得休息两次。用此方治疗，几天后就不痛了，也可以抬肘伸胳膊了。

用酸枣树根治各种皮肤损伤

【方法】取酸枣树根洗净泥土，剥取根皮切成小块，然后烘干，碾细成末备用。用药前先用毛巾蘸温水擦净皮肤损伤部位的污物，然后将所制的细末药粉撒在损伤部位，并用纱布包好。同时注意不要用水洗患处，保持其清洁与干燥。2天后，患部就会变干，结痂，随即痊愈。

【荐方人】四川　吴隆杰

【出处】广西科技情报研究所《老病号治病绝招》

杜仲、续断等可治腰肌劳损

【配方及用法】杜仲、续断、生地、赤芍、当归、桃仁、鲜生姜各10克，红肉桂、台乌药、玄胡、灵香各6克。每日1剂，水煎服。一般服药1~10剂即可显效，20剂根治。对肾虚腰痛、风湿腰痛、淋证腰痛、瘀血腰痛也有一定疗效。

【荐方人】安徽　汪耕郭

用当归、丹参等治腰痛

【配方及用法】当归、丹参、续断、枸杞、枣皮各15克，苏木、乳香、没药、甘草各9克，杜仲12克，水煎服，每日1剂。

【备注】胃溃疡或服药后胃部不适者，减去乳香、没药，加玄胡15克；慢性挫伤和复发者加茴香、故纸。

【验证】用此方临床治疗急慢性闪挫伤、腰痛40余年，治愈病人不计其数。用此方最少2剂，最多6剂治愈。服药后最早2天，最迟4天下床行走，7天恢复正常。

【荐方人】湖北　戴靖清

【出处】《当代中医师灵验奇方真传》

第六节 扭伤

半夏末可治颈部扭伤

【配方及用法】取生半夏 100 克碾极细末，收入小口瓷瓶中，黄蜡封口。如遇皮肤青肿、痛不可忍者，急取药粉冲清水调成糊状敷之，一夜见效，再敷 1 次痊愈。

【验证】四川周利堂说："本区财政局陈世元颈部扭伤 1 周，在县医院治疗无效果。后我用本条方为他 1 次治愈。"

【荐方人】广东 黄世藩

木香、小茴香等煎服治急性腰扭伤

【配方及用法】木香、小茴香、延胡、红花、续断、泽兰、淮牛膝、甘草。水煎服，每日 1 剂。

【功效】行气活血止痛。气血淤滞之腰痛症。证见腰痛如刺，痛有定处，拒按，转侧不利，舌紫黯或瘀斑，脉涩。多见于急慢性腰肌损伤、腰椎骨关节损伤，坐骨神经痛等，属急性发病者（俗称闪腰）。

【出处】《医学文选》（1988 年）

羌活、麻黄等治急性腰扭伤

【配方及用法】羌活、麻黄、当归各 50 克，公丁香 100 克，独活、生附子、苍术、草乌各 20 克，升麻、半夏、川乌、白芷、姜皮、桂枝、菖蒲各 50 克。上药用香油 1500 克浸泡 7 日熬枯去渣，炼至滴成珠，下黄丹 3000 克，搅匀待冷，将肉桂、乳香、没药、大黄、青皮各 30 克研细粉加入和匀备用。外敷患处。

【功效】祛风除湿，温经散寒，活血化淤，通络止痛。

【出处】《疡医大全》

牵牛子可治急性腰扭伤

【配方及用法】生牵牛子、炒牵牛子各 9 克，白酒适量，广木香、三七各 6 克。将生牵牛子与炒牵牛子一起研末，分成四小包。广木香与三七放入白酒内制成药酒液，冲服牵牛子粉。早饭前及晚睡前温服一小包，一般 2 天可愈。

【出处】《民族卫生报》（1996 年 10 月 26 日）

杜仲、田七等泡酒治急性腰扭伤

【配方及用法】杜仲、田七、白术各 15 克，地龙 12 克，红花 10 克，当归 25 克，大活血 20 克，蕲蛇 12 克，红参 20 克，白芍 15 克，鸡血藤 20 克，熟地 25 克，川芎 10 克，黄芪 20 克，何首乌 20 克，党参 25 克，枸杞 20 克，远志 10 克，配白酒 2 千克制成药酒，过五六天开始口服。每晚睡前喝一小杯，不会喝酒者可饮半小杯，亦可外擦。药酒服完可再次加入白酒。

【备注】该药方高血压患者不能使用。

【出处】《黑龙江老年报》（1995 年 12 月 10 日）

马灯草、马钱子等可治闪腰

【配方及用法】马灯草 15 克，马钱子（油炙）60 克，乳香（醋制）90 克，没药（醋制）60 克，地鳖虫 30 克，水蛭 30 克，麻黄 45 克，梅片 3 克。先将梅片研细另包，再将其余 7 味药碾细过罗，与梅片混合调匀，装入瓶内密封。用时取药粉 3 克，以黄酒冲服，每日服 2 次；也可用好白酒把药粉调成糊状，敷于伤处，内外兼用，疗效更佳。

【出处】《佛门神奇示现录》

口服硼砂、冰片治闪腰岔气

【配方及用法】硼砂 1 份，冰片 1 份。2 味用温开水溶化后，一次口服。

【荐方人】河南　梅学东

用黄白酒治扭挫而致的腰痛病

【配方及用法】 大黄、白芷、肉桂各 10 克，樟脑 2 克。上 4 味用好酒 150 毫升浸泡 1 日，于饭后服，每次 10 毫升，每日 2 次。

【备注】 若是因扭挫而致的腰痛，不管如何厉害，服下去可立竿见影；若因受寒而引起的腰痛，只要不发烧，也有效果。用以外搽，还可治冻疮。

【验证】 辽宁陈中仁，男，厨师。他说："村民郑贵芳在秋收时不慎将腰扭伤，疼痛难忍，弯不下腰，走路也很困难。当时买了三七片口服，未见明显好转。后经我用本条方治疗，服药当天就有明显效果，第二天又服 1 次，腰痛就好了。"

【荐方人】 湖南　丁子念

【出处】《当代中医师灵验奇方真传》

凤仙花可治脚扭伤肿痛

【配方及用法】 取凤仙花（即指甲花）茎叶，要白色的，鲜的或干的均可（干茎叶应取阴干的，不可用晒干的），将其捣蓉用白酒调敷患处，效果颇佳。

【备注】 干茎叶药效低弱，以用新鲜的凤仙花茎叶为佳。

【出处】《神医奇功秘方录》

用荆芥、防风等治脚踝、手腕扭伤

【配方及用法】 荆芥、防风、桂枝、牛膝、木瓜、艾叶各 50 克。用 3000～3500 毫升水将上药煮开，倒入盆内，趁热熏患处（盆口与患处用毛巾围住，便于熏蒸），待药液稍温后，将患处放入药液浸泡 10～15 分钟。每日早、晚各熏泡 1 次。去冬今春，我们这里有三位离退休同志，在晨间活动时，由于不慎，相继发生扭伤，经我介绍此方治疗，均已消肿止痛，效果满意。

【荐方人】 河南　杨静超

用韭菜根须治急性踝关节扭伤

【配方及用法】取韭菜入土部位的新鲜根须（数量视损伤部位大小而定）洗净，捣烂，不可去汁，加入适量面粉，用黄酒（也可用白酒）调成稠糊状，敷在扭伤部位，厚约 1~1.5 毫米。然后用纱布覆盖，再用绷带包扎好。每日换药 1 次。

【荐方人】江苏 贡锦珊

栀子粉拌酒精外敷治扭挫伤

【配方及用法】栀子粉适量，拌酒精外敷，包扎固定患部。

【验证】治疗 407 例四肢扭挫伤患者，肿胀疼痛消失时间为 30 小时，肢体功能恢复时间平均为 5.1 天。

【出处】《中医杂志》（1964 年第 12 期）、《单味中药治病大全》

第七节 外伤出血、外伤溃疡

铁线草治创伤出血

【配方及用法】将铁线草去掉枯老根茎和枯叶，取鲜嫩尖部晒干研细过筛备用。用时将药粉直接撒在创面，可立即止血止痛。每天换药 1 次。创口多则 7 天，少则 4 天即可生肌愈合。

【荐方人】四川 朱厚银

【出处】《亲献中药外治偏方秘方》

紫金粉治刀伤

【方法】先将伤口洗净消毒，敷上紫金粉，再滴几点香油，包扎好，隔日换药 1 次，5~7 天伤口痊愈。

【出处】《安徽老年报》（1996 年 9 月 25 日）

用生石灰、大黄治刀伤

【配方及用法】生石灰（陈久者佳）120克，生大黄30克，同炒至石灰呈粉红色，大黄呈焦褐色，共研细粉备用。根据外伤创口大小取适量撒患处，覆盖消毒纱布，胶布固定，或用干净白布裹敷。

【备注】上药研细末后应密封保存，防止受潮变质，影响疗效。

【验证】陕西田万春说："一个刷漆工因铁锤误砸在手上，当时手肿得很大，在厂医院治疗3次未好。我揭开纱布，发现指甲已掉，并开始化脓。于是征得他的同意后，先给他消毒，然后用本条方制好的药粉为他包扎好，并嘱咐他不要着水，3天后他说伤已经好了，也不用再上药了。我用此条方已治好10多人的跌打损伤，都非常有效。"

【荐方人】山东　孙冠兰

【出处】《山东中医》（1986年第1期）

朱砂、麝香等专治血流不止

【配方及用法】朱砂3.6克，麝香0.36克，冰片0.36克，乳香4.5克，红花4.5克，没药4.5克，血竭31克，儿茶7.2。凡遇金疮、骨断筋折、血流不止症状者，先用药粉0.21克冲白酒服，后用药粉冲白酒调敷伤处。如金疮伤重或手指骨断筋折者，急取药粉干敷定痛止血，立时见效。重症者3天内痊愈。此方并治一切无名肿毒，亦用前法调治。

【荐方人】广东　黄世藩

用仙人掌治外伤感染

【方法】把家中种的仙人掌掰下几片来，去其刺，在蒜臼里捣成泥状，敷在感染处，用布包好，再套上塑料袋。

【验证】四川丁光文说："我用本条方治疗外伤感染很有效。"

【荐方人】河南　史好欣

柳叶煮水治外伤感染

【配方及用法】鲜柳叶或嫩芽洗净，加水煮2~4小时，过滤，再同法煎一次，合并 2 次煎液，浓缩成膏。患处酒精消毒后敷膏，每日 1 次。

【验证】30 余例疖肿及外伤感染，轻者 1 次，重者 2~5 次治愈。

【出处】《常见病特效疗法荟萃》

蜈蚣、全蝎治外伤性下肢溃疡

【配方及用法】蜈蚣（去头足）1 条，全蝎 3 条，鸡蛋 1 个。上药焙干，共研细末，取鸡蛋开一小孔，纳入药末，搅匀，用面团包裹，放草木灰中烧熟食之。每天 1 次，每次 1 个，10 天为 1 疗程。上药分别研成极细末，混合装瓶备用。先将溃疡面用 3% 双氧水冲洗干净（无双氧水，用盐开水亦可），然后取适量药粉撒布于溃疡面即可。

【验证】此方治疗外伤性下肢慢性溃疡 10 例，全部治愈。

【出处】《四川中医》（1987 年第 5 期）、《单方偏方精选》

凤凰衣贴敷治慢性溃疡

【配方及用法】凤凰衣（新鲜鸡蛋的卵膜）。溃疡创面常规处理，待肉芽水肿减轻，局部脓汁不多时，即可贴敷凤凰衣。按创面大小剪取凤凰衣，新鲜凤凰衣可直接贴敷，用 75% 酒精贮存的凤凰衣须用无菌盐水冲洗后贴敷。凤凰衣应单层平整贴于创面，若衣下有气体应驱尽，使之与创面贴紧。若创面较大，可在凤凰衣之间留有间隙；若创面不大但分泌物多或肉芽水肿，可在凤凰衣上开窗数个，以防渗液积存使凤凰衣漂浮而移位。贴紧后外敷无菌纱布，加压包扎。如贴敷成功，24 小时后改暴露。如一次不能愈合，可隔 2~4 日换贴 1 次。

【验证】所治 38 例均愈。换贴次数 1~14 次。

【出处】《中医杂志》（1987 年第 6 期）、《单味中药治病大全》

用锌皮压迫治外伤性溃疡

【配方及用法】锌皮。取锌皮一块（略大于皮肤溃疡之创面），锌皮边缘剪成圆形，并将锌皮覆盖面用刀轻刮，清水洗净后放锅内煮沸，消毒约10 分钟，冷却后备用。使用前将创面常规消毒，去除分泌物，继之将锌皮压迫在皮肤溃疡创面上，用胶布打"十"字固定锌皮，然后覆盖纱布块，再以胶布固定。一般 2 天更换一次锌皮，原锌皮仍可利用，用时仍需用刀轻刮皮面，方法同前。

【备注】旧电池外层锌皮亦可使用。

【验证】临床治病 30 多例，病人均愈。

【出处】《新中医》（1989 年第 9 期）、《单味中药治病大全》

第八节　颈椎病

桂枝加葛根汤治疗颈椎病

【配方及用法】桂枝、白芍各 18 克，甘草 12 克，葛根 25～40 克，生姜 6 克，大枣 6 枚。局部凉甚加附子；颈项沉困加羌活、独活；手臂麻木加当归、川芎、川牛膝；病程较长加天麻、全蝎、地龙；肾虚者加鹿角霜、山茱萸、威灵仙。水煎服。每天 1 剂，20 天为 1 疗程。

【功效】颈椎病良药。

全蝎、蜈蚣等治颈椎病

【配方及用法】全蝎 9 克，蜈蚣 2 条，鹿含草 30 克，乌蛇、当归、川芎、自然铜各 15 克。若上肢麻木疼痛较重者，加桑枝；若颈部强直疼痛重者，加葛根；若眩晕者，加地龙、钩藤、泽泻；若气候剧变时症状加重者，加汉防己，秦艽。将上药水煎，分 2 次口服，每日 1 剂。

【验证】用上药治疗颈椎综合征患者 19 例，其中症状完全消失或其本消失 11 例，主要症状显著改善 5 例，服药 15 剂以上症状无明显改善者 3 例。服药最少者 12 剂，最多者 60 剂，平均 36 剂。

葛根、丹参等治颈椎病

【配方及用法】葛根、丹参、白芍、威灵仙、防风各 50 克，川芎、乳香、没药、川椒、五加皮、桂枝、桑枝、荆芥、生甘草各 20 克，细辛 3

克，全蝎、蜈蚣各 10 克。将上药研为极细末，装入瓶内备用，每次服 3 克，黄酒或温开水送服。每日 3 次。

【验证】用本方治疗颈椎病患者 72 例，其中，治愈者 6 例；显效者 4 例；有效者 3 例。

第九节　腰椎间盘突出

用雷公藤、牛膝等治疗腰椎间盘突出症

【配方及用法】雷公藤、牛膝各 15~30 克，龙须藤、白芍、熟地、肉苁蓉各 20~30 克，青风藤、海风藤、狗脊各 30 克，蜈蚣 2~4 克，杜仲、地龙各 15~20 克，制乳香、没药各 12~15 克。以上为基本方，可根据患者病情及身体状况加减。每日 1 剂，早晚各一煎，饭后服，15 天为 1 疗程。

【验证】浙江傅兆兴，男，49 岁。他说："沈雪松患腰椎间盘突出症，在镇医院和县医院治疗无效，到骨伤科医院治疗仍不见效，前后共花费 500 多元。我知道后告诉他用本条方治疗，他服药 10 剂即感觉好转，后再服 10 剂，基本痊愈。"

【荐方人】江苏　蔡俊

【出处】《当代中医师灵验奇方真传》

伸筋草、透骨草等可治腰椎间盘突出症

【配方及用法】伸筋草、透骨草各 15 克，五加皮、海桐皮、刘寄奴、红花各 10 克，苏木、川断、黄柏、牛膝各 6 克。将上药装入纱布袋内，每次 2 包。每包加入白酒 10~15 毫升，置入空罐内盖好，放入水中炖热。先取一包热敷患部，凉后再换一包热敷 40 分钟，1 个月为 1 疗程。

【备注】皮肤病或溃破者勿热敷。

【验证】林某，男，58 岁。患腰椎间盘突出症，经多家医院治疗无效，后用本条方治疗，症状逐渐消失，1 个月后痊愈，又巩固治疗 1 个月，5 年未见复发。

【荐方人】福建　陈水成

【出处】《亲献中药外治偏方秘方》

用地龙、土元等治腰椎间盘突出症

【配方及用法】地龙 12 克，土元、穿山甲、当归、川牛膝、川断各 10 克，全虫 6 克，制川乌、制草乌各 3 克，甘草 6 克，独活 9 克，桑寄生 20 克。水煎服，每日 1 剂，早、晚各服 1 次。

【验证】江苏朱其文说："本县祝修存患腰椎间盘突出症半年（经县人民医院拍片确诊），曾服用消炎止痛、祛风活血、抗风湿类药，花去近千元仍无效。已失去劳动能力，个人生活不能自理。后来我用本条方开药 10 剂，就治好了他的病，现已恢复正常劳动。"

【荐方人】河南　郭永昌

【出处】《当代中医师灵验奇方真传》

用拍捶及沉腰法治腰间盘突出致腰腿痛

【荐方由来】腰腿痛酸麻，叫你地上爬。我的病严重的时候，令我坐立不安，走不了路。X 线摄片后，怀疑我椎管内异物增生。我自己平时用手掌拍拍腰部，用拳头捶捶腰椎，用力适中，轻了作用不大，重了不利内脏，以此改善血液循环，帮助神经系统的正常工作。接着身体俯卧床上，胸部和大腿部垫放枕头，枕头数量视病情而定，重少轻多。腰部必须放松下沉，坚持数分钟直至更长时间。

病体好转，就下床做。在胸部和大腿部放两个凳子，身体俯卧，腰部放松腾空下沉，沉腰时间根据身体耐受情况增减。身体康复后，如有能力，还可以轻轻上下弹动腰部。

经过长期努力，我明显感到腰腿舒展灵活，轻松自如。有时照照镜子，似乎感到腰背笔挺，神气了许多。根据中医理论，腰背部有许多重要穴位，如肾俞、命门、腰眼、阳关等，通过拍捶、推拿、按摩、沉腰、弹动等方法，可促进人体气血畅通，舒经活络，脏腑强健，使突出的椎间盘恢复正常，令腰椎、坐骨神经、下肢的酸痛麻木逐步消失。

【荐方人】金荣

【出处】《鲞生报》（1997 年 9 月 2 日）

第十节 骨质增生

生川乌、川芎等治腰椎骨质增生

【配方及用法】生川乌、川芎、樟脑各15克，细辛、小牙皂各5克，制马钱子、仙灵脾、石猴子、甘遂、莞花各10克，威灵仙、穿山龙各20克。上药共研末，用陈醋浸透，装布袋内缝牢，摊在患处，然后用热蜡袋放在布药袋上加热，使药物向肌骨渗透，保持约3小时，热消后连药袋取去。每日1次，连用5天换药一次，15天为1疗程。

【验证】山东唐功晓，男，农民。他说："我表哥52岁，1998年突患腰痛，干农活除草时需爬着进行，经市人民医院确诊为腰椎骨质增生。我用本条方为他治疗1个月，就什么活都能干了，共花费几十元钱。"

【荐方人】江西 华尚福

川芎、没药等外敷治骨质增生

【配方及用法】川芎、没药、乳香、红花、白芍各60克，草乌、川乌、防己、杜仲、川续断、牛膝各30克，羌活、白芷、干姜、秦艽各20克，冰片3克。若伴颈椎病和高血压者，去白芷、干姜，加葛根、透骨草各20克；若腰酸痛者，加鸡血藤、狗脊各20克。将上药共研为细末，用陈醋和白酒各半调药末成糊状外敷患处，每日换药1次。1周为1个疗程。

【验证】用本方治疗骨质增生患者200例，其中，治愈者185例；显效者10例；好转者3例；无效2例。

威灵仙、肉苁蓉治足跟骨质增生

【配方及用法】威灵仙15克、肉苁蓉15克、熟地15克、青风藤15克、丹参15克。上肢麻、痛者加姜黄10克；下肢麻痛加怀牛膝10克。每天1剂，煎2遍和匀，1日2次分服。或研末炼蜜为丸，每粒10克，每服

1粒，日2次。

【功效】主治颈椎、腰椎及足跟骨质增生，老年骨关节炎疼痛等。

粉葛、秦艽等治骨质增生症

【配方及用法】粉葛、秦艽、灵仙、当归各20克，白芍30克，延胡、制川乌、独活各10克，蜈蚣3条（去头足），天麻6克（为末吞服）。若偏寒者，加桂枝、细辛、白芥子、制附片、淫羊藿；若偏热者，酌加板蓝根、银花、连翘；若偏湿者，酌加茯苓、薏苡仁、苍术；若气虚血滞者，加入党参、丹参；若肾虚者，加枸杞子、巴戟。将上药水煎，分2~3次口服，每日1剂。

【验证】用上药治疗颈椎骨质增生患者257例，其中痊愈223例，显效22例，有效12例，无效5例。

当归、白芍等外敷治骨质增生

【配方及用法】全当归、白芍各40克，川芎、炒艾叶、地龙、炙川乌、五加皮、木通、川花椒、萆薢、防风各30克，生姜汁100毫升，陈醋适量，冰片5克。将上药共研为极细末后，加入姜汁、陈醋成糊状，贮瓶内备用。用时，以此药糊敷患处，每日换药1次。1剂药一般可用2~3天。2剂药为1个疗程。

【验证】用本方治疗骨质增生患者65例，经用药1~3个疗程后，治愈者61例，显效者3例，无效者1例。

第十一节　足跟痛、足跟骨刺

用仙人掌治足跟痛

【配方及用法】取鲜仙人掌一片，两面的刺用刀刮去，然后剖成两半。将剖开的一面敷于脚疼痛处（冬天可将仙人掌剖开的一面放在热锅上烘

3~4分钟后趁热敷），外面用胶布固定，经12小时后再换另半片敷，2~3周症状全部消失。晚上贴敷较好。

【备注】 治疗期间应穿布鞋；应适当活动，使气血经络疏通，利于病早愈。

【验证】 江苏李猛，男，他说："我县赵思英，女，51岁。2年前她脚后跟长骨刺（骨质增生），非常疼痛，不能走路。曾四处寻医治疗，效果均不理想。后来镇医院准备为她施行手术治疗，由于她害怕动刀，迟迟未下决心。最后我向其提供本条方，经2周治疗痊愈，分文未花。"

【荐方人】 陕西 周熙平

【出处】 广西科技情报研究所《老病号治病绝招》

用芥面醋敷治足跟骨刺

【方法】 取两小匙芥末面，放入小碗中，慢慢倒入9度米醋（不要用醋精勾兑的或假米醋），用竹筷子调匀成糊膏状，然后摊在长30厘米、宽15厘米的棉布一端，厚度0.3~0.5厘米，再将棉布对称折叠，把糊膏夹于棉布中间敷在足跟骨刺患处，外用塑料薄膜包好，用布条扎紧。约30分钟左右有温热感，继续敷30~40分钟后取下，热敷后皮肤呈浅红色，不会灼伤。2天热敷1次，一般7~9次痊愈。此方法经济简便，无任何副作用，见效快。

【荐方人】 黑龙江 孙登瀛

食醋熏蒸治跟骨骨刺

【配方及用法】 新砖一块，在火上加热至发红后放于一瓷盆内，将食醋2500毫升泼于砖上，然后将患足置于其上并以小棉被覆盖进行熏蒸，直到蒸汽消散为止。每日2次。

【验证】 治疗104例，其中治疗1周足跟疼痛消失的34例，2周消失的54例，3周消失的12例。另4例治疗4周，疼痛消失和减轻的各2例。

【荐方人】 河南 秦化鹏

用荞穗、防风等治足跟痛

【配方及用法】 荞穗、防风、蝉蜕、透骨草、川椒、乳香、没药、天虫各 3 克。上药共研细末后，装入小薄布袋中，用胶布或布带捆绑固定在脚后跟上，或固定在袜子后跟上，24 小时不离脚。10 天左右即可痊愈，男女皆宜。

上述药量，仅是一只脚的用药，如双脚痛，药量要加倍，用同样方法治疗。

【荐方人】辽宁　孙占林

【出处】《辽宁老年报》(1997 年 3 月 26 日)

用长头发治老年足跟痛

【方法】将长头发握卷，压在布鞋后底内，每次踏 1 周再换头发，一般 1 个月左右可愈。

【验证】许霞，女，78 岁，农民。1994 年 10 月就诊，自诉 1 年前因劳动出现右足跟疼，影响行走，以后稍劳动疼痛即加重，用人发垫脚跟一个半月痊愈。

【荐方人】河南　郑春来

喝杞果酒可治足跟骨刺

【荐方由来】我左脚后跟疼，拍片诊断为骨质增生，多次治疗无效。后来一个街坊说了个单方：杞果 50 克，白酒 500 毫升，泡一星期后服用。每天 3 次，每次一盅。我抱着试试看的态度，用了 1 剂，病就好了。几个月后，右脚跟又疼，我又服了 1 剂即愈。

【验证】山东尹逊田，男，57 岁，教师。他说："我左足跟痛，在医院确诊为足跟长骨刺。曾多次服用骨刺片、壮骨关节丸等，一直未能治愈。后来用本方服药 2 剂，只花 20 多元钱，就将我患了五六年的足跟痛治好了。"

【荐方人】河南　康振声

【出处】《老人春秋》(1997 年第 4 期)

用双白防风治足跟骨刺

【配方及用法】白芷、白术、防风各 10 克。取棉布一块，将上三药包起，放入食醋内浸泡 10 分钟，将电熨斗接通电源，夏天 3 分钟，冬天 6 分钟即离开电源。此刻病员取俯卧位，把药包放在患处，随即将电熨斗平压在醋药包上，持续 15~20 分钟即可。每日早、晚各 1 次，连续用 6~12 次疼痛即除。治足跟骨刺用加温的醋浸泡药包 10 分钟，取砖头一块，在平面上拓出一凹窝，放炉火中烧红，离火源后向砖的凹窝里倒食醋 100 毫升，再把醋泡的药包放在醋砖上，随将患足骨刺部位踏在药包上约 20 分钟即可。每日早、晚各 1 次，每次用 1 剂，连用 6~12 剂疼痛即除。

【验证】治疗腰椎增生及足跟骨刺 180 例，治愈（用上方法 6~12 次，临床症状消失）96 例，好转（用上方法 6~12 次，临床症状明显改善）84 例。

【荐方人】山东 邢春先

【出处】《当代中医师灵验奇方真传》

用川芎药袋垫鞋治足跟骨刺痛

【配方及用法】川芎 45 克，研成细末分装在用薄布缝成的布袋里，每布袋装药末 15 克。将药袋放在鞋里，直接与痛处接触，每次用药 1 袋，每天换药 1 次。3 个药袋交替使用。换下的药袋晒干后仍可再用。

【出处】《四川中医》（1989 年第 3 期）、《单方偏方精选》

第十二节 骨折

当归尾、桃仁治骨折

【配方及用法】当归尾、桃仁、红花、苏木、炮穿山甲各 15 克，瓜蒌、生地黄、自然铜、杜仲、骨碎补、枳实、乳香、没药、生甘草各 10 克。将上药水煎 3 次后合并药液，分 2~3 次温服。每日 1 剂。1 个月为 1 个疗程。

【验证】用此方治疗骨折患者 49 例，一般用药 2~3 个疗程，均可痊愈。

【出处】《中医验方大全》

虎骨、龙骨王治骨折

【配方及用法】虎骨 30 克，龙骨王 50 克，公丁 20 克，土鳖 50 克，续断 50 克，青皮 40 克，川乌 30 克，油朴 30 克，台乌 50 克，苏木 40 克，大黄 100 克，没药 30 克，自然铜 30 克，红花 30 克，赤芍 40 克，猴骨 50 克，血竭 20 克，香附 30 克，乳香 30 克，姜黄 100 克，山药 30 克。虎骨、猴骨沙炒，血竭另碾放入，乳香、没药去油，自然铜醋煅，诸药碾细成末，和匀瓶装备用。本方外敷、内服均可。内服每次 5 克，每日 3 次。

【备注】新鲜骨折瘀肿者，宜开水调，温敷伤处；陈旧性骨折以活血酒调敷伤处。痹症属风湿者，以药酒、开水各半调敷患处；痹症属寒湿者，以开水调敷患处。软组织损伤，初期宜用开水调敷伤处，中后期宜用药酒调敷伤处。骨质增生、肩周炎，内服外敷，并配合按摩效果更佳。敷药后，局部有痒感者，忌用手抓。

【荐方人】四川 王兴荣

马钱子、枳壳等治骨折

【配方及用法】马钱子（制）300 克，枳壳（制）150 克，煅自然铜 200 克。上药制马钱子、枳壳混在一起，煅自然铜单包，两种药末分别贮存，临时配用。10～20 岁两种药末各用 0.6 克；20～30 岁各用 0.9 克；30～40 岁用制马钱子、制枳壳 1.8 克，煅自然铜 0.9 克；40～60 岁用制马钱子、制枳壳 2.1 克，煅自然铜 0.01 克，将两种药末混合后用引药煎酒调服，7 天为 1 疗程。如骨未接好再服 1 疗程，至骨痂形成，接好为止。伤在头部者，以升麻、川芎各 9 克为引；伤在上肢者，以桂枝、桑寄生各 9 克为引；伤在下肢者，以牛膝 15 克，木瓜 9 克为引；伤在胸前者，以枳壳、桔梗各 15 克为引；伤在下腹者，以大腹皮 9 克为引；伤在背部者，以独活 9 克，麻黄根 3 克为引；伤在腰部者，以杜仲 9 克为引。用时以水、酒各半煎引药调服药味。服后盖被睡卧（早、晚各服 1 次），不可见风。如未破口者则将药末用酒调敷患处，若已破口出血者则将药末撒布患处，外以纱布盖贴固定，有止血、定痛、消肿之功。并配合内服药。

【备注】服用本方的患者，骨折必须先整复。此药服后患部必然发生跳动，体弱者当日即可发生，体强者服后 2~3 天发生。在服药后平均跳动 1~2 天，每天 1~3 次，每次 2~10 分钟，如药物剂量不足则不发生跳动。

【验证】治疗骨折患者 174 例，全部治愈。

【荐方人】辽宁　董汉杰

【出处】《当代中医师灵验奇方真传》

双乌、附子治锁骨骨折

【配方及用法】川乌、草乌、附子、姜黄、桂枝、白芷、山栀、黄芩、细辛各 20 克，乳香、没药、儿茶、土鳖虫、自然铜各 15 克，三七、血竭各 25 克。上药共研细末，凡士林调外敷，胶布固定后外用毛巾固定（先将 2 条毛巾做成 2 个略大于肩周径的圈，将毛巾圈分别套入双肩部，嘱患者双手叉腰挺胸提肩，术者站在患者背后拉紧毛巾圈，用 2 条短布带将毛巾圈的上部及下部相对扎紧，最后用 1 条长布带系住胸前的毛巾，防止滑脱，但不宜拉紧）。

【验证】治疗 24 例，全部治愈（解剖对位或近解剖对位，但不超过一侧骨皮质）。

【荐方人】黑龙江　陈佰奎

【出处】《当代中医师灵验奇方真传》

用当归、乳香等治早中期骨折

【配方及用法】当归 12 克，乳香 6 克，陈皮 6 克，没药 6 克，生地 6 克，川牛膝 6 克，甘草 6 克，熟地 6 克，川芎 6 克，全虫 5 克，血竭（冲服）5 克，穿山甲（炒）5 克。加凉水 400 毫升，将药浸泡 30 分钟。第一次煎 15 分钟，取汁 200 毫升，第二次加凉水 400 毫升，煎 20 分钟，取汁 200 毫升，分 2 次服。上肢骨折饭后服药，下肢骨折饭前服药，间隔 6 小时服 1 次。血竭用 1 岁半到 3 岁童便拌湿，汤药冲服。上肢骨折加川芎 12~15 克，下肢骨折加川牛膝 12~15 克，肋骨骨折加陈皮 10~12 克。疼痛肿胀加乳香、没药各 10~12 克。

【功效】本方可活血祛淤，消肿止痛，续筋骨，适用于一切早中期骨折及跌打损伤。

【验证】李某，男，48 岁。1989 年 8 月 10 日，左侧肋骨 8 根骨折并锁骨横行骨折，第一剂药服下后，局部抽、困、麻，疼痛减轻，第二剂药服完后疼痛消失。连服 10 剂后用六味地黄丸，早、晚各 1 丸，中午服补中益气丸 1 丸，18 天后恢复正常出院，骨痂形成。

【荐方人】 陕西　陈文友

【出处】《当代中医师灵验奇方真传》

当归、续断、五加皮等治骨折

【配方及用法】当归、续断、五加皮、菟丝子、刘寄奴各 60 克，熟地 120 克，川芎、白芍、杜仲、桂枝、三七粉、木瓜、党参、补骨脂各 30 克，黄芪（炙）15 克，骨碎补、地鳖虫各 90 克。上药共研细末，用糖水调制成水丸晾干。每次服 12 克，每日服 2~3 次，黄酒送服。

【荐方人】 山东　刘冠军

【出处】《当代中医师灵验奇方真传》

第十三节　骨髓炎、骨膜炎

牡蛎、蜈蚣粉治骨髓炎

【配方及用法】煅牡蛎 30 克，蜈蚣 3 条。瓦上焙黄，共研细面。先用五枝（杨、柳、桃、槐、艾）煎水，洗净疮口，再将药面倒入疮孔内，患处流出溃腐液即愈。

【验证】治疗多例，10~15 天痊愈。

【出处】《实用民间土单验秘方一千首》

麝香、牛黄治骨髓炎

【配方及用法】麝香、牛黄各 6 克，僵蚕 30 克，蜈蚣 3 条，血竭、冰片、朱砂各 6 克。上药研极细末和匀，贮瓶备用。用时取药粉少许外敷伤口及死骨上。

【功效】腐蚀死骨。

【出处】《奇难杂症》

白砒、明矾治骨髓炎

【配方及用法】白砒、明矾各 30 克，雄黄 10 克，乳香、朱砂、冰片各 6 克。将砒矾二药研成细末，入小罐内煅至青烟尽，白烟起时，停火放地一宿，取出研末加朱砂、雄黄、乳香、冰片共研细末，米糊为条。用时取药条塞入窦道，瘘管。

【功效】活血化淤，解毒止痛，腐蚀瘘管。

【出处】《奇难杂症》

黄连液浸浴法治指骨骨髓炎

【配方及用法】黄连 65 克。将黄连捣成粉，置烧瓶中，加水至 2000 毫升，煮沸 3 次，冷却备用，不去渣（以期渣内尚存之有效成分不断溶解，不加防腐剂）。用时注药液于小瓷杯，患指除去敷料后伸入浸泡。瓷杯大小以能使药液浸没全部病灶为度，每日 1 次，每次 1~3 小时（视病情轻重而定）。浸浴毕，按常规换药。根据病灶情况选用各种纱条。在治疗过程中，估计创口能很快愈合时，可停止浸浴，仅予换药。否则就继续浸浴，直至痊愈。患者在浸浴治疗的同时，一般无须其他特殊治疗。

【验证】治疗 87 例指骨骨髓炎，全部治愈。

【出处】《中西医结合杂志》（1985 年第 10 期）、《单味中药治病大全》

黄连、黄芪、甘草等治急慢性骨髓炎

【配方及用法】黄连、黄芪、甘草、梨头草、鹿角霜各 20 克，二花、茯苓、活地龙、菟丝子各 15 克。加适量水用文火煎熬浓缩成 150~200 毫升，以红糖为药引，分成 3 等份，早、中、晚饭前 1 小时各服 1 份。

【备注】治疗期间应坚持连续服药，不可间断；对有软组织脓肿形成而未破溃者，应用消毒注射器抽脓，以减少感染或再感染；有瘘管形成者，应保持引流通畅，以便脓液及死骨能顺利排出；如有病理性骨折者，应包扎固定。

【荐方人】安武根

【出处】《健康向导》（1997 年第 4 期）

陈醋煮葱可治骨膜炎

【方法】500 毫升陈醋，500 克葱（必须是黄葱，去叶洗净，要根白部分），放在锅内熬约七八分钟后，下面小火不断地烧着，上面用手沾水拍患处，拍完为 1 疗程。第二天照着做，2~3 次可愈。

【荐方人】孔祥党

【出处】《老人春秋》（1997 年第 3 期）

第十四节　落枕、腿抽筋

整砖治落枕

【配方及用法】整砖 1 块。患者平躺在床上，两腿自然合拢，全身放松，由一人扶住其双腿，另一人将一本薄书垫在其落枕一侧的脚底处，用一块整砖隔书猛击脚底三四下即可。

【功效】用治落枕牵动脖颈疼痛难忍。

【验证】据《老年报》介绍，此法为一老中医所传授，治疗 1 次疼痛减轻，次日自愈，已治愈落枕患者数十例。

葛根、菊花治落枕

【配方及用法】葛根 30 克，菊花、粉丹皮各 15 克，生白芍 24 克，柴胡 12 克，生甘草 9 克。上药水煎后，加红糖 30 克，一次服下。服后卧床休息 1 小时（以全身稍发汗为度），即可痊愈。

【荐方人】河南　周爱云

按压天窗穴治落枕

【方法】患者取坐位（以右侧为例），右手前臂放在诊桌上，术者站在患者右侧，用左手拇指按压天窗穴，由轻到重向颈椎方向按压，直至患者感到酸胀，并持续 2~3 分钟，患者自觉症状可立即消失，头项部活动自如。当有的患者仍感项部疼痛，活动不便时，可增加按压痛侧或双侧手三里穴 2~3 分钟，并嘱患者做环绕颈项运动，效果更佳。

【验证】治疗 120 例，按压 1 次治愈者 104 例；按压 2 次治愈者 15 例；1 例无效，经 X 线拍片检查，确诊为合并颈椎病。

【荐方人】方灶顺、周华银

防落枕妙招

【方法】开始两臂侧平举与肩平，再把手弯向前胸握拳，拳心向下，耸肩缩颈，然后脖子慢慢转到左边看到肩，再从左边慢慢转到右边，再转回到左边，依次做七八次就行了。一下不能做七八次，可以少做，每天坚持活动一次。

【荐方人】河北　吕峰

吃鸡蛋壳粉治腿抽筋

【荐方由来】近年来，我的腰腿疼、脚抽筋症厉害了，牙齿也有所松动。为此，也没少跑了医院，但疗效不太理想。继而，我翻了几本保健书，看到人近老年易发生钙代谢不平衡，而出现骨骼脱钙、骨质疏松及骨折等现象。而腰腿疼及抽筋等，都同缺钙有关。可吃了一段钙片和奶、豆等含钙食品，效果也不明显。

随后，我又从书上看到蛋皮（壳）含有碳酸钙和磷酸钙。我就试着把蛋壳在大勺里焙干捣碎嚼吃，一次吃加工过的两三个蛋壳，吃了几次，觉得不错。此后，我便继续剥蛋壳嚼吃。自从每周都吃一两次加工过的鸡蛋壳后，我的腰腿疼、脚抽筋都好了，牙齿也坚固了，也没啥副作用。我把此法介绍给身边的亲友，试过的都觉得不错。

【荐方人】刘振操

【出处】《晚晴报》（1997 年 5 月 7 日）

每晚用热水烫脚可治小腿抽筋症

【荐方由来】我的小腿常痉挛（或称抽筋），深夜睡醒后发生较多，有时走到路上也抽筋。后来见报上说，热水烫脚好。我就每晚睡前坚持热水烫脚 20~30 分钟，直至身上发热。说来也怪，烫了 20 多天，就很少抽筋了。由于坚持用热水烫脚，并结合自我按摩，现在已不抽筋了。

【荐方人】 四川　贺焕

第十二章　妇科疾病

第一节　子宫疾病

黄柏、炒蒲黄等治宫颈糜烂

【配方及用法】黄柏 7.5 克，炒蒲黄 3 克，五倍子 7.5 克，冰片 1.5 克。上药共研细末，装瓶备用。先用 1% 绵茵陈煎剂冲洗阴道并拭干，再将上药粉喷洒于子宫口糜烂处，以遮盖糜烂面为度（如果阴道较松者再放入塞子，保留 24 小时，自行取出）。隔日冲洗喷药 1 次。10 次为 1 疗程。治疗期间停止性生活。

【功效】消炎拔毒，收敛生肌。

【验证】治疗 57 例，痊愈 41 例，显效 2 例，无效 14 例。

【出处】《新中医》（1979 年）

鱼腥草、麻油治宫颈糜烂

【配方及用法】鲜鱼腥草、麻油各 500 克，蜜蜡 60 克。麻油煎开，将洗净晾干的鱼腥草放入油内共煎，5 分钟后用纱布过滤去渣，再将蜜蜡放入滤液内，冷却后成糊状备用。用 1/5000 的高锰酸钾溶液冲洗阴道，除去宫颈分泌物后，用消毒带尾的棉球涂上此膏贴在宫颈糜烂处。每日 1 次，至愈为度。

【功效】清热解毒，生肌定痛。

【验证】治疗 115 例，痊愈 68 例，好转 26 例，中途停治 21 例。

【出处】《赤脚医生杂志》（1976 年）

孩儿茶、苦参等可治宫颈糜烂

【配方及用法】孩儿茶、苦参、黄柏各 25 克，枯矾 20 克，冰片 5 克。上药共研细末，过 200 目筛，后加冰片拌匀，密封保存。用时以香油调成糊状。先用干棉球拭净阴道后，再将带线棉球蘸药膏放在糜烂面上，24 小时后自己将药棉球取出，每隔 2 天上药 1 次，10 次为 1 疗程。

【功效】清热燥湿，祛腐生肌。

【验证】经治 598 例，全部有效，其中痊愈 515 例，显效 45 例，好转 38 例。

【出处】《吉林中医药》（1982 年）

用红藤汤治急慢性盆腔炎

【配方及用法】红藤、败酱草各 30 克，桃仁、赤芍各 15 克。上药浓煎 2 次，共取药液 400 毫升，早或晚灌肠 1 次。每次灌肠后卧床休息 1 小时，一般 7 天为 1 疗程。

【验证】用此方治疗急慢性盆腔炎 121 例，治愈 94 例，好转 27 例。用药最短 5 天，最长 15 天。

【出处】《陕西中医》（1993 年第 6 期）、《单方偏方精选》

败酱草、附子等可治盆腔脓肿

【配方及用法】湿热型：败酱草 30 克，附子 3 克，薏苡仁 10 克，丹参 15 克，赤芍 15 克，桃仁 6 克；气滞血淤型：丹参 20 克，赤芍 20 克，桃仁 6 克，海藻 6 克，昆布 6 克，三棱 6 克，莪术 6 克。上药水煎 15~20 分钟取汁约 200~300 毫升。日服 2 次，每日 1 剂。湿热型治疗以清热解毒利湿为主。气滞血淤型治疗以活血化淤为主，软坚散结为辅。食欲不振加焦三仙 10 克，腹胀者加厚朴、枳实各 6 克，便秘者加大黄 3~6 克（后下）、芒硝（冲服）2 克。

【验证】治疗盆腔脓肿 49 例，最短 10 天，最长 150 天，症状消失，包块消失，全部治愈。

【荐方人】山西　李惠
【出处】《当代中医师灵验奇方真传》

坤草、桃仁等可治子宫肌瘤

【配方及用法】坤草 30 克，桃仁、生蒲黄、生茜草各 15 克，生水蛭、乌药各 12 克，土虫 9 克，三棱、莪术、炮甲、三七各 10 克，生大黄 5 克，白茅根 20 克。上药水煎 20 分钟取汁约 300 毫升，日服 3 次。气血亏虚者加党参 10 克，黄芪 18 克，熟地 10 克；黄带有热者加黄柏 10 克，丹皮 10 克，败酱草 15 克，生薏米 15 克；宫寒腹痛者加黑附子 5 克，肉桂 3 克。

【验证】治疗患者 5 例，治愈（用药 8 剂，临床症状消失，B 超检查肿瘤消失）4 例，好转（用药 2 剂，流血止腹痛减，服 9 剂肿瘤变小）1 例。

【荐方人】吉林　李庆丰
【出处】《当代中医师灵验奇方真传》

以水煎益母、枳壳治妇女子宫脱出

【配方及用法】益母草 15 克，枳壳 6 克。水煎，每日 2 次分服。另用益母草、枳壳各 15 克水煎熏洗患处。

【出处】广西医学情报研究所《医学文选》

升麻散治子宫脱垂

【配方及用法】升麻 4 克，鸡蛋 1 个。将升麻研末，鸡蛋顶开一黄豆粒大小的圆孔，把药末放入蛋内搅匀，取白纸一小块蘸水将蛋孔盖严，放蒸笼内蒸熟。每天吃药鸡蛋 1 个，10 天为 1 疗程。休息 2 天，再服第二个疗程。

【验证】此方治疗子宫脱垂 120 例，1 个疗程治愈 62 例，2 个疗程治愈 36 例，3 个疗程治愈 8 例，3 个疗程后显著进步 12 例，无效 2 例。

【出处】《山东中医杂志》（1986 年第 3 期）、《单方偏方精选》

用萝卜、艾叶治子宫下垂

【配方及用法】 萝卜叶250克，艾叶200克，高粱糠1000克，煎汤过滤去渣，将热药汤倾入瓷盆或罐内，上盖毛巾或其他布类，趁热坐在上面熏之。稍凉再换热的，熏半小时至1小时即效。如一次不能痊愈，可继续再熏，至愈为止。

【荐方人】 广东　韩剑

葵花盘止崩漏

【配方及用法】 葵花盘1个（去子），黄酒适量。将葵花盘晒干，用砂锅焙成炭，研为细面，过罗备用。每次3克，黄酒送服，日3次。

【功效】 清热解毒，达邪外出。用治崩漏。

【备注】 服药期间忌辛辣食物及房事，崩漏初起者忌用。

【出处】《中医实用效方》

炙香附、当归治崩漏

【配方及用法】 炙香附150克，当归45克，炒五灵脂30克。上药共研成极细末，过120目筛。每次服7.5克，用醋调，饭前30分钟开水送服。每天3次。一般服10天即大见好转，20天即可治愈。重者经2~3个月经周期即可巩固疗效。

【功效】 治崩漏诸证。

三仙花治重症崩漏

【配方及用法】 取三仙花适量，慢火炒微黄，研末冲服。每日1次，每次10克。轻症患者服药1次，重症患者服药3次即愈。

【荐方人】 河南　陈志安

【出处】 广西科技情报研究所《老病号治病绝招》

荆芥穗、黑豆等可治血崩

【配方及用法】荆芥穗 50 克，黑豆 70 克，棉子 50 克，地榆 25 克。将上 4 味药炒成炭共为细末备用。每日 3 次，每次 15~25 克，黄酒或红糖水送下。

【备注】忌食辛辣食物，避免劳累。

【验证】治疗 180 例，治愈 178 例，其余 2 例与维生素 K 等药物配用亦愈。

【出处】《实用民间土单验秘方一千首》

地榆、阿胶等可治功能性子宫出血

【配方及用法】地榆（炒炭）10~20 克，阿胶（烊化）10~20 克，仙鹤草 30~90 克，三七粉（冲服）5~10 克，甘草 10 克。上药用食醋 50 毫升加水同煎，每日 1 剂，分 2 次服。气虚加黄芪、党参，血淤加当归、茜草，血热加栀子、黄柏，血寒加艾炭、炮姜，脾虚加白术、砂仁，肾阳虚加杜仲、鹿角胶，肾阴虚加女贞子、旱莲草。

【备注】全方 5 味药配伍精当严谨，止血功效颇佳。临床依此随症加减，对不同症型的功能性子宫出血及月经来量多者，有显著疗效。但对宫颈癌出血、前置胎盘出血及宫外孕无效。

【验证】曾治疗数百例功能性子宫出血及月经量多患者，一般服药 1~3 剂可愈，多者 5~6 剂。

【荐方人】天津　张洪昌

【出处】《当代中医师灵验奇方真传》

用牛膝治阴道出血

【荐方由来】一位姓赵的中年妇女，48 岁，1980 年 11 月 25 日诊。阴道出血已 40 多天，曾经刮宫服止血药、激素等，效果不显。近日出血增多，混有紫暗血块，腹痛乏力，腰膝酸软，色萎黄，舌淡有瘀斑，脉细涩。每日用牛膝 30 克，水煎分 2 次服，2 日后血止。1981 年 1 月 3 日，又见阴道出血，复按上法治之，2 日后血止。10 个月后随访，未见复发。

【出处】《浙江中医杂志》（1982 年第 2 期）、《中医单药奇效真传》

第二节　阴道炎、阴道瘙痒、外阴湿疹

六神丸外用治滴虫性阴道炎

【配方及用法】本丸是中成药，药店有售。患者临卧前用洁净开水清洗外阴，上床后仰卧位，取六神丸 15 粒塞入阴道，每晚 1 次，经期停用。6 天为 1 疗程，一般在 2 个疗程内痊愈。

【功效】治阴道炎有疗效。

【荐方人】河南　张春花

白萝卜加醋治滴虫性阴道炎

【配方及用法】醋酸，大白萝卜。用醋酸冲洗患处，再用白萝卜榨汁擦洗及填塞阴道。

【功效】活血，解毒。用治滴虫性阴道炎。

鬼针草洗剂治疗阴道炎

【配方及用法】新鲜鬼针草全草和蛇泡筋的全草各 60 克。水煎出味，将药液倒在盆内，趁热熏后坐盆浸洗，边浸边洗净阴道分泌物。

【备注】治疗期间勿使用其他药，禁房事；内裤需煮沸消毒，勤换勤晒；月经期禁止用药；夫妇同时治疗为好。

【验证】共治 20 例，其中霉菌性阴道炎 7 例，滴虫性阴道炎 3 例，外阴瘙痒、外阴炎 10 例，病程最长 11 年，短则 3 天，全部治愈，且无副作用。

大蒜治阴痒

【配方及用法】大蒜 2 头。大蒜去皮，捣碎，加水熬汤。每日局部浸洗 2 或 3 次。

【功效】杀菌，消炎，止痒。用治阴痒及妇女滴虫病。

鲜桃树叶治阴痒

【配方及用法】鲜桃树叶 30 克，灰藜 25 克。用水 1000 毫升，将上述二味煮沸 20 分钟。待稍温，用此液冲洗阴道。每日 1 或 2 次，连续 1 周为一疗程。

【功效】杀滴虫，止阴痒。用治滴虫性阴道炎。

芒硝等治阴痒

【配方及用法】芒硝、苦参、蛇床子、黄柏、川楝各 15 克。将上药加水 1500 毫升，煎至约 1000 毫升，去渣，倒入盆内，至温热适度，坐浴，浸洗 15~20 分钟左右，每日 1~2 次。

【验证】用上药治疗阴道瘙痒症患者 43 例，疗效满意，一般外用 3~6 次即可获得痊愈。

柳叶粉等治外阴湿疹

【配方及用法】柳叶粉 500 克，纯酒精 500 毫升，樟脑 10 克，利凡诺 1 克，冰片适量。

将杨柳叶及嫩柳枝尖晒干，碾后过筛制成柳叶粉，取柳叶粉加入纯酒精，浸泡 7 日过滤，放入樟脑、利凡诺、冰片，加入凉开水至 1000 毫升，即成复方柳叶浸剂备用。用 1：5000 高锰酸钾液冲洗外阴，再用复方柳叶浸剂，涂擦阴道和外阴，每日 1 次，连用 4 天。

【验证】用上药治疗外阴湿疹患者 146 例，疗效颇佳。

蒲公英等治外阴湿疹

【配方及用法】蒲公英、金银花、土茯苓、萆薢、浮萍各 15~20 克；连翘、苦参、蝉衣、全虫、紫苏叶、川黄连各 10~12 克，生甘草 8~10 克。将上药头、二煎合并药液，分 2~3 次口服。第 3 煎药液趁热熏洗患处，每晚睡前 1 次。3 天为 1 个疗程。

【验证】用本方治疗外阴湿疹患者 95 例，经用药 1~2 个疗程后，其中，治愈 91 例，好转 4 例。

地锦草等治外阴湿疹

【配方及用法】地锦草、地稔各 100 克，川黄柏、生川军（焙黄）、五倍子各 50 克，雄黄、密陀僧、青黛各 20 克，冰片 8 克，炉甘石、轻粉各 10 克。将上药共研为极细末，过 120 目筛后装瓶备用。用时取药末适量加入蜂蜜调成稀糊状，涂擦局部，每日 2~3 次。5 天为 1 个疗程。必要时包扎，直至痊愈为止。

【验证】用本方治疗外阴湿疹患者 213 例，经用药 1~3 个疗程，治愈者 208 例，显效者 5 例。

第三节　带下病、倒经

胡椒鸡蛋止带

【配方及用法】胡椒 7 粒，鸡蛋 1 个。先将胡椒炒焦，研成末。再将鸡蛋捅一小孔，把胡椒末填入蛋内，用厚纸将孔封固，置于火上煨熟。去壳吃，日 2 次。

【功效】温中散寒，化湿止带。用治寒性白带色清如水、面色苍白、口淡无味。

【验证】据《新中医》介绍，疗效颇佳。

高粱根止带

【配方及用法】陈年（3 年以上）高粱根、红糖各适量。将高粱根洗净，晾干，炒研为末。用红糖水（或米汤）送服。

【功效】温中散寒，化湿止带。用治白带过多、有臭味。

荞麦粉鸡蛋止带

【配方及用法】荞麦粉 500 克，鸡蛋 10 个，甘草末 60 克。将荞麦粉炒成金黄色，晾凉，鸡蛋清倒入碗内，放入甘草末搅拌，再加入荞麦粉和温水调为小丸，晒干备用。每日早晚各 1 次，每次 30 克，以开水送下。

【功效】健脾祛湿，理中止带。用治白带相兼，伴小便胀满、头晕目眩、食欲不振、面色苍白、身有微热。

【验证】经临床治疗 117 例，103 例治愈，13 例好转，1 例无效。

白扁豆止带

【配方及用法】白扁豆、红糖、怀山药各适量。白扁豆用米泔水浸后去皮，同另两味共煮，至豆熟为度。每日 2 次，经常服用收效。

【功效】健脾祛湿，化带浊。

小丝瓜止带

【配方及用法】小丝瓜（经霜打的）三指长。置新瓦焙焦黄，研末。每服 6 克，临睡时开水送服。

【功效】清热凉血，止带浊。用治年久不愈的赤白带下。

向日葵梗或根、荷叶治带下病

【配方及用法】向日葵梗或根 12 克，荷叶 12 克，红糖适量。以向日葵梗或根与荷叶加水三碗煎至半碗，加红糖当引子。每日 2 次，饭前空腹服下。

【功效】温中止带。用治白带过多。

用木槿花治妇女带下病

【配方及用法】取木槿花干品 10 克，加水 500 毫升浸泡半小时后，先用旺火煮沸，再改文火煎至 200 毫升温服。每日 1 次，连服 5~7 天。

【出处】《农村百事通》（1997 年第 9 期）

用干墨鱼加鸡蛋治带下病

【荐方由来】我爱人近年来患了严重的带下病，整天无精打采。吃了很多中西药，花了不少钱，就是不灵。后来用下方治疗，第一剂病情好转，第二剂病就痊愈了。

【配方及用法】 干墨鱼 1 只，温水泡软后，切成细丝，和 3 个新鲜鸡蛋搅拌均匀。用少许清油入锅炒热，把墨鱼和鸡蛋倒入，翻动 1~2 次，接着倒入。25 毫升甜米酒或葡萄酒炒几下即好，不放盐，趁热吃下。

【荐方人】 江西　钟德茂

【出处】 广西科技情报研究所《老病号治病绝招》

吃花生米治白带病

【配方及用法】 取生、熟花生米共 2 千克，每天早、中、晚适量食用。将 2 千克花生米吃完，此病可治好。病情严重者，再吃 1 千克可痊愈。此方无副作用。

【验证】 四川王清河，男，60 岁，他说："我爱人患有白带病，用本条方治疗 2 次就好了。"

【荐方人】 贵州　胡定缓

人参、生黄芪治老年经血复行

【配方及用法】 人参 24 克（宜酌量），生黄芪 31 克，熟地 31 克，焦术 15 克，胶珠 3 克，萸肉 6 克，香附 3 克，黑芥穗 6 克，甘草 6 克，木耳炭 3 克。水煎空腹服，每天 1 剂，每天可服 2 次。

【验证】 治疗百余人，屡用屡效。

【荐方人】 吉林　蔡雨亭

【出处】 广西医学情报研究所《医学文选》

水杨梅根、牛角腮治老妇行经

【配方及用法】 水杨梅根、牛角腮（先煎）、旱莲草各 20~40 克，女贞子 20~30 克，党参 25~45 克，仙鹤草 15~30 克，煅龙骨、牡蛎（均先煎）各 15~35 克，鹿衔草 10~15 克，象牙屑（先煎）10 克，生白术、十大功劳叶各 15 克，生地、茯苓各 20 克，红枣 30 克，炙甘草 3 克。水煎服，每日 1 剂。

【功效】 治老妇行经病症。

第四节　乳腺疾病

半夏闻鼻治急性乳腺炎

【配方及用法】半夏6克，大葱根7个，共捣烂如泥，分7份，用纸卷筒状即成。先用手指按压健侧鼻孔，再将药筒放在患侧鼻孔闻之，如法将7份药筒闻完，一般半小时左右为宜。一般闻1~2次即愈。

【验证】经治52例，均痊愈。

【出处】《辽宁中医杂志》（1983年第4期）、《中药鼻脐疗法》

水煎当归、川芎等治急性乳腺炎

【配方及用法】当归、川芎、益母草、泽兰、苍耳子各12克。水煎，冲黄酒服。

【功效】活血祛淤通络，用治乳痈（急性乳腺炎）初起，尚未成脓者。

用全瓜蒌、赤芍治急性乳腺炎

【配方及用法】全瓜蒌、赤芍、生甘草各30克，丝瓜络15克，水煎后加红糖适量趁热饮服，微出汗。每日1剂。

【荐方人】山东　梁兆松

【出处】广西科技情报研究所《老病号治病绝招》

用乳香、没药等治急性乳腺炎

【配方及用法】乳香、没药、大黄、蜂房各10克，蜂蜜适量。将前4味药混合研细末，再加蜂蜜调成膏状，敷盖于乳房结块处，用布覆盖，胶布固定，每天换药1次。

【验证】此方治疗乳痈30例，均治愈。

【出处】《陕西中医》（1991年第5期）、《单方偏方精选》

用鲫鱼草治急性乳腺炎

【配方及用法】鲫鱼草 60 克。上药与酒捶烂榨汁，加温内服（服后食道可有热感）。第一天服 2 次，以后每天服 1 次。如病情重的，兼用药渣敷于患处。

【验证】共用此方治愈 100 例，一般服药 4 次，即可痊愈。

【出处】《广东医学》（1966 年第 2 期）、《单味中药治病大全》